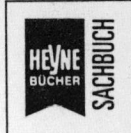

Ruth Sidransky

Wenn ihr mich doch hören könntet

Kindsein in einer stummen Welt

*Aus dem Englischen
von Gerda Bean*

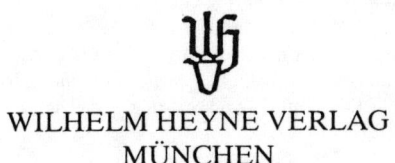

WILHELM HEYNE VERLAG
MÜNCHEN

HEYNE SACHBUCH
Nr. 19/2035

Titel der englischen Originalausgabe:
IN SILENCE
Die Originalausgabe erschien 1990
bei St. Martin's Press, New York

Die deutsche Erstausgabe erschien 1992
im Scherz Verlag, Bern–München–Wien

Ungekürzte Taschenbuchausgabe
im Wilhelm Heyne Verlag GmbH & Co. KG, München
Copyright © 1990 by Ruth Sidransky
Copyright © 1992 der deutschen Ausgabe
by Wilhelm Heyne Verlag GmbH & Co. KG, München
Printed in Germany 1994
Umschlagillustration: Bavaria Bildagentur / Images, Gauting
Umschlaggestaltung: Atelier Adolf Bachmann, Reischach
Druck und Verarbeitung: Ebner Ulm

ISBN 3-453-07805-5

Inhalt

Prolog   7

TEIL EINS – Anfang   23

1 Hände   24
2 Die große wunderbare Schule   34

TEIL ZWEI – Die Welt meiner Eltern   55

3 Schulzeit   56
4 Die Gemeinschaft der Gehörlosen   72
5 Meine Mutter Mary   87
6 Mary und Benny, eine Liebesgeschichte   96
7 Mein Vater Benny   109

TEIL DREI – Hörend aufwachsen   141

8 Versäumte Kindheit   142
9 Als Morris starb   161
10 Neue Nachbarn   168
11 Benny, mein Prüfstein   186
12 High-School   196
13 Loslösung   213
14 College   221

TEIL VIER – Stimmen   231

15 Meine gehörlosen Freunde   232
16 Abschied nehmen   238
17 Mary   241
Epilog   249

Prolog

Wenn es einen Weg gäbe, würde ich dieses Buch in Zeichensprache schreiben. Aber Zeichen lassen sich nicht auf eine Druckseite transponieren. Sie werden nur leibhaftig verstanden. Von Hand zu Hand, von Angesicht zu Angesicht. Und so schreibe ich in universalem gedrucktem Englisch Wörter, um den Zauber meiner ersten Sprache heraufzubeschwören – Wörter, die mich meine Mutter lehrte, Wörter, die mich mein Vater lehrte – Wörter, die mit dem Schnipsen von Fingern, dem Wink einer Hand gesagt werden.

Meine erste Erinnerung ist die Erinnerung an ein Wort, das meine gehörlose Mutter mir zu verstehen gab. Sie konnte nicht verständlich sprechen und gab mir mit Gebärden das Wort *Baby* zu verstehen, indem sie ein unsichtbares Kind in den Armen wiegte. Ich war ihr Baby, ihr Erstgeborenes. Ich kann sie vor mir sehen, wie sie sich wiegt, mich an sich drückt und mir sagt, ich solle einschlafen. Es war Schlafenszeit. Die Wörter kamen von ihren Händen. Ich lernte sie, und so lag auch meine Sprache in den Händen.

Die taube Stimme meines Vaters Benny war rauh für hörende Ohren. Aber nicht für meine. Er setzte mich auf seine Schultern und tanzte mit mir durchs Zimmer. Er hielt mich fest. Er sang. Was es war, weiß ich nicht.

Wir lebten in zwei Welten, als ich aufwuchs, in unserer privaten Welt und der «hörenden» Welt draußen. Ich war mit der Stille und der Sprache der Stille vertraut. Aber als kleines Kind ließ ich den Kopf hängen, weil ich nicht in klaren Sätzen sprechen konnte.

Wir lebten isoliert. Wir feierten das Leben in unserer stillen Enklave in drei schönen Zimmern, mit «guten Möbeln». Mein jüngerer Bruder Fred und ich.

An kalten Winternachmittagen wusch meine Mutter die Wäsche auf einem metallenen Waschbrett und nahm mich dazu.

Mit schweigendem Mund signalisierten ihre fließend redenden Hände: «Komm, nimm deine Hände, wir machen es zusammen, und dann du allein, Ruth.»

Mit fünfjährigen Händen drehte ich das warme Wasser aus meinem Unterhemd. Meine Mutter sagte mit Zeichen: «Mach es fester, nimm die Hände und drück, damit die Sachen trocken werden.»

Die Sprache war perfekt. Mama war perfekt. Hier war sie nicht taub, hier starrte niemand auf das wunderbare Zeichenlied meiner Mutter. Wir waren im Einklang, und mir war warm. Aber ich kränkelte.

Meine Mutter erklärte mit ihren Händen: «Du hast eine Mandelentzündung. Macht dich zu oft krank. Die Nase läuft. Husten.»

Ich schaute sie vertrauensvoll an. Und sie sagte in Gebärdensprache: «Morgen gehen wir in ein Haus für kranke Menschen. Schönes Haus. Dort schneidet der gute Doktor die schlechten Mandeln raus, macht dich gesund, und dann ißt du viel, viel kaltes Eis.»

Meine Mutter hielt meine kleine folgsame Hand fest und führte mich zum Krankenhaus. Ich lag auf dem Operationstisch und strengte mich an, wach zu bleiben, am Leben zu bleiben. Ich fürchtete mich vor der feuchten Äthermaske, die mich einschläferte. Ich erwachte nach der Operation mit einem kalten, dicken, wurstartigen Ring um den Hals. Ich erbrach mich. Ich versuchte zu sprechen.

«Mama», sagte ich mit Zeichen, «ich hab keine Stimme.»

«Du hast eine Stimme. Hab Geduld. Morgen wirst du sprechen. Heute machst du mir Zeichen. Ich werde der Schwester mit meinen Händen sagen, was du willst.»

Meine Stimme kam zurück, aber die Angst, nie wieder reden zu können, blieb. Ich war verwirrt. Ich hatte Fragen, aber ich war zu jung, um sie formulieren zu können. Ich fürchtete mich: ich fürchtete mich vor der Stille, vor unbekannten Menschen, vor meiner verzerrten Stimme.

Die Jahre vergingen, und immer mehr Fragen tauchten auf. Ich stellte sie nicht. Ich hielt sie wie meine Mutter versteckt. Sie wartete am Fenster des fünften Stockwerks auf mich, wenn ich aus der High-School kam, und winkte mich in ihr Leben zurück. Wenn sie nicht am Fenster war, wußte ich, daß ich sie allein, in angestrengter Unterhaltung, vorfinden würde.

Ich stieg die Treppe zu unserer Wohnung hinauf, öffnete die Tür mit meinem Schlüssel und blieb stehen, um meiner Mutter zu lauschen. Ich ging durchs Wohnzimmer in ihr Schlafzimmer. Sie spürte meine Gegenwart nicht. Ich sah, wie sie ihre Faust zweimal in die Luft stieß. Ich sah, wie sie um eine Antwort flehte: «Warum hast du mich taub gemacht? Ich bin ein guter Mensch, warum strafst du mich?» Während ihre Hände noch die letzten Wörter ihrer Frage bildeten, berührte ich sie und fragte: «Mama, mit wem redest du?»

«Ich rede mit Gott und frage ihn, warum er mich taub gemacht hat und ich mein ganzes Leben lang nichts höre, warum ich nie die Stimme meiner Kinder höre.» Ihre Hände waren fast still, während sie sprach.

Ich versuchte, sie zu unterbrechen, aber sie fuhr fort. «Ich bin heute böse mit Gott!»

«Mama», versuchte ich es wieder.

«Stör mich nicht», funkelte sie mich an. «Morgen werde ich Gott vergeben, aber nicht heute. Warum ich? Warum ist mein Bruder Jack taub? Warum ist meine kleine Schwester Rose taub? Warum so viel Leid? Warum kannst du hören und ich nicht?»

Ich sah ihr erschrocken zu und wagte keinen Laut von mir zu geben oder ein Zeichen zu machen – Gott könnte zuschlagen und auch mir das Gehör rauben. Ihre Wut drang in mich ein, und ich preßte sie hinunter in meine Kindheit, meine Jugend.

Sie sah mir ins Gesicht, und ihr Zorn flaute ab. Sie zuckte mit den Schultern und sagte sanft: «Niemand weiß warum, vielleicht ist es einfach passiert.»

Vielleicht hatte sie recht. Ich glaube jetzt, daß ihre Gehörlosigkeit ein willkürliches genetisches Ereignis war. Vielleicht gibt es weder einen biologischen noch einen logischen Grund.

Viele Jahre später, in meinem ersten Collegejahr, einem Jahr, das mit Lernen angefüllt war, versuchte ich, ihr den physischen Grund für ihre Taubheit zu erklären. Sie verwarf meine Worte. Statt dessen deutete sie an, daß es mit einer Sünde zu tun hatte. Halbherzig gab sie mir zu verstehen, daß ihr Vater, Abraham, geschlechtskrank gewesen sein könnte. Und so hatte Gott ihn gestraft. Sie suchte nach einer Ursache, einem Grund, um ihre Gehörlosigkeit zu rechtfertigen.

Als ich mit einfachen Worten vorsichtig die Mendel-Regeln der Genetik skizzierte, als ich für sie Bilder von rezessiven und dominanten Genen zeichnete, zerknüllte sie ärgerlich mein biologisches Schema. «Du verstehst Gottes Wege nicht», sagte sie.

Das Thema war für immer abgeschlossen. Sie konnte Krankheit als Ursache ihrer Gehörlosigkeit akzeptieren, hatte aber Schwierigkeiten mit einem Gott, der sie für alle Zeiten taub gemacht hatte. Sie wandte sich von Gott ab und bat mich mein Leben lang, ihre Ohren und ihre Stimme zu sein.

Als ich mich vor Geräuschen nicht mehr so fürchtete, suchte ich nach dem Ursprung meiner Stimme durch den Klang der Stimme meiner Mutter. Ich wünschte mir etwas. Ich wünschte mir, eine zufriedenstellende Sprache zu hören, Mama sprechen zu hören. Ich schickte meine eigenen Laute voraus und versuchte, sie in der Luft schwingen zu sehen. Ich wollte Klang sehen. Ich saß in völliger Stille und dachte, Taube müssen Klang sehen, Sicht und Klang müssen irgendwie miteinander verknüpft sein.

Ich breitete meine Stimme in der Luft aus, spielte mit ihr, versuchte, wie ein Mann zu klingen, wie ein kleines Kind, wie eine Frau mit tiefer rauchiger Stimme. Ich spielte mit meiner Stimme, wie ich früher einmal mit meinen Puppen gespielt hatte.

In der Schule machte es mir großen Spaß, anderen, die mich baten, im Chor mitzusingen, zu sagen: «Ach, das kann ich nicht, ich hab kein Gehör für Musik.» Es verband mich, verknüpfte mich mit der Geschichte meiner Eltern. Es war eine Lüge. Ich hatte ein Gehör für Musik. Aber ich weigerte mich, Musik zu hören.

In meinem Bett, in diesem Raum vor dem Schlaf, wenn ich noch hellwach war, dachte ich nach, und die Gedanken waren laut. Ich redete wieder mit meiner Mutter:

«Ich kann das Ausströmen meines Atems hören, das Klopfen deines Herzens, wenn ich meinen Kopf an deine Brust drücke. Ich kann die Geräusche meines Lebens hören. Warum kannst du nicht deine hören? Ich kann mich hören, wie ich an einer Rose schnuppere und den Duft einatme. Ich höre dich schnarchen. Ich höre den Klang meiner eigenen Stimme, wie sie durch den geschlossenen Raum getragen wird.

Ich kann Leute sprechen hören. Ich kann Vögel hören, selbst das Flügelflattern von Vögeln im Flug, die sich vom Erdboden in die Höhe schwingen. Kann ich dir Geräusche geben?

Deine Stille ist eine tiefe Kluft, ein Loch, das ich mit dem Ausschmücken von scheinbaren Geräuschen füllen werde. ‹Oh›, höre ich dich rufen. ‹Was war das? Ich höre etwas Lautes.› – ‹Laut›, sagst du. ‹Weißt du, was laut ist?›

Ich kann dich fragen, wie ich es getan habe, als ich klein war: ‹Mama, warum hört das Meer hier auf? Warum klingt das Meer so laut?› Hättest du diese Fragen beantworten können?

Mama, du hast mir von Schlitten erzählt, die von Pferden gezogen wurden, und von großen Haufen Winterschnee, die die Landstraßen deiner Kindheit säumten. Ob du wohl die Glöckchen an den Schlitten gehört hast? Du hast mir vom Atem der Pferde erzählt, der aus ihren Nüstern dampfte, aber du hast mir nie von den Pferdehufen erzählt, die dumpf auf den schneebe-packten Straßen auftraten.»

Einmal, bei einer Hand-in-Hand-Unterhaltung, fragte meine Mutter, ob die gelbe Tulpe einen eigenen Klang hätte. Ich konnte ihr nicht sagen, daß Farben tonlos sind. Sie schien überzeugt, daß Farbe und Ton miteinander verbunden sind. Also sagte ich ihr, daß Rot laut wie ein Sommersonnenuntergang sei, daß Schwarz einem Donnerschlag gleiche, daß Blau wie kühles flie-ßendes Wasser auf unseren Händen klinge, daß Lila wie Trau-ben klinge, daß Silberfarben wie Mondaufgang sei, daß Rosa wie Rot, aber nicht so zornig, sei. Sie wollte über Gelb Bescheid wissen. Was konnte ich ihr über Gelb sagen? Ich sagte, daß Gelb wie die sanfte Morgensonne sei, die das Wintereis schmilzt.

Meine Hände waren mitten im Fluß, als sie mich unterbrach. «Machen Farben wirklich Geräusche?»

«Nein.»

«Um ehrlich zu sein, ich habe nie geglaubt, daß Farben Töne haben, aber es ist ein angenehmer Gedanke. Besser, Farbe zu spüren.»

Sie lächelte, und ihre Hände sagten langsam: «Ich bin nei-disch, andere können hören und ich nicht.»

Jahrelang klammerte ich mich an diesen Satz, während ich ihr zu helfen versuchte, visuell, mit ihren eigenen Sinnen, zu hören. Es war zwecklos.

Wenn ich wollte, daß meine Mutter auf meine Frage hörte, meine Augen sah und meinen Händen lauschte, zog ich am Saum ihres Kleides, und meine Finger berührten die warme Falte hinter ihrem Knie. Sie antwortete schnell. «Du bist kein kleines Kind mehr.»

Ich wartete. Ich tippte mit der linken Hand, zum Sprechen an-hebend, an ihren rechten Ellbogen. Sie drehte sich zu mir um, und meine Hand versuchte, eine Frage zu stellen. Sie antwortete, bevor ich ein Wort bilden konnte: «Stör mich nicht. Ich hab zu tun, muß putzen, muß die Möbel abstauben.»

Ich wurde in die Stille zurückgestoßen. Ich wollte nur eine Frage stellen, die ich immer und immer wieder in ihrer Sprache formulierte. «Mama, erklär mir, was ist kein Ton, was ist still? Wie verstehst du, was Stille bedeutet?»

Wenn ihre Arbeit getan war, ihr Gesicht gewaschen, der Schaum von ihren Armen gespült, ihr Haar gekämmt und wieder gekämmt war, dann rief ihre Stimme, sang sie meinen Namen. Ich brauchte nur meine Hand auszustrecken und ihre Schulter zu berühren. Sie sagte: «Jetzt bin ich bereit, dir zuzuhören. Was willst du?»

Sie sah mir forschend ins Gesicht. «Du hast dir viele Gedanken gemacht. Du sagst mir nicht, was du willst.»

«Zu schwer, Mama. Ich denke über Engel nach, die singen. Glaubst du, daß es wirklich Engel gibt?»

Sie hob die Hände zum Sprechen: «Ja, natürlich gibt es Engel. Gottes Engel und mein Engel. Du bist meine Engelstochter Ruth.»

Mein Vater, Benny, setzte sich über die Stille hinweg. Er ignorierte Töne. Er hatte seine eigenen Worte.

«Der Finger Gottes ist in meinen Fingern. Du denkst, ich mache Zeichen – nein, es ist Gott, der in meine Hände geht, in meine Finger, um eine Sprache zu schaffen, damit die Taubstummen reden können. Gott ist klug. Er versteht die Taubstummensprache.»

«Sprache ist das Beste.» Benny wollte gut sprechen. Und er war ein glänzender Redner mit seinen sprechenden Händen, seinem sprechenden Gesicht und seinem sprechenden Körper.

«Gott gab mir Finger, weil er witzig sein wollte, um mich zum Lachen zu bringen. Glaubst du, daß mir Gott wirklich Seine Finger auf den Kopf gelegt hat?»

Er fragte mich nach Gott aus. Er wollte sehen, ob ich das Geheimnis preisgab, daß Gott mit mir redete. Er wollte wissen, warum Gott die Gehörlosen mit Seiner Hand berührte und nicht mit Seiner Stimme.

Er hatte die Wildheit der Tiere, die er mir beschrieb. Nichts stand zwischen ihm und seinem Gott. Sein Zugang war direkt. Er kannte kein einziges Gebet oder Kirchenlied. Er sagte: «Ruth, du kannst hören. Bete du für deinen Vater Ben. Gott versteht, was ich durch dich sage.»

Ich war vor Gott für ihn verantwortlich. Aber er hatte seinen eigenen Bund mit Gott.

Er hatte seine eigene Stimme, eine Stimme ohne Imitation. Manchmal war sie weich und schnurrend, und wenn er mit seiner schnurrenden Stimme einen Satz oder eine Melodie singen wollte, die er von den Lippen eines anderen Menschen abgelesen hatte, versuchte ich, nicht zu lachen.

Er sagte: «Schau die Leute auf der Straße an. Lern, welche Geschichten sie erzählen. Schau dir ihre Kleidung an. Schau, ob sie einen dicken Hintern haben.» Und ich lachte. Benny war voller Lachen.

Er nahm mich zum Bahnhof mit – Grand Central Station in New York –, um die Menschen zu beobachten, die auf die Bahnsteige strömten, ihrer Welt entgegenhasteten.

«Sieh die Menschen mit traurigen Gesichtern, traurigem Gang. Ich nicht, nicht Ben. Die Gesichter zeigen zu viel Schmerz von ihrem Leben.»

Er war unbesiegt. Er verwandelte Schmerz in Humor, in einen Witz. Seine Hände bewegten sich, um zu sagen: «Die Leute sind weg, der Zug ist weg, raus aus dem Bahnhof.» Er spielte mit seinen Armen und Händen. Seine Arme ratterten an den Schienen entlang, die nirgendwo hinführten. Seine Nasenlöcher stießen unsichtbaren Dampf einer Lokomotive aus, die die Fahrgäste des Lebens an ihr Ziel zog. «Der Zug fährt nirgendshin, die Leute wissen nicht, wohin sie reisen. Schade. Besser, über das Leben zu lachen. Macht die schweren Zeiten leichter.»

Er war stolz, trotzig, niemandes Diener. Er stellte Forderungen an sich und an mich. Als Entgelt für meinen Unterhalt und sein Geschenk des Lebens war ich seine Lehrerin und seine Übersetzerin, wenn komplizierte Formulierungen ihn mundtot machten. Sein Gesicht war unersättlich; er brannte vor Neugier.

«Schnell, komm, schau!» Ein Ruf, den ich gut kannte. Er wollte mit mir teilen, was er gesehen hatte.

Und am Boden lag eine tote Taube.

«Schau, Ruth, sie ist nicht allein gestorben. Sie hat Gift gefressen, das ein Mensch da hingestreut hat. Wie schade, eine Taube Gottes zu töten, daß ihre Flügel nicht mehr frei fliegen können.»

Ich schauderte zurück, ließ meine Schultern hängen. Er zog mich an sich, hob mein Gesicht mit seinen Händen und sagte: «Es ist nicht schlecht, den Tod zu sehen. Gott macht Leben. Du mußt alles sehen, alles wissen. Leben, Tod, alles ganz spannend.» Ich dachte an seine Worte, als ich ihn nur Sekunden nach seinem eigenen Tod sah. Sein Gesicht war bläulich, das Haar schwarz, er war wieder jung. Die Art, wie ich sein Leben sah, wurde von seinen Händen geformt, seine Gedanken in seinen Händen. Er glaubte, ich sei seine Lehrerin. Und er war mein Lehrer. Seine Lehren waren ohne Mätzchen.

Er gebot Akzeptanz. Er predigte Begeisterung; wenn Niedergeschlagenheit an ihm nagte, schob er sie beiseite. «Taub nicht wichtig, ich bin Ben.»

«Liebe das Leben. Wer weiß, was das Leben jedem bringt. Warte, paß auf und schau genau.» Seine Hände bewegten sich, er litt nicht unter seiner Gehörlosigkeit, war kein Hiob.

«Mein Name», sagte er wieder in majestätischer Zeichensprache, «mein Name ist Ben. Und ich kann tun, was andere Männer tun. Ich ernähre meine Familie allein, niemand hilft mir.»

Seine Bindung an das Leben war erotisch, an meine Mutter leidenschaftlich. Als er neunundsiebzig Jahre alt war, saßen wir beieinander, und seine Hände erinnerten sich: «Wir haben eine Familie, wir haben Mama Mary.» Er bewunderte ihre Schönheit, fotografierte sie und nannte sie «Königin». «Du kannst mir glauben, ich habe Glück gehabt, Mary als Frau zu gewinnen. Gute Zeiten mit Mary. Manchmal Probleme, manchmal arm, harte Arbeit. Aber immer wartet Mary zu Hause auf mich mit gutem Essen, sauberen Kindern.»

Meine Mutter, die immer noch schön war, beobachtete seine alten Hände, sah mir ins Gesicht und sagte: «Ich hab dir viele Geschichten erzählt, oft, über mich und Papa Ben. Vor langer Zeit. Ich habe noch etwas – noch eine Geschichte.»

Während meine Mutter eine Pause machte und ihre Gedanken sammelte, um mir eine Familiengeschichte zu erzählen, dachte ich an die Zeiten, in denen sie mir von ihrer Angst, ihrem leeren Schweigen erzählte. Ich dachte an ihre abgearbeiteten Hände, mit denen sie ihre Erinnerungen wiedergab, immer und immer wieder für mich. Sie befragte Gott über ihre Gehörlosigkeit, sagte aber nie: «Gott, gib mir die Fähigkeit zu hören.» Sie sagte: «Ich weiß, ich bin eine stumme Frau.»

Sie stellte Fragen. Sie wollte wissen. «Wie klingt die Stimme meines Sohnes Fred? Sag mir, ist seine Stimme hart wie ein Hammer? Du bist ein Mädchen. Ist deine Stimme weich wie Pelz? Erklär es mir. Heb die Hände, bewege deine Finger. Sag es mir. Das Radio ist warm. Sind Wörter von einer Stimme warm? Du mußt es mir jetzt sagen. Wohin gehen die Geräusche? Weit weg?»

In diesen Zeiten des eindringlichen Fragens war sie die goldene Fremde für mich, die Außerirdische ohne menschlichen Laut. Keine Stimme durchdrang ihr menschliches Bewußtsein, aber sie besaß Wahrnehmungsvermögen – ihre eigene Wärme, ihr eigenes Wissen.

Sie stampfte mit dem Fuß auf, um meine Aufmerksamkeit zu erregen. Sie wandte sich an meinen Vater. «Ben, paß jetzt auf! Ich bin bereit. Ich erzähl dir jetzt eine Geschichte, die ich noch nie, nie erzählt habe.»

Sie begann: «Ich bin dreizehn, vierzehn Jahre alt. Rose ist noch nicht geboren. Ich bin das einzige Mädchen in der Familie. Nathan, mein ältester Bruder, macht Zeichen, aber nicht gut. Er versteht nicht. Manchmal steckt er sich die Daumen in die Ohren und macht ‹doof und taub›. Ich verstehe, daß er nichts versteht. Mein Vater versteht die Zeichensprache nicht, nur ein paar Zeichen. Ich bringe ihm bei, ‹Rußland› zu sagen, sein Land. Und Sam, mein jüngerer Bruder, lernt mehr Zeichen, aber wir reden nicht viel miteinander. Sam ist lange im Krankenhaus. Schlimme Beine. Ich verstehe nicht, was die Familie spricht – zu mir, miteinander.»

Diesen Teil hatte ich schon oft gehört, die Wiederholung hatte sich in mein Gehirn eingebrannt. Aber dieses Mal fuhr sie fort: «Ich war mit meiner Mutter allein zu Hause. Ich schäme mich, es euch zu sagen. Sie redete mit mir. Immer mehr, machte irgendwelche Zeichen. Ich verstand sie nicht. Ich war so wütend, daß ich sie boxte, immer und immer wieder auf den Arm. Meine Mutter sagte nichts. Sie war nicht böse. Sie ließ mich boxen, bis ich fertig war. Nicht lang. Sie versteht, daß ich nicht verstehe. Danach küßte sie mich. Ich hab es nie wieder getan. Es tat mir weh, meine Mutter zu schlagen.»

Und mit einer lang ausholenden Bewegung ihrer Hände, die sie von der Brustmitte anhob, machte sie das Zeichen für das Wort *noch* mit beiden Händen und sagte dann: «Ich verstehe immer noch nicht.»

Mein Vater wechselte das Thema, hellte die Stimmung auf. «Vergiß die Vergangenheit, sie ist vorbei. Viele Jahre sind vergangen. Ich hab eine andere Frage, hier in der Zeitung. Ich muß ein neues Wort lernen.» Er lächelte. «Ich frage dich, Lexikon-Tochter Ruth, was bedeutet das Wort *explizit*?»

«Explizit?» wiederholte ich, das Wort buchstabierend.

«Ja», sagte er.

«Es bedeutet ‹sehr, sehr klar›.»

Verärgert sagte er: «Warum hat der Zeitungsschreiber das nicht gesagt? So viele Wörter – machen es nicht leicht zu verstehen, was ich lese.»

Sein weißer Schnurrbart hob sich und berührte seine Wangen, als er lächelte. Er freute sich. Ein neues Wort war seinem Leben hinzugefügt worden.

Meine Mutter sagte: «Ich habe auch ein Wort, das ich wissen will. Ich habe es heute früh in der Zeitung gesehen.» Eine seltene Bitte.

«Was für ein Wort, Mama?» fragte ich.

Sie hob den Finger und sagte: «Ein großes Wort – *Intuition*. Erklär es mir langsam, richtig. Damit ich es verstehe.»

Ich merkte, wie mir die Antwort im Halse steckenblieb.

Wie kann ich dir etwas von Intuition sagen, dir, die meine Tränen fortküßte und sagte: «Weinen ist gut, dann geht es dir besser, dann tut es nicht mehr so weh.»

Mama schubste mich an der Schulter. «Du bist lange still. Du kennst das Wort nicht? Nicht sehr schlau.» Sie lächelte mich an. «Jetzt bist du zu ernst.»

Ich machte schnell meine Zeichen. «Intuition bedeutet Verständnis im Herzen ohne Worte. Es sagt, ‹ich weiß, und ich kann nicht erklären, wie ich es weiß›. Das ist alles. Es bedeutet wissen ohne Sprache.»

Mit meiner Antwort zufrieden, ging sie anmutig aus dem Zimmer, um das Mittagessen vorzubereiten.

Und in diesem Raum, allein mit meinem Vater, der die Zeitung las, dachte ich an meine eigene Kindheit, meine eigene Jugend. Als ich heranwuchs, erzählte ich niemandem von meiner schweigenden Welt, meinem Kampf mit den Lauten – niemals, nicht ein einziges Mal. Diesen Makel der Schöpfung behielt ich für mich.

Und in diesen dunklen Augenblicken, als ich jung war, rettete mich Benny mit seiner Lebensfreude, seiner Lebendigkeit.

Er eilte zur Arbeit. Die Schlüssel klimperten in seinen Taschen. Die Arme winkten hinter den Ohren, und beide Hände formten gleichzeitig das Wort *beeilen*. «Ich geh zur Arbeit, darf mich nicht verspäten, sonst ist der Chef böse.» Taubstumme kommen nie zu spät. Ich komme nie zu spät. Eine innere Uhr gibt die Zeit an.

Als ich mit der High-School begann, schenkte mir mein Vater einen Wecker. «Der ist für dich, damit du rechtzeitig aufwachst. Du darfst nie zu spät in die Schule kommen.» Ich versteckte die Uhr unter meinen Pullovern. Das unaufhörliche Tick-Tack, dieses unbarmherzige Geräusch, konnte ich nicht ertragen. Ich stand jeden Morgen auf, ohne daß mich der Lärm zum Tagesbeginn aufrüttelte.

«Wo ist die Uhr, die ich dir gegeben habe? Du mußt sie doch haben!»

«Ich brauch sie nicht, Papa. Ich wache auf wie du. Ich hab eine innere Uhr, genau wie du.»

Er lachte. «Dann bist du ein bißchen taub wie ich. Dein Körper ist wie meiner. Aber vergiß nicht – du kannst hören, du bist nicht taub. Du mußt dem Leben zuhören, für dich, für mich, für Mama. Es ist wichtig, daß du in der hörenden Welt die Zeit verstehst.»

Ich war wütend. Ich wollte seine Zeit nicht haben. Ich wollte meine eigene haben, frei von seinen Bedürfnissen. Sein Zeitgefühl reizte mich. Er hetzte die Zeit, begierig, seinem Chef zu gefallen. Er hatte Angst, seinen Polstererjob zu verlieren.

Im Alter war er gelassen, sein stürmisches Temperament hatte sich gelegt. Aber die Kraft seiner Hände, seines Willens und Körpers durchdrang meine Kindheit.

Ich sehe ihn vor mir, wie er sagt: «Sei stark, sei ein Mann. Ben ist stark. Du, Ruth, mußt keine Angst haben. Du mußt manchmal ein Mann sein. Es ist besser für Mädchen, wenn sie wie ein Mann sein können. Ich weiß, das magst du nicht. Ich weiß, du bist ein Mädchen, aber ein Mädchen muß im Innern auch einen Mann haben. Macht dich mutig. Ich, Ben, lehre dich das.»

Ich hatte Angst gehabt. Es war die Angst meiner Mutter gewesen, die sich seit meiner Säuglingszeit in mir eingenistet hatte.

Wir stritten uns einmal, meine Mutter und ich, viele Jahre später. Sie kam zu Besuch, um ihre Enkel zu sehen. Und ihre Augen beobachteten mich, als ich mit meiner Tochter und meinem kleinen Sohn sprach. Mein Rücken war ihr zugewandt, aber sie konnte die Münder der Kinder sehen, die mir antworteten. Für Augenblicke war sie ausgeschlossen. Ich drehte mich sofort zu ihr um und entschuldigte mich.

Sie sagte voll Bitterkeit: «Wärst du lieber gehörlos, Ruth, dann könnten du und ich Freunde sein.» Ich war so wütend, daß sie mich mit ihrer Stille verfluchte, daß ich sie packte und aus dem Haus wies.

Stunden später kam sie zurück und sagte: «Es tut mir leid. Es ist besser, daß du hören kannst. Ich hab nicht gemeint, was ich sagte. Manchmal bin ich einsam im großen Raum. Niemand versteht mich.»

Ich fragte laut: «Wer versteht dich, Mama? Wer versteht mich?»

Sie war abrupt. «Sprich nicht mit Mundwörtern. Mach Zeichen. Ich möchte verstehen.»

Ich wiederholte meine Worte in der Gebärdensprache.

Sie antwortete: «Ich verstehe dich, und du verstehst mich. Es dauert ein Leben lang, bis man versteht.»

Sie legte die Arme um mich. «Als du ein kleines Baby warst, und sogar als du ein kleines Mädchen warst, hattest du Angst, allein zu schlafen. Erinnerst du dich?»

Ja, ich erinnerte mich.

«Ich ließ dich nachts nicht allein. Ich blieb bei dir und wiegte dich in den Schlaf, bis du sieben, acht Jahre alt warst.»

Ich nickte.

Sie fuhr fort: «Als ich dich als kleines Baby aus dem Krankenhaus nach Hause brachte, war niemand da, der mir helfen konnte – dich schreien hörte. Ich hatte Angst, du erstickst. Da nahm ich ein langes rotes Band, wickelte es um dein Handgelenk und um mein Handgelenk. Dein Kinderbett stand neben meinem Bett. Wenn du dich bewegtest, bewegte sich auch meine Hand. Ich wachte auf und sah nach, was mein Baby brauchte. Ich blieb nah bei dir.»

Zum ersten Mal sprach sie von meiner Angst. Ich erzählte ihr nichts von den Nachtgeräuschen, die mich als Kind ängstigten, mich unter der Bettdecke zittern ließen. Ich erzählte ihr nichts von den seltsamen Geräuschen, die auf mein scharfes Gehör einstürmten. Ich erzählte ihr nichts vom Klappern der metallenen Abfalleimer, das mich aus ruhelosem Schlaf schreckte. Es genügte, daß sie wußte, daß ich mich gefürchtet hatte, genau wie sie.

Nicht Benny. Ich lächelte ihn, der neben mir saß, an. Ich berührte ihn sanft. Jetzt war er alt.

Sein Kopf hob sich gleichzeitig mit seinen Händen. «Möchtest du neue Wörter spielen – zum Spaß ausdenken – wie früher, als du ein kleines Mädchen warst?»

Benny fabulierte. Die Sprache war der Prüfstein seines Lebens. Er forderte Sprache, heischte nach Erklärungen in Gesichtern, auf Druckseiten, im Lexikon, in verwirrenden gesprochenen Worten. Manchmal verwirrte der geschriebene Satz, das geschriebene Wort meinen Vater mehr als die Lippen, die er angestrengt las. Er ließ eine Hand über der anderen kreisen, beschrieb – Fingerspitze an Fingerspitze – Kreise und erklärte mir damit seine Verwirrung. Je weiter er die Kreise zog, desto größer war die Verwirrung.

Am besten gefielen ihm die Bildunterschriften in *Life*. Die Fotos, scharf schwarzweiß und mit einfachem Text, beschrieben die ganze Story. Das verstand er. Er abonnierte die Zeitschrift, und in den Jahren, in denen ich zu Hause lebte, rief er mich jeden Freitag zu sich: «Komm jetzt. Hör zu, wie Ben mit lauter Stimme aus *Life* vorliest. Ich hab schon genug im Bad geübt.»

Seine Stimme zerbrach die Laute. Ich tat, als ob ich das Muster seiner vokalisierten Sätze verstand. Manchmal verstand ich nur einen. Und dann sagte ich: «Papa, erzähl mir jetzt in Zeichensprache, was alle Wörter, die du liest, bedeuten.»

Redegewandter als in gesprochenen Worten interpretierte er die Bedeutung der Bildunterschrift mit akkuraten, unübersetzbaren Zeichen.

Er zog seinen Stuhl näher an meinen heran, strich sich die dichten weißen Haare zurück und erklärte: «Ich sage dir, die Sprache ist lebendig wie ein Mensch, wie ein Fluß, sie ändert sich immerzu, immer neue Wörter. Wir machen Wörter. Die Hörenden versuchen nicht, die Taubstummensprache zu verstehen, aber die Taubstummen versuchen, die Sprache der Hörenden zu verstehen. Man muß nicht reden, um eine Sprache zu kennen. Ich habe meine Sprache spät gelernt, habe die Sprache der Hörenden nie richtig gelernt, mit der Zunge reden nie gut gelernt, aber die Zeichensprache ist eine richtige Sprache, anders als Englisch, anders als die Zungensprache. Es ist die erste Sprache Gottes, bevor der Mensch mit dem Mund redete.»

Er machte eine Pause, um zu sehen, ob ich seine Worte begriff. Er nickte bei meinem verständnisvollen Blick und fuhr mit kräftigen Händen fort. «Ich sehe mehr in einer Minute, verstehe mehr über die Gebärdensprache als du durch gesprochene Worte. Du mußt warten, bis die Wörter ausgesprochen sind, eins nach dem anderen, aber ich sehe sofort die Bedeutung in einem Gesicht.»

In seiner eigenen Sprache war er nie verwirrt.

Er kannte die Sprache auf eine Art, wie ich sie nie kennen werde. Für ihn war die Sprache ein Mantel, tragbar. Für Mama war die Sprache Zärtlichkeit, eine beschützende Berührung, ein Mittel, mir ihre Geschichten zu erzählen, mich eng an ihr Leben zu drücken. Und gemeinsam brachten sie mich einer Sprache näher, die mehr ist als Zeichen.

TEIL EINS – Anfang

1 Hände

Ich schaute nach meiner Mutter am Fenster. Sie wartete jeden Nachmittag, daß ich nach der Schule auftauchte. Ich war fünf Jahre alt und durfte die Straße erst überqueren, wenn sie mich herüberwinkte. Ich hob meine Hand und blickte zum zweiten Stock unseres Brownstone-Hauses, wo sie mich lächelnd begrüßte. Sie streckte den Kopf zum Fenster hinaus, blickte in beide Richtungen, und als sie sicher war, daß die Straßenbahn nirgends zu sehen war, bedeutete sie mir in der Taubstummensprache deutlich «komm jetzt!»

Ich rannte über die Straße und war insgeheim froh, daß sie nicht wie die anderen Mütter in Brooklyn aus dem Fenster schrie. Ihre Sprache war still und beschämte mich nicht.

Männer standen in kleinen Gruppen vor unserem Haus, die Hände in den Taschen, ziellos, Mütter mit jungen Ehemännern und Babys, alle auf etwas wartend. Ich begriff nicht, daß sie auf das Ende der Wirtschaftskrise warteten, daß auch sie sich für etwas schämten. An jenem Nachmittag wollte ich unsichtbar sein.

Im Haus blieb ich vor der Wohnung meiner Großeltern stehen. Ich wollte mit einer der jüngeren Schwestern meines Vaters reden. Ich wollte die Laute der Sprache noch ein wenig länger um mich haben. Meine Tante Sylvia kam an die Tür. «Tag, Ruthie, geh schnell nach oben, deine Mutter wartet auf dich. Du willst doch nicht, daß sie sich Sorgen macht, oder?»

Ich fürchtete mich vor dem dunklen hölzernen Treppenaufgang. Das war aber nicht der Grund für mein Trödeln. Sobald ich unsere Wohnung betrat, schloß sich die Tür zur hörenden

Welt. Meine Stimme wurde die Stimme meiner Hände, und ich wurde ein taubstummes kleines Mädchen mit Ohren, die hören konnten.

Ich kletterte langsam die schmalen Stufen hinauf und betrat die Räume, die wir unser Zuhause nannten. Der Flur war lang, schmal und fensterlos. Eine nackte Deckenlampe gab ihm Licht. Ich eilte am Bad vorbei, den Korridor entlang, vorbei an der quadratischen Küche mit ihrem Oberlicht in die Helligkeit des vorderen Zimmers, das mit zwei großen Fenstern auf die Straße blickte, hinein in die Gegenwart meiner Mutter.

«Hallo, Mama», formte mein Mund. Sie las meine Lippen.

Sie umschlang mich mit ihren dicken warmen Armen, die süß vom Duft der Oxydol-Seife nach Mama rochen.

«Ich bin fertig mit dem Windelwaschen. Wir gehen gleich aus. Frische Luft gut. Ich hole den kleinen Freddie.»

«Ich muß Pipi machen, Mama.»

«Beeil dich, ich muß einkaufen gehen. Du sprichst beim Fleischer für mich. Bitte sag dem Fleischer, er soll mich nicht wie beim letzten Mal beschummeln. Zu viel Fett.»

Ich duckte mich vor der ungewollten Last des Sprechens.

«Okay», sagte ich, «ich beeil mich.» Ich sagte nicht, was ich fühlte. Ich konnte das Gefühl nicht benennen. Statt dessen lächelte ich und ging mit meiner Mutter zur Tür.

Sie setzte meinen zweijährigen Bruder in den verblichenblauen Korbwagen, nahm meine Hand und sagte dann: «Halt den Wagen hier fest, wir schieben zusammen.» Ihre Kraft rumste den Wagen die Stufen hinunter, eine nach der anderen, bis wir auf der Straße standen.

Ich liebte unsere Straßenseite. Die alten Backsteinhäuser kauerten sich aneinander. Mütter waren mit ihren Kindern unterwegs. Die älteren Mädchen markierten die Straße mit Kreide und bereiteten so das nachmittägliche *Potsy*-Spiel vor. Es dauerte Jahre, bis ich erfuhr, daß es sich dabei um eine Brooklyner Version des Himmel-und-Hölle-Spiels handelte. Die Jungen knieten am Bordstein und spielten mit ihren kostbaren Murmeln und sorgten sich um ihre geflickten Hosen. Familien lebten ihr nachmittägliches Leben auf der Straße. Es war Spielzeit. Und die South Eighth Street war ein riesiger Spielplatz.

Wir gingen die Straße entlang. Meine Mutter blieb nie für einen Schwatz mit einer Nachbarin stehen. Sie schritt königlich daher, nickte mit dem Kopf und blickte in bekannte Gesichter. Sie war gut gekleidet und frisiert, makellos und schön. Ich war sauber, aber nicht schön. Meine winzige Hornbrille bedeckte meine schielenden Augen. Mein Mund war geschlossen, um die fehlenden Vorderzähne zu verbergen, die ich bei einem akrobatischen Salto eingebüßt hatte. Mein Vater hatte mich eines Abends beim Spiel in die Luft geworfen, und ich war mit den Zähnen zuerst auf unserem braunen Emailleküchentisch gelandet.

Ich hörte eine Nachbarin sagen: «Hallo, Mary, wie geht's den Kindern?»

Ich zerrte am Rock meiner Mutter. «Mrs. Eisen sagt, ich soll hallo zu dir sagen.»

Ohne ihren Schritt zu unterbrechen, hob sie eine Hand vom Wagen und sagte: «Sag ihr auch hallo. Ich muß schnell zum Laden gehen, um für unser Nachtessen einzukaufen.»

Alle Blicke waren auf uns gerichtet. Stimmen redeten, als ob ich nicht vorhanden wäre.

«Haben Sie Mrs. Sidransky gesehen? Wie macht sie es bloß? Zieht zwei kleine Kinder groß.»

Eine andere Stimme. «Sie sehen gesund aus. Sie sind sauber. Das kleine Mädchen spricht. Es kann hören.»

Ja, ich konnte hören.

Ich haßte den Fleischerladen. Der Geruch frisch getöteter Hühner und Kühe verstopfte meine Nasenlöcher in Übelkeitswellen. Das Sägemehl auf dem Boden klebte an regnerischen Nachmittagen an meinen Schuhen. Blut und Hühnereingeweide verschmierten den Hackklotz. Ich sah mit weit aufgerissenen Augen zu, wie das Beil das Huhn zerteilte. Meine Mutter kaufte nie ein Huhn, bevor sie nicht die gesunden Eingeweide durch die Finger des Fleischers gleiten sah. Mit einer einzigen schnellen Bewegung packte er den Schleim und ließ ihn in einen Eimer fallen, der halbvoll mit Tierabfällen war.

Ich biß die Zähne zusammen.

«Du bist dran, Mädchen. Was möchte deine hübsche Mutter denn heute haben?»

Meine Mutter bedeutete mir: «Sag ihm, Nackenknochen für Suppe, kein Fett, und eine Lunge für Eintopf. Sag ihm, er soll mir ein gutes ganzes Huhn für Freitag aufheben, gelbe Haut.»

Ich wiederholte ihre Worte und fügte ein paar hinzu, die sie ausgelassen hatte.

Der Fleischer strich sich mit seinen blutverschmierten Händen über den bekittelten Wanst. Er sagte Wörter zu mir. Ich senkte den Blick auf die Theke, die mit Steaks und Kalbskoteletts, Hackfleisch und gebogenen Lammkoteletts auf angestoßenen Emailleschalen gefüllt war. Ich sagte nichts mehr. Meine Aufgabe war beendet. Ich mußte meine Worte für den Gemüseverkäufer und den Lebensmittelhändler aufsparen.

Wenn der Einkauf erledigt war, wurden unsere Schritte gemächlicher. Vor unserm Haus lehnte sich meine Mutter im Sonnenlicht an das Gemäuer und sagte: «Du bist ein gutes Mädchen, hilfst der Mama. Geh und spiel jetzt mit deinen Freunden.»

Ich wollte den sicheren Bereich nicht verlassen. Sie schob mich vom Kinderwagen weg. «Geh und spiel. Kinder müssen spielen.» Ich entfernte mich von meiner Zuflucht und ging argwöhnisch auf die Mädchen zu, die vor dem Backsteinhaus nebenan seilsprangen. Ich drehte mich zu meiner Mutter um – ob sie mich vor diesen kleinen hörenden Mädchen mit hörenden Müttern retten würde?

Sie war unerbittlich. «Geh und spiel», sagten ihre Zeichen, «ich paß auf dich auf, ich laß dich nicht allein.»

Ich blieb stehen.

Sie erhob ihre Stimme und brüllte einem Kind, das sie erkannte, zu: «Anna, komm, hol Ruthie zum Spielen!» Ich verstand sie. Ich wußte, daß Anna sie nicht verstand. Ihre unverständliche Sprache ließ meine Haut prickeln, und ich floh vor diesen Lauten. Anna begrüßte mich mit: «Was hat deine Mutter gesagt?» Ich murmelte etwas und sagte: «Kann ich mit euch seilspringen?»

«Kannst du *Double Dutch*?»

«Ja», log ich.

«Du mußt zuerst schwingen und Clara als nächstes dranlassen.»

Ich hielt die schweren Stricke mit meinen kleinen Händen fest und drehte rhythmisch die beiden Wäscheseile. Ich wollte nicht, daß sie meine sprechenden Hände verletzten.

Ich spielte. Die Minuten verstrichen, und meine langen dünnen Beine sprangen in die sich drehenden Seile hinein und wieder heraus. Wir schwatzten und lachten und zählten – «zwei, vier, sechs, acht» –, als die Stimme meiner Mutter über meinem Kopf dröhnte: «Ruthie, komm hoch, ich mach jetzt Essen.»

«Eisschrank öffnen, Fleisch reinlegen. Ich bring das Baby ins Bett.»

«Beeil dich, es ist spät, schon vier Uhr. Louis K. kommt zum Essen. Mittwochabend.»

Louis Kazansky. Wie ich ihn liebte! Er war der taube Onkel meiner Familie. Die Freunde meiner Mutter und meines Vaters kamen regelmäßig an bestimmten Tagen zu Besuch. Manche kenne ich sogar heute noch nur nach Wochentagen – Mr. Donnerstag kam nur donnerstags nach dem Abendessen. Seinen Namen erfuhr ich nie, er benutzte nie seine Stimme, und die Zeichen machte er ausdruckslos. Ich mochte ihn nicht.

Aber Louis K., wie wir ihn nannten, war mein Liebling. Jeden Mittwoch erwartete ich Louis auf der Schwelle der Wohnzimmertür. Ich beobachtete die Uhrzeiger und teilte meiner Mutter mit: «Louis K. kommt bald. Ich mach die Tür für ihn auf.» Um fünf Uhr auf die Minute stand er in der Tür. Mit seinen kurzen Armen hob er mich hoch und drückte mich an sich. Er setzte mich wieder ab, und unser wöchentliches Ritual begann.

Er ballte die Faust und stieß sie mir in den Mund. Er wartete darauf, daß ich zubiß, für jeden Laut, den ich hörte, raste, ihn für jeden Laut, den er nicht hörte, strafte. Es war ein fairer Austausch. Meine jungen Zähne konnten seiner nikotinfleckigen Faust nichts anhaben. Wir teilten uns den Schmerz des unhörbaren Lauts.

Die Leere war schrecklich. Mit niemandem zu Hause konnte ich Laute teilen, niemand konnte mir die Bedeutung der Laute erklären, dieser Laute, jener Laute. Klingt so ein Vogel? Klingt so der Regen? Ich konnte Laute nicht mit Bewegung in Verbindung bringen. Das Rascheln von Blättern bei starkem Wind flößte mir Angst ein.

Mein Bruder Freddie war erst zwei Jahre alt, und er klammerte sich trostsuchend an mich. Die einzigen Geräusche, die mich trösteten, waren die unmelodischen, gutturalen Stimmen der Leute, die mich in den Armen hielten – meine Mutter, mein Vater und ihre tauben Freunde, die mit ihren Gebärden menschliches Miteinander übten.

Eines Nachts hielten sie mich in den Armen, als ich krank war. Es war, bevor ich in die Schule kam, bevor mein Bruder geboren wurde. Meine Nase war feucht, meine Ohren waren feucht, und mir war heiß. Der Doktor kam, und ich hörte vom Bett aus gedämpfte Geräusche. Ich war noch keine drei Jahre alt. Ich hörte Bleistifte auf Papier kratzen – meine Mutter stellte Fragen, und der Arzt schrieb Anweisungen.

Er sprach beim Schreiben. «Ihre Ohren sind entzündet. Sie müssen den Eiter dreimal täglich mit warmem Öl ausspülen.»

Ich rief: «Doktor, komm!»

Er riß das Pflaster sanft und schnell von meinen Ohren und sagte tröstend: «Du wirst wieder gesund, Ruthie. Tu, was deine Mama sagt.» Er ging in die Küche zurück, und ich hörte Stimmen und Bleistifte: «Kleben Sie ihr die Ohren nicht am Kopf fest.»

Ich hörte wieder den Stift. Und der Arzt sagte: «Ihre Ohren sind nicht zu groß, sie stehen nicht ab, sie sind völlig in Ordnung.» Er sprach jedes Wort deutlich aus. Dann ging er.

Meine Mutter nahm mich aus dem Bett und trug mich in die Küche. Louis K. saß auf dem weißen Küchenstuhl und empfing mich mit ausgestreckten Armen. Ich kuschelte mich an ihn. Sie tauchte einen Ohrentropfer in ein Fläschchen mit beißend riechendem Öl und tropfte die kochendheiße Flüssigkeit in mein linkes Ohr.

Ich schrie: «Es brennt – zu heiß, zu heiß!»

Louis K. schnurrte: «Gutes Mädelchen Ruth, gutes Baby, gutes Mädchen.» Ich wand mich und schrie, und er hielt mich fest, bis kein Öl mehr da war.

Es war vorbei, und ich lag wieder im Bett, in Sicherheit. Meine Mutter saß neben mir und sang ihr Wiegenlied mit ihrer Stimme, bis ich erschöpft einschlief. Jahre später, als ich ihr von diesem Vorfall erzählte, blickte sie mich überrascht an und fragte: «Warum hast du mir nicht gesagt, daß das Öl zu heiß war?» – «Louis K. hielt meine Hände fest», antwortete ich.

Wenn mein Vater nach Hause kam, gab es Gelächter, ausgelassenes, übermütiges Gelächter. Er war kräftig und gutaussehend. Sein dichtes schwarzes welliges Haar fiel ihm in die schwarzen lachenden Augen. Seine Finger, dick und quadratisch an den Spitzen, rochen nach dem süßen Roßhaar der Polsterfabrik. Unter seinen Fingernägeln saßen die Baumwollfusseln, mit denen er die dicken Satinsofas stopfte. Seine Finger waren so dick, daß er seine Hemden nicht zuknöpfen konnte. Meine Mutter tat es für ihn. Müde und erschöpft, wie er am Ende der langen Tage vom Stopfen der Couchpolster, Sofapolster und Sesselpolster war, ballte er seine Hände zu Fäusten und schlug mit seinen sprechenden Händen gegen die Wände und sagte mit stolzer Stimme: «Ben stark, sehr stark.»

Er packte mich und warf mich in die Luft. Er hielt mich mit seinen Fingern fest, so fest, daß meine Arme voller blauer und grüner Flecken von der Größe seiner Fingerspitzen waren. Wir verbrachten wenig Zeit zusammen. Er arbeitete Tag und Nacht. Er brachte sein Geld nach Hause und gab es meiner Mutter, damit sie die Mahlzeiten des nächsten Tages bezahlen konnte. An manchen Abenden fand er keine Extraarbeit. An diesen fröhlichen Abenden hatten wir ihn für uns.

Lustiger Benny. Starker Benny. Er unterhielt uns fürstlich. Er war ein Künstler, ein Charlie Chaplin.

Nach dem Essen mußten wir uns hinsetzen und ganz still sein. Er sagte: «Bleibt da sitzen, keine Bewegung. Schaut auf Papa Ben!» Es war eine Aufführung auf Befehl. «Licht aus!

Geh du, kleine Ruth!» Seine Hände und Stimme sprachen gemeinsam. Als ich ihn hinter der Tür hörte, knipste ich das Licht aus und kroch, voller Angst vor der Dunkelheit, zu meiner Mutter und meinem Bruder aufs Sofa.

Wir warteten. Heraus kam er mit einem zerknautschten Hut, einem Stock, Plattfüßen, wackelnden Schultern, die Jackenärmel bis zu den Ellbogen hochgeschoben, die schnurrbärtigen Lippen und seine Nase verziehend und seinen Spazierstock herumwirbelnd. Die Hände meiner Mutter sagten fröhlich: «Schaut, schaut – Charlie Chaplin.» Er stolzierte durchs Zimmer und ahmte den großartigen traurigen Mimen nach.

Er spielte verschmitzt für jeden von uns den stummen Narren. Vor und zurück marschierte er durch den Raum und machte sich über diejenigen lustig, die nicht wußten, daß weder er noch Chaplin dumm waren. Wenn die Welt einen Einfaltspinsel in ihm sah, dessen Zunge nicht sprechen konnte, so wußte er selbst, daß er ein mutiger Mann war, ein Mann, der sie alle an Schlauheit überträfe, wenn er reden könnte. Chaplin sprach mit seinem Körper und seinen traurigen Augen zu meinem Vater. Mein Vater bezeigte ihm mit seinen liebevollen Interpretationen Hochachtung und entzückte uns alle mit seinem Witz.

Ich lud meine Freunde zu uns nach Hause ein. Ich lud nur die ein, die vor der Stimme meines Vaters nicht zusammenzuckten. Er genoß es, sein Talent vor ihnen auszubreiten. Sie liebten ihn und applaudierten mit ihren kleinen Händen, wenn er für jeden einzelnen von ihnen den kleinen Tramp spielte.

«Klatscht nicht jetzt», sagte ich. «Er kann euch nicht hören. Wartet, bis die Lichter angehen, dann kann er euch sehen.» Sie klatschten trotzdem.

War die Vorstellung vorbei, versammelten sich die Mädchen und Jungen um ihn, während er ihre Köpfe tätschelte, dem einen das Stöckchen gab, einem anderen seinen Hut oder seine Schuhe. Geduldig brachte er ihnen bei, wie sie sich zu bewegen hatten oder traurig sein mußten, um dem großen Meister zu gleichen. Ich weigerte mich, Chaplin nachzuahmen. Den stummen Narren wollte ich nicht spielen. Ich drückte meine Traurigkeit mit Worten aus. Ich war nicht stumm und auch nicht taub. Ich war eine Fremde zu Hause.

Meine Mutter, die meinem Vater in nichts nachstehen wollte, kam lachend zu uns, als wir ihn umkreisten. Sie nahm uns bei der Hand und setzte uns meinem Vater vor die Füße. Während sie uns plazierte, legte sie den Zeigefinger auf ihren geschwungenen Mund und wisperte geheimnisvoll: «Sch, sch.» Schrill sagte sie: «Wartet, ruhig. Keine Bewegung.»

Alle Blicke waren auf mich gerichtet, und ich wiederholte ihre Worte, während sie aus dem Zimmer ging.

Wir saßen erwartungsvoll da.

Sekunden später kam sie aus der Schlafzimmertür. Sie drehte die Hände um, die Daumen eingeknickt, acht Finger zeigten auf ihre Augen. «Seht mich an. Ich tanze für euch.»

Ich unterbrach sie. «Soll ich das Licht ausmachen, Mama?»

«Nein, ich will Licht haben, volles Licht, alle Kinder sollen mich sehen können.»

Sie schwieg und blickte an ihrem schweren jungen Körper herab. Sie forderte uns auf, ihr mit unseren Augen zu lauschen. Das Kleid war kurz genug, um die lachenden Gesichter erkennen zu können, die sie mit Lippenstift auf ihre Knie gemalt hatte. Ihre Seidenstrümpfe waren heruntergerollt. Als sie sicher war, daß alle Blicke auf ihr ruhten, begann sie rhythmisch und wild Charleston zu tanzen. Oh, wie sie tanzte! Sie schwenkte die Arme und schnipste mit den Fingern. Sie machte einen Buckel, packte ihre Knie und kreuzte die Arme immer und immer wieder mit phantastischer Geschwindigkeit. Sie hob leicht den Kopf, und wir konnten ihre Augen kichern sehen. Mein Vater tappte mit dem Fuß und klatschte begeistert in die Hände.

Meine wunderbare Mutter tanzte von Kind zu Kind, hob abwechselnd jedes einzelne zu sich auf die Beine, bis wir alle unsere eigene Charlestonversion tanzten. Sie allein war im Rhythmus. Niemand fürchtete sich vor ihrer Stimme.

Unsere spontane Party war ein Erfolg.

Ich wußte, daß diese Kinder uns nie wieder entsetzt anstarren würden. Wie die anderen. Auf der Straße, im Park, im Bus, in der U-Bahn starrten die Leute. Sie drehten ihre häßlichen Köpfe um, blieben stehen und starrten mit weit aufgerissenen Mündern auf meine Familie. Diese offenen Münder, die sprachen, Wörter sagten, die mir den Atem nahmen. Ich verstand nicht alle ihre fremden englischen Laute. Aber ich wußte, daß sie sich abgestoßen fühlten und fasziniert waren.

Wenn meine Eltern ihnen den Rücken kehrten, drehte ich mich um und streckte diesen Männern und Frauen die Zunge raus. Ich war ein Meister darin, ihren starrenden Blicken zu begegnen, geschickt genug, den Daumen an meine Nase zu halten, die Finger fächerförmig auseinanderzubreiten und ihnen die gemeinste Beleidigung zu präsentieren, die ich kannte. Ich sprach nie. Ich gab vor, taub zu sein. Sie starrten mich verlegen an und wandten die Köpfe ab. Meistens erwischte mich meine Mutter nicht.

Ihre Augen waren scharf, und wenn sie mich erwischte, packte sie mich am Arm und sagte: «Schäm dich, böses Mädchen, nicht nett.» Und mein Vater sagte: «Nicht mehr – kein gutes Mädchen. Hör auf.»

Ich erzählte meinen Eltern nie, was die Fremden sagten. Meine Eltern erklärten mir immer wieder: «Du mußt es allein schaffen. Du hörst. Wir sind taub! Niemand hilft uns, du hilfst uns. Sei selbständig – du mußt es allein schaffen. Vergiß die dummen Reden der Hörenden!»

Ich gehorchte, ich hörte die Zeichen und erinnerte mich: «Sei selbständig.»

2   Die große wunderbare Schule

Den ganzen Sommer lang trällerten die Hände meiner Mutter, die mich auf die ersten Schultage vorbereitete. «Bald, bald, im September gehst du in die große wunderbare Schule, bist mit hörenden Kindern zusammen und lernst lesen, schreiben und gute englische Wörter sprechen.»

«Ben», sagte sie zu meinem Vater, «Ruth fängt nächste Woche mit der Schule an. Wir kaufen ihr ein neues Kleid. Es ist wichtig, sie muß hübsch aussehen.»

Meine Hände griffen ständig nach oben und strichen nervös das seidige schwarze Haar über den Wangen glatt, damit es meine Ohren bedeckte. Ich schämte mich meiner Ohren. Mit meinen kleinen sprechenden Fingern drückte ich sie eng an den Kopf. Ich erinnerte mich all der Jahre, in denen sie mit Klebeband am Kopf befestigt waren. Denn diese winzigen hörenden Ohren mußten für Mama vollkommen sein. Jedesmal, wenn Haare mit dem Klebeband abgerissen wurden, wimmerte ich, und meine Mutter sagte: «Mach dir keine Sorgen. Wir machen dir schöne Ohren. Die Abstehohren bringen wir in Ordnung.» Ihre Gebärden waren sanft, aber mir tat es weh.

Sie konnte meine verstümmelte Sprache nicht hören. Meine Sprache ahmte ihre nach – Wort-Faksimiles, die sie ohne die Gabe des Hörens zu sagen gelernt hatte. Ich verstand alle ihre Worte, die gesprochenen und die gezeichneten. Die modulierte Höhe normaler Sprache meisterte sie nie. Sie proklamierte ihre Worte knapp unter dem Pegel eines schrillen Schreis. Sie zeichnete ihre Sätze, sprach in tauber Kurzschrift, Präpositionen und Konjunktionen wurden meist weggelassen. Verben wurden im

Präsens ausgedrückt, die Wörter *heute, gestern* und *morgen* für absolute Klarheit hinzugefügt.

Ich sprach wie meine Mutter. Aber meine Sprache war, weil ich die Wörter durcheinanderbrachte, verwirrender als ihre, eben ganz durcheinander. Ich war schüchtern. Gesprochenes quälte sich aus meinem Hals. Ich zuckte zusammen, wenn die Leute meine Worte nicht verstanden, Worte, die mit den Lauten der Stille verrührt waren. Ich sehnte mich nach der Schule, die mich lehren würde, ein hörendes, sprechendes Kind zu sein.

Ich erinnere mich an meine Stimme als kleines Kind. Unsicher. Ich taumelte in Lauten, die ich nicht richtig hörte. Meine Sprache schielte wie meine Augen, meine Zunge war durch taube Laute gründlich verdreht. Ich hatte eine Stimme, die geschwollene englische Töne schwatzte, eine Stimme, die Konsonanten, die für Taube zu schwierig waren, zerknüllte.

Beim Einkaufen frischer Nahrungsmittel diente ich als Stimme meiner Mutter. Wenn ich den Gemüsehändler um «ein Bun' Doman» bat, wurden seine Augen zu Schlitzen, und ich erkannte das zusammengekniffene schmale Gesicht, das nicht verstand. Ich deutete auf den weichen roten aufgetürmten Hügel, und mein Finger bezeichnete die Wörter meines Mundes. Er kannte meine Mutter und mich und beeilte sich meist, uns zu bedienen, aber wenn er viel zu tun hatte, brüllte er: «Mädel, red anständig! Ich hab einen Haufen Kunden hier. Hab keine Zeit für dich. Komm wieder, wenn's nicht so voll ist!»

In meinem Hals bildete sich ein Klumpen, wenn meine Mutter fragte: «Warum bedient er mich jetzt nicht? Ich muß meine Einkäufe machen. Was dauert so lang?»

Ich zuckte wortlos mit den Schultern.

«Ich komm vor der dicken Frau dran, sag es dem Mann! Ich bin jetzt dran!»

Ich schwieg. Meine Mutter schimpfte wütend mit den Händen: «Du dickköpfiges Mädchen – nicht gut – du sagst dem Mann nicht, was ich sage. Nicht fair.»

Ich öffnete den Mund und tat mit tonloser Stimme, als ob ich etwas sagte.

Ich erklärte nicht, daß ich mich schämte, mißverstanden zu werden.

«Komm» – sie zog mich am Ärmel fort – «wir gehen zu anderem Gemüseladen.»

«Mama», bedeutete ich ihr, «warte, wir sind bald dran. Er versteht nicht alles, was ich sage.»

«Warum versteht er dich nicht? Du bist hörendes Kind. Du sprichst hörende Sprache.»

«Nicht perfekt, Mama. Manchmal mache ich Fehler, wenn ich laute Wörter sage.»

Sie senkte den Blick. Als sie wieder aufsah, waren ihre Augen weich, und sie sagte wie so oft, wenn die Grausamkeit der Hörenden sich ihr in den Weg stellte: «Macht nichts, wir warten. Wir warten, bis der Laden leer ist und der Gemüsemann Zeit hat, deine hörenden Wörter zu verstehen.»

Von der Zärtlichkeit meiner Mutter ermutigt, sagte ich laut: «Mister, wir jetzt dran. Wir haben es eilig.»

Er wandte sich an meine Mutter, tätschelte meinen Kopf und sagte: «Tut mir leid, es war so viel zu tun. Was hätten Sie denn gern?»

«Ein Bun' Doman!» Ich sprach jedes Wort sorgfältig im schrillen Tonfall meiner Mutter aus.

Er zögerte, verstand mich nicht. Als er schwieg, deutete ich wieder auf die Tomaten. Er nahm meine Hand und legte eine Tomate hinein. «Das ist eine Tomate, und du willst ein Pfund, nicht ein ‹Bun›. Sag deiner Mutter, sie kann sich die Tomaten selbst aussuchen, soll sie aber nicht drücken.»

Ich übersetzte seine Anweisungen, und sie antwortete mit einem strahlenden Lächeln, als sie sich über den Tomatenkorb beugte, um ihre Auswahl zu treffen.

Er führte mich in den Laden, in dem sich das Herbstgemüse und Obst türmte, und nannte alle Dinge, an denen wir vorbeigingen, beim Namen, korrigierte meine Aussprache und Tonhöhe, wiederholte das Wort und wartete darauf, daß ich jedes Gemüse, das er nannte, wiederholte und nochmals wiederholte, bis meine Nachahmung korrekt war.

«Frag deine Mutter jetzt, was sie sonst noch braucht.»

«Kartoffeln, drei Pfund, und Petersilie, gut frisch grün, nicht verdorben braun, schönen Salat, Gurken, Zwiebeln . . .» Ihre Liste setzte sich fort. Und ich sagte die Wörter, wie ich es gerade gelernt hatte, und ignorierte die Aussprache meiner Mutter.

«Wie heißt du, Mädelchen?»

«Ich bin Rathee, und wie heißt du?»

«Max, und das nächste Mal, wenn du kommst, wartest du auf mich. Ich werde mich um dich und deine Mutter kümmern.»

«Danke.»

«Wie alt bist du?» fragte er und lächelte mich an.

«Fünf, nächstes Jahr bin ich sechs.»

Max bat: «Sag mir deinen Namen noch mal. ‹Rathee› ist ein ganz neuer Name für mich.»

‹Rathee› wird wie das Wort *rather* mit einem doppelten ‹e› am Ende ausgesprochen. So rief mich meine Mutter. Mein Name, meine Identität, gehörlos ausgesprochen.

«Max, ich heiße Ruth. Meine Mutter nennt mich Rathee. Ich kann Ruth schlecht aussprechen.»

Wenn ich das Wort *rather* im zwanglosen Gespräch höre, drehe ich mich immer noch um – jemand hat mich dann nichtsahnend bei meinem Kindheitsnamen gerufen. Der Name Ruth war nicht mein richtiger Name, nicht der Name, der mich mit meiner Mutter verband. Es war ein zweiter Name, eine Umbenennung für die hörende Welt, mein Übergang zur Schule.

Das Versprechen meiner Mutter – «die Lehrer bringen dir perfektes Englisch bei» – begeisterte mich. Sie versicherte mir, daß die Schule der Ort war, wo ich lernen würde, was sie mich nicht lehren konnte, «viele neue Wörter», wo ich die «hörende» Sprache lernen würde. Mit der Zeit lernte ich sie auch, aber an den lebensprühenden Ausdruck ihrer Hände konnte keine Lautsprache heranreichen – niemals. Damals nicht und heute auch nicht.

In jenem Sommer saß mein Vater jeweils am Sonntagmorgen an meinem Bett und führte mich in das Wunder der Sprache ein.

«Paß auf!» sagte er und stand auf. «Ich zeige dir Geräusche.»

Er hob die Arme über den Kopf, und wie ein Harfenist Musik

aus den Saiten zupft, zupfte er mit seinen Händen Laute aus der Luft und ließ Melodien in seine Ohren strömen, und dabei sagte er mit grandiosem Lächeln, daß ich in der Schule in mich aufnehmen würde, was er mir nicht geben konnte – die Laute, die er nicht hören konnte. Wieder und wieder holte er mit seinen Händen Phantasieklänge aus der Luft. Jede Bewegung war ein Geschenk, das ich an meinem ersten Schultag öffnen würde.

Er sagte: «Schule großes Geschenk mit großer blauer Schleife – du machst die Schleife auf, du lernst sprechen!»

Es kam ganz anders. Ich wurde in eine Klasse für geistig behinderte Kinder gesteckt. Das Versprechen fröhlichen Lernens – das Versprechen meiner Mutter und meines Vaters – wurde gebrochen. Ich war offenbar ein dummes Mädchen, und ich schämte mich so, daß ich niemandem von den langweiligen Tagen des sich ewig wiederholenden Unterrichts und den leeren Starrblicken um mich herum erzählte. Ich schrumpfte. Ich sagte kein Wort. Ich schloß mich den anderen in ihrer Langsamkeit an.

Jeden Morgen war meine Mutter vor Aufregung in Hetze. Mein Kleid war noch warm vom Bügeleisen, wenn sie es mir über den Kopf zog. Sie kämmte meine Haare und strich mir vergnügt über den Kopf.

«Ich geh allein zur Schule, Mama. Großes Mädchen. Ich paß auf der Straße auf.» Mit fest zusammengepreßten Lippen machte ich Zeichen für diese Worte.

Ich wollte nicht, daß sie meine Klassenkameraden sah. Ich wollte unbedingt allein zur Schule gehen. Ich hatte keine Angst vor den Straßen oder vor der Hochbahn, die auf meinem Schulweg über meinem Kopf hinwegdonnerte. Das konnte ich allein. Aber ich wußte auch, daß ich meiner Mutter nichts vormachen konnte. Etwas war in der Schule schiefgelaufen. Wo war der Zauber?

Meine Mutter war gehörlos, nicht dumm, nicht «taub und doof». Nur taub. An jenem ersten Donnerstag nachmittag nach der Schule fragte sie mit feingeschliffener Intuition in der Gebärdensprache: «Warum bist du nicht glücklich in der Schule?»

Statt ihr zu sagen, wie sehr ich die Schule liebte, sprudelten meine Hände hervor: «Die Kinder in meiner Klasse sind dumm. Ich lerne nichts, schneide nur Papier aus, spiele mit Kreide. Die Lehrerin sagt alberne Babywörter, immer und immer wieder. Langweilig in der Schule.»

Am Freitag morgen zogen meine Mutter und ich gemeinsam los. Meine Bitten, allein gehen zu dürfen, wurden ignoriert. Wir gingen langsam zum Backsteinschulhaus. Ich klammerte mich an die Hand meiner Mutter, die Hand, die mir wunderbare Schultage versprochen hatte. Sie würde alles gutmachen. Sie würde der Lehrerin sagen, daß ich nicht dumm war. Sie würde ihr sagen, daß ich schon mit elf Monaten Zeichen machen konnte.

«Komm, Mama», sagte ich. «Ich bring dich zur Lehrerin.»

«Nein», sagte sie, «wir gehen zur Rektorin.»

«Aber, Mama», protestierte ich, «zuerst zur Lehrerin.»

«Nein», widersprach sie, «ich rede nur mit der Rektorin.» Ihre Hände waren entschlossen.

Wir gingen durch den Speisesaal, der nach dem gestrigen kostenlosen Mittagessen roch. Als wir vor dem Büro der Rektorin standen, hatte ich schon eine schüchterne kleine Rede für die Sekretärin vorbereitet. Meine Mutter wartete nicht darauf, daß ich ihre Worte übersetzte. Sie nahm mich bei der Hand wie jede hörende Mutter. Sie öffnete die einzige geschlossene Tür im Labyrinth von Schreibtischen und Sekretärinnen hinter der Eichentheke, die Schüler und Lehrkörper vom administrativen Arm trennte.

Miss Nathanson hob ruhig ihr rundes Gesicht. Sie trug ihre Haare zu einem geraden rotbraunen Pony geschnitten, die Hornbrille halb auf der Nase, und mit der Andeutung eines Lächelns fragte ihre Stimme: «Kann ich Ihnen helfen?»

«Ja», stammelte ich.

Meine Mutter schwieg.

«Wie heißt du, Kind?» Miss Nathansons offenes Lächeln berührte mich.

Ich sagte: «Ich heiße Ruthie.»

Meine Mutter übernahm jetzt. «Sag der Rektorin, ich muß mit ihr über deine Klasse reden.»

Miss Nathanson begriff schnell. Ich mußte ihr nichts erklären, wie so oft in der Vergangenheit mit den «anderen». Sie begriff, daß meine Mutter taub war. Sie langte nach dem Füllhalter und einem Block auf ihrem Schreibtisch. Sie wünschte direkten Kontakt mit meiner Mutter über das geschriebene Wort.

Meine Mutter schüttelte heftig mit dem Kopf. Mit äußerster Konzentration hauchte sie deutlich vier Wörter: «Ruthie spricht für mich.» Ihre Hände hingen lose herab, als sie in die Hocke ging und mir mit Zeichen die Worte und Gedanken vermittelte, die ich übersetzen sollte. Ich war stolz auf ihre gesprochenen Worte, stolz auf ihre wunderschönen Zeichen.

«Sag ihr», bedeutete sie mir, «ich will nichts aufschreiben. Wir sprechen zusammen mit deiner Stimme, Ruthie. Meinung wird nicht geändert.»

Als die Sätze hin und her flossen, von den Händen meiner Mutter zu meiner Stimme, von Miss Nathansons Stimme zu meinen fünfjährigen Händen, war ich Dolmetscherin meiner Mutter wie so oft zuvor, aber dieses Mal plädierte sie für mich. Miss Nathanson verstand die Worte, die ich sprach, die Worte, die klangen, als ob ein taubes Kind spricht, und die Worte, die wie von einem normalen Kind klangen. Sie waren vermischt, und ihr Einfühlungsvermögen lauschte, trennte die Taubstummenlaute von den Lauten Hörender, und sie bat mich nie, ein Wort zu wiederholen.

Am Ende unserer Drei-Wege-Unterhaltung sagte Miss Nathanson: «Ruthie, Kind, sag deiner Mutter, sie soll dir ein Radio kaufen.»

«Ein Radio? Wir sind zu arm», antwortete ich.

Sie gab nicht nach. «Sag's deiner Mutter.»

«Mama», sagte ich zitternd, «die Rektorin sagt, du sollst mir ein Radio kaufen. Ich lerne besser sprechen.»

Die zwei sensiblen Frauen blickten sich wortlos in die Augen. Meine Mutter nickte heftig mit dem Kopf vor Freude über diese einfache Methode, mir das Zuhören und Sprechen beizubringen.

So geschah es, daß ein Radio in mein Leben kam. Es war ein gewölbter Kasten aus Nußbaum mit einer Skala. Wenn ich an dieser Skala drehte, geschah ein Wunder. Normale Erwachsenenstimmen kamen zu mir ins Haus, Stimmen, die warm berührten, Stimmen, die sich in meinem Kopf eingravierten. Ich fühlte mich mit den Stimmen verbunden. Ich hörte die Nachrichten und Programme für Kinder. Zum ersten Mal hörte ich Musik. Die Musik bereitete mir Unbehagen. Ich meinte, der Herrlichkeit der Musik nicht lauschen zu dürfen. Meine Eltern würden sie ja auch nie hören. Ich drehte weiter.

Am Montag wurde ich in eine andere Klasse versetzt. Die Kinder waren fröhlich und schlau. Und dann rief mich meine neue Lehrerin ohne Vorwarnung auf und bat mich, an ihr Pult zu treten. Ich gehorchte schüchtern.

«Hört mal alle her – das ist Ruth Sidransky. Sie ist neu. Und sie kann etwas, was wir nicht können!»

Ich stand mit dem Gesicht zur Klasse. Mein Blick war auf den Boden gerichtet.

Diese namenlose Lehrerin neigte ihre großen Zähne zu mir und sagte mit schneidender Stimme: «Du kennst eine andere Sprache. Du kennst die Zeichensprache. Kinder – die Eltern der kleinen Ruth sind taubstumm.»

Ich spürte, wie Hitze von meinen Fußknöcheln zu den Kniekehlen aufstieg und in meinen Schädel kroch, bis meine Ohren schamrot waren. Ich stand bewegungslos da.

Sie zwitscherte weiter: «So, und jetzt zeig uns, wie du die Zeichen machst, wie du dich mit deinen Eltern unterhältst!»

Ich rührte mich nicht. Die Lehrerin bedrängte mich weiter: «Sag der Klasse, ‹ich freue mich, euch alle kennenzulernen›.»

Allen Blicken schutzlos ausgesetzt, baumelten meine Arme sprachlos an mir herab. Mit durchdringender Stimme befahl sie noch einmal: «Sag der Klasse etwas!»

Meine Finger waren schlaff. Sie legte ihre Hand auf meine Schulter, ein Befehl, in der Gebärdensprache zu reden. Meine

Arme hoben sich, meine Finger fummelten unvereinbare Buchstaben zusammen.

«So ist es recht. Und jetzt sag uns – was hast du gesagt?»

Ich flüsterte: «Guten Morgen.» Ich sah diese junge Frau an und bettelte: «Setzen, bitte?»

Die Lehrerin hat vermutlich den Rest des Vormittags in geordneten Sätzen gesprochen. Ich hörte nur das Zischen von Silben, bedeutungslose Laute, die aus dem geöffneten Schlitz in ihrem Gesicht gespien wurden. Ich wandte meinen Blick von ihrem Mund ab, wandte meine Ohren von ihren Geräuschen und sog an meinem Schmerz – meinem Dauerlutscher. Ihre Gefühllosigkeit hielt mich gefangen. Ich konnte mich nirgends vor ihrem aufgerissenen Mund und der Faszination verstecken, die Freaks auf sie ausübten. Sie war kein bißchen anders als der starrende Passant, vor dem ich fliehen konnte, dem ich die Zunge rausstrecken konnte, aber ich war machtlos vor dieser Meisterin der gesprochenen Sprache.

Langsam, im Verlauf von Tagen und Wochen, begann ich, in dieser Lehrerin doch eine Freundin zu sehen. Ich beobachtete ihren Mund, hörte ihre Silben und wickelte sie zu Spulen voller Bedeutung auf – Sprachmelodien, Arien, Andante, Pianissimo. Und dann war die Schule, wie es mein Vater und meine Mutter versprochen hatten, auf einmal wundervoll.

Ich fingerte den Klang der Laute in meine Hände hinein. Ich buchstabierte die Buchstaben des Wortes in mich, in meinen Körper hinein. Wenn ich ein Wort nicht gleich erkannte und das Buchstabieren zu schwierig war, erfand ich ein Zeichen für das neue Wort, zeichnete und sprach, sprach und zeichnete, bis das Wort mir gehörte, ein unveränderlicher Besitz von mir war.

Ich suchte nach einer normal sprechenden Mutter, irgendeine Mutter würde genügen. Betört von meinem Plan, hofierte ich die Mädchen in meiner Klasse, schmeichelte ihnen eine Einladung zu Milch und Plätzchen «auf dem Heimweg» ab. Ich wählte meine Freunde nach einem einzigen Kriterium aus. Würden ihre Mütter sich hinsetzen und reden, richtig mit mir reden? Würden sie sich mit mir an den Küchentisch setzen und mich über meinen Schultag ausfragen? Würden sie auf meine mündliche Rede reagieren? Könnte ich einen Augenblick lang so tun, als ob diese Frau meine Mutter sei, nur ein wenig so tun? Aber ich konnte meine Mutter Mary nicht einfach so im Stich lassen und machte mich jeden Nachmittag abrupt auf den Heimweg, rannte den ganzen Weg bis nach Hause zu Mama. Mütter mit sprechenden, in verschiedenen Rottönen bemalten Mündern schlichen sich in meine Träume ein . . .

Ich lag nachts im Bett und wartete, daß jemand kam, jemand, der mein Rufen hörte. «Ich bin einsam, mein Zahn tut weh. Ich habe Angst. Ich muß auf die Toilette. Hört mich denn niemand weinen?» Ich hatte einen Alptraum, die Ungeheuer kamen, und ich schrie. Und doch kam niemand.

Ich kroch aus der warmen Nässe meines Bettes, verließ die Sicherheit meiner Laken und ging mit kalten Füßen zum Bett meiner Mutter. Ich berührte sie und weckte sie. Geräuschlos hob sie die Decke, zog mich in ihr Bett und umfing mich mit ihrem schlafenden Körper. Sie hielt mich fest, aber sie hörte mich nicht. Ich sagte ihr nichts von der Angst, die über mich herfiel. Sie schlief. Und ich schlief bei ihr, in Sicherheit vor der schweigenden Dunkelheit.

Die Stille traf mich mit voller Gewalt. Es war meine geheime Katastrophe. Ich war das ungezeichnete Kind des Leids. Ich war weder taub noch blind, noch lahm. Ich war gefangen in mir selbst, in der Hülle stillschweigender Tage und Nächte, im Bewußtsein, daß mir niemand antwortete. Ich fand menschlichen Widerhall in der Phantasie, mit Wortspielen und Lautspielen – sie waren meine Zuflucht.

Ich sortierte die Laute, zwang sie in eine quadratische Form. Sie paßten nicht. Ich rollte Laute in meiner Hand, rollte sie wie Kaugummiklumpen, die ihre Süße verloren haben, zu einem Ball zusammen. Ich rieb die Hände zusammen, als ob ich Knetmasse rollte, formte Laute zu einem Zylinder. Sie waren nicht formbar, amorph. Sie entzogen sich mir. Laute waren eine Illusion. Sie hatten keine Substanz.

Ich hatte einen Sprachkasten, der Laute, die ich hörte, akkurat nachsprechen konnte. Aber es gab auch Stolpersteine. Ich sah mir Dinge an, und wenn ich sie nicht bezeichnen konnte, konstruierte ich meine eigenen Wörter. Ich nannte zusammengeknülltes Papier «Gribbelbälle». Kartoffelbrei wurde zu «Schalamuskartoffeln», ein Waschlappen war ein «Wisch». Mein Wortschatz strotzte von selbstgebastelten Ausdrücken.

Ich war ein Kind, das eine Kindersprache erfand, das Papierpuppen aus Zehn-Cent-Papierpuppenbüchern schnitt, das Wörter sprach, die ihm allein gehörten. Nach vergeblichen Versuchen, meinen hörenden Freunden die neuen Wörter beizubringen, teilte ich sie mit keinem mehr. Vor den seltsamen Lautkombinationen blickten sie zur Seite.

Ich stieß mit Geräuschen zusammen. Ich flüsterte dem Donner zu: «Warum krachst du aus dem Himmel?»

«Börtupel!» war Gottes Antwort.

Es war ein ernstes Wort, und niemand verstand es außer mir.

Ich kehrte zu meinen Papierpuppen zurück, suchte meine Kindheit. Ich gab meinen Phantasiekameraden Namen, die geheimnisvoll klangen. Für die Papierdame, zart und lieb in ihrem weißen Krinolinenrock, kreierte ich «Perchanane». Der gutaussehende Mann in Soldatenblau war «Bredadamo». Das war meine Sprache; sie hatte ihr eigenes Summen, ihre eigene Resonanz.

Ich hatte ein blaues Kleid, das ich als Kind sehr liebte. Was für ein Blau es war, wußte ich nicht, deshalb nannte ich es «köstlichblau». Als meine Lehrerin in der ersten Klasse sagte: «Dein rittterspornblaues Kleid ist sehr hübsch», dachte ich: Rittersporn! Es war ein langes Wort, ein schönes Wort und so leicht zu sagen. Wie immer war es mir peinlich, mich nach dem Wort zu erkundigen. Ich wollte alles über das Wort wissen, wo es herkam, wer es sich ausgedacht hatte, warum es wie ein Gedicht war. Im Frühling, wenn die anderen in der Pause zum Spielen hinausgingen, nahm ich mir das Lexikon vor und entdeckte, daß es der Name einer langen schlanken Blume war, die jedes Jahr aus dem gleichen Samen wuchs, eine winterharte Pflanze.

Es war kein Bild davon im Lexikon. Frustriert stellte ich mir ein riesiges blaues Gänseblümchen vor. Mit der Zeit wurde ich geschickter und fand die Bedeutung jedes Wortes, das ich hörte und suchte. Ich übte die Wörter, hätschelte sie.

Wörter und Laute lullten mich in den Schlaf. Meine Nächte waren Radionächte – das Radio, das mir meine Mutter kaufte. Ich erwachte am Morgen mit den Radiostimmen, die ich nicht ausgeschaltet hatte und die mich in den neuen Tag lockten, die, während ich schlief, Sprache in meinen Schädel gebohrt hatten. Ich blieb liegen, entzifferte die Wörter, prägte sie meinem Gedächtnis ein. Viele hatten keine Bedeutung, aber oh – der Klang . . .

«Das Radio ist sehr warm. Hast du wieder vergessen, es auszuschalten?» fragte meine Mutter am Morgen.

«Ja, hab es die ganze Nacht angelassen. Hab vergessen, es auszuschalten.»

«Strom kostet viel Geld. Vergiß es heute abend nicht.»

Ich hatte es nicht vergessen, aber wie hätte ich den Klang denn ausschalten können?

Bevor ich die zweite Klasse beendet hatte, zogen wir von Williamsburg in Brooklyn zur East Bronx in ein neues graues Mietshaus, das auf die Polizeistation der Simpson Street blickte. Meine Mutter, die unbedingt von den Geschwistern und Eltern meines Vaters wegziehen wollte, wünschte sich ein eigenes Leben, fern der kritischen Blicke. Und so tauschte sie eine Wohnung mit Fenstern zur Straße gegen drei kleine dunkle, auf eine Backsteingasse und ein anderes graues Mietshaus schauende Räume. Unfähig, die sonnenlosen Tage länger zu ertragen, sagte sie Monate später zu meinem Vater: «Ben, ich suche andere Zimmer. Ich kann das Leben auf der Straße nicht sehen. Zu einsam. Wir haben kein Licht vom Tage.»

Mein Vater kannte die Bedeutung des Tageslichts. Er begriff, daß Licht eine eigene Intelligenz besaß. Er antwortete verständnisvoll: «Du schaust, Mary, aber ich kann mir nicht einen Haufen Geld für Miete leisten.»

An den Wochenendvormittagen schritten wir nun – statt uns im Metropolitan Museum of Art an Canalettos lichterfüllten Gemälden satt zu sehen – auf der Suche nach unserem eigenen Licht die Straßen der Bronx ab. Die Aufregung meiner Mutter übertrug sich auf uns alle.

«Das sieht aus wie eine gute Nachbarschaft. Sprich mit dem Hausverwalter, Ruthie, sieh, ob er leere Wohnungen hat.» Ich näherte mich Hausverwalter um Hausverwalter ohne Erfolg. Meine Mutter blieb unbeeindruckt.

An einem Samstagmorgen im Sommer stiegen meine Mutter und mein Vater, mein Bruder und ich in die Interval-Avenue-Straßenbahn. «Wir fahren hier lang», erklärte meine Mutter, «und steigen an einer schönen breiten Straße aus. Vielleicht finden wir eine Straße mit Bäumen und grünem Gras.»

Wir fanden die Dawson Street. Es war eine breite Straße, die sich einen steilen Hügel hinaufwand. Das moderne rote Backsteingebäude mit der Nummer 891 breitete sich fächerförmig an einem Hof aus, den staubige grüne Ligusterhecken flankierten. Alle Wohnungen blickten zum Hof oder zur Straße. Es war noch eine Wohnung mit drei sonnigen Zimmern frei.

«Fein», sagte meine Mutter. «Sag dem Hausverwalter, wir nehmen die Wohnung.»

«Neununddreißig Dollar pro Monat. Zu viel Geld», entgegnete mein Vater.

Am ersten Tag des neuen Monats zogen wir ein. Meine Mutter und mein Vater gaben mir und meinem Bruder das Schlafzimmer. Sie selbst schliefen im Wohnzimmer auf einer Liege. Mein Vater fertigte die Matratze für die Liege mit eigenen Händen. Mit seiner gebogenen Nadel nähte er jeden einzelnen stoffbezogenen Knopf an die Matratze. Ich sah ihm dabei zu – Nadel rein, Nadel raus, bis sie fertig war. Aber die Matratze, die Metalliege und die Knöpfe wurden bald zu einer Quelle des Abscheus. Die Metallfedern, die den Rahmen der Liege trugen, waren voller Wanzen. Deshalb entfernte mein Vater abends, bevor wir schlafen gingen, das Bettzeug und brannte die Wanzen mit einer brennenden Kerze aus allen Ritzen, an die er herankam. Wir sahen zu, wie er sie mit den bloßen Händen fing und zerquetschte. Es roch beißend. Bei diesem Ritual sagte keiner ein Wort.

Aber die Küche war die erste Küche, die ich je sah, in der die Sonnenstrahlen auf den Tisch fielen.

Ich war acht Jahre alt in jenem Sommer und sehnte mich nach dem Schulbeginn. Mein Englisch war jetzt fließend. Ich sprach wie andere Kinder, aber ich war nicht wie sie. Ich entwickelte andere Sensibilitäten. Ich lauschte den inneren Stimmen der Menschen, erkannte ihre unausgesprochenen Worte. Ich hörte, was ich sah. Und ich sah. Ich sah, wie sich ein Augenlid kaum wahrnehmbar senkte. Ich sah in einer Wange das unsichtbare Zucken einer Lüge. Ich sah eine Lippe zittern, auch wenn es kein anderer sah. Ich hörte und verstand die Pause, die Suche nach dem passenden Wort, das die Wahrheit verschleiern würde. Ich kannte die Menschen. Aber sie kannten mich nicht. Ich offenbarte mich nicht.

Meine Mutter erinnerte mich oft, indem sie in die Hände klatschte, daß das Wesentliche im Leben war, «die Augen weit zu öffnen und alles zu sehen, Sprache sprechen zu sehen», während sie das Zeichen für Sprache durch ihre Finger gleiten ließ. Sie lehrte mich, dem Leben Beachtung zu schenken.

Der Sommer endete im September, und ich wurde in Miss Chanins dritte Klasse für begabte Kinder aufgenommen. Sie war eine alte Dame mit verblichenen gelben, dicht gelockten Haaren, die schilferige Schuppenhäufchen auf ihr marineblaues Crêpekleid fallen ließen. Ihre abgetragenen schwarzen Schuhe waren an ihren großen Füßen fest zugeschnürt. Obwohl sie schlank und klein war, watschelte sie. Aber ich liebte sie und ihre tiefe, klare Stimme. Am Ende jedes Schultags wartete ich ungeduldig auf die Märchen mit dem glücklichen Ausgang, die sie uns vorlas.

Ich wollte ein eigenes Buch zum Lesen haben, ein Buch, das ich mit ins Bett nehmen und lesen konnte, bis ich einschlief. Ich sehnte mich danach, mehr über Hiawatha und seine alte Großmutter Nokomis zu erfahren, die zusammen in einem Wigwam am Ufer des Gitchee Gumee lebten. Ich las nur die Geschichte von Hiawathas Sieg über den bösen Zauberer, der Leiden über den Stamm brachte. Ich fragte Miss Chanin, ob es noch andere Bücher über Hiawatha gebe.

Sie antwortete: «Ja, in der Bibliothek gibt's mehr Bücher.»

«Was», fragte ich, «ist eine Bibliothek?»

Geduldig erklärte sie, daß ich eine Lesekarte für eine Bibliothek bekommen könnte, wo es Hunderte, vielleicht Tausende von Büchern gab, und daß ich ein Buch ausleihen könnte, wann immer ich lesen wollte.

Überwältigt saß ich an meinem zerkratzten Holzpult, bis mir einfiel, daß wir arm waren, und fragte: «Wieviel kostet es?»

«Es ist eine unentgeltliche öffentliche Bücherei. Deine Mutter kann dich hinbringen. Komm nach der Schule zu mir, dann gebe ich dir die Adresse.»

Ich hielt den Zettel mit der Adresse den ganzen Weg von der Schule bis nach Hause fest in der Hand. Ich blieb nirgends stehen und redete mit niemandem. Ich ging nach Hause und hoffte, daß mich meine Mutter noch am selben Nachmittag zur Bibliothek begleiten würde. Ich rannte die drei Treppen nach oben, steckte meinen Schlüssel hinein und öffnete die Tür. Ich klingelte nicht und klopfte nicht. Meine Mutter begrüßte mich nur, wenn sie mich sah.

Sie legte ihr Strickzeug weg, streckte die Arme aus und lächelte ihr wunderschönes Lächeln. Sie sprach mit ihrer Stimme zu mir. Vor mir schämte sie sich nicht ihrer eintönigen Stimme.

«Was hast du in der Hand?»

«Schau, Mama, schau, ich hab einen Bibliothekszettel. Gehen wir jetzt – nicht weit.» Ich redete und machte gleichzeitig Zeichen. Ich wollte ganz sicher sein, daß sie meine große Aufregung verstand.

Sie schüttelte den Kopf. «Heute nicht. Wir gehen Samstag. Heute keine Zeit.»

«Du weißt, was eine Bibliothek ist, Mama?» wollte ich wissen.

«Ja», überraschte sie mich, «ich weiß.»

«Warum gehen wir nicht vorher?» fragte ich.

«Keine Zeit. Wir gehen Samstag, wenn Papa Ben nicht arbeitet. Ich verspreche es.»

Die Versprechungen meiner Mutter waren golden, aber es war erst Mittwoch. Ich mußte noch drei Tage warten, noch drei Tage und Nächte. Ich träumte davon, Papier mit Wörtern zu berühren, die Sätze bildeten.

Ich konnte alles lesen. Ich las mühelos Hände und Wörter. Die Zeichensprache wird mit Symbolen für die meisten Wörter gesprochen. Aber viele Wörter, die ich meinen Eltern sagte, hatten kein spezifisches Zeichen. Diese Wörter wurden mit dem Handalphabet der Taubstummen buchstabiert, Buchstabe für Buchstabe. Meine Mutter und ich saßen an vielen regnerischen Nachmittagen zusammen und schrieben die Buchstaben des Alphabets, dessen Zeichen ich bereits bilden konnte, auf braune Papiertüten. Wir übten Groß- und Kleinbuchstaben und Schreibschrift. Die mit Zeichen dargestellten Buchstaben und die geschriebenen Buchstaben brachte ich sofort miteinander in Verbindung. Für mich war das Lesen von Händen und das Lesen des gedruckten Wortes der gleiche Prozeß. Es war alles Sprache, die mich mit dem menschlichen Geist verband.

Am Samstag morgen, beim ersten Lichtschimmer, kroch ich in das schmale Bett meiner Eltern und rüttelte meine Mutter wach.

«Was ist los?» fragte sie. «Geht's dir nicht gut?»

«Es ist Samstag morgen – du hast versprochen, mich zur Bibliothek zu bringen!»

Sie lachte über meine Ungeduld.

«Zu früh, geh wieder schlafen. Später offen. Wir gehen um zehn.»

Ich wusch mich, zog mich an und saß auf meinem Bett und wartete, daß die Stunden verstrichen.

Wir gingen zusammen, meine Mutter und ich, und ich war im siebten Himmel. Ich war auf dem Weg zur Bibliothek und würde ein Buch mit nach Hause bringen.

Als wir an dem imposanten Bau ankamen, lief ich die löchrigen Betonstufen hinauf und der Bibliothekarin vor die Füße. «Wir haben noch nicht auf – einen Augenblick.»

Ich konnte nicht warten. Ich sprudelte hervor: «Ich will ein Buch haben, ein Buch, das ich mitnehmen kann.»

Die Miene der Bibliothekarin mit ihrem festen Haarknoten entspannte sich, als sie über ihre Brille zu mir herunterschaute. Sie lud uns ein, die Bücherei noch vor den offiziellen Öffnungszeiten zu besichtigen. Nachdem sie mir eine provisorische Karte ausgestellt hatte, die ich wie einen Paß fürs Leben fest umklammerte, zeigte sie mir den Weg in die Kinderbuchabteilung. Auf den Knien rutschte ich an den zweireihigen Regalen entlang und wußte nicht recht, wo ich meine Hände lassen sollte. Ich streichelte die dicken Einbände, befühlte die goldenen Buchstaben, die jedes Buch benannten. Ich ließ meine Hände über die unterschiedlichen Formen der Bücher gleiten, alle mit Schätzen gefüllt. Ich langte nach einem dünnen länglichen Buch und setzte mich auf den Boden. Auf der Titelseite stand *Der Kokosnußmann*.

Es war eine einfache Geschichte. Ein einsamer kleiner Junge wollte einen Mann machen, damit der sein Freund sein konnte. Er bastelte einen großen Lumpenkörper, aber sein Mann hatte keinen Kopf. Deshalb suchte der Junge den Strand auf seiner tropischen Insel ab und fand eine Kokosnuß, die an Land gespült worden war. Die setzte er auf seinen Mann. Der Kokosnußmann hatte keine Augen, keine Ohren, keinen Mund, keine Nase, aber er konnte mit seinen schön geformten Händen fühlen. Er konnte mit seinen Händen Zeichen machen. Seine Zeichen machten ihn menschlich. Er verließ den Jungen, seinen Schöpfer, und ging auf die Suche nach einem, der ihm die restlichen Sinne schnitzen konnte.

Ich wollte das Buch zu Hause, im geheimen, fertiglesen. Das Buch fest unter den Arm geklemmt, wandte ich mich schüchtern an die Bibliothekarin: «Darf ich dieses Buch mit nach Hause nehmen?»

«Ja, und du darfst es zwei Wochen behalten.»

Ich las es immer und immer wieder, vor dem Mittagessen und nach dem Mittagessen. Während mein Bruder sein Mittagsschläfchen machte, las ich es meiner Mutter – jedes Wort zeichnend – vor. Nachher bat ich meine Mutter, mich wieder zur Bibliothek zu bringen, damit ich mir ein neues Buch holen konnte. Sie willigte gutmütig ein, und wir machten uns erneut auf den Weg.

Als ich das Buch zurückbrachte, war dieselbe Bibliothekarin da. Mit ihrem gelben Bleistift, an dem ein Datumstempel aus Gummi befestigt war, nahm sie mein erstes ausgeliehenes Buch zurück.

«Ich möchte bitte ein anderes Buch haben.»

«Tut mir leid, aber du kannst kein anderes haben. Mit einer provisorischen Karte darfst du nicht am selben Tag Bücher ausleihen, zurückbringen und ein neues Buch ausleihen. Nächste Woche bekommst du deine reguläre Lesekarte.»

Meine Augen flehten sie an.

Sie schüttelte den Kopf. «Bestimmungen sind Bestimmungen.»

Ich wollte nicht, daß sie meine Tränen sah, deshalb drehte ich mich rasch um und eilte die Treppe hinunter zu meiner Mutter.

«Mach dir nichts draus», sagte meine Mutter, «ich kauf dir ein lustiges Comic-Heft.»

Am Montag morgen betrat ich traurig Miss Chanins Klassenzimmer. Dreißig eifrige Stimmen machten den Bibliotheksverlust nicht wett. Ich setzte mich in die hinterste Reihe.

«Ruth», rief Miss Chanin, «das ist nicht dein Platz. Du gehörst vorne hin. Du trägst eine Brille und mußt da sitzen, wo du die Tafel sehen kannst.»

Ich kehrte an meinen Platz zurück und saß den ganzen Vormittag still da.

Als die Klasse in der Mittagspause im Gänsemarsch den Raum verließ, hielt mich Miss Chanin zurück und fragte: «Möchtest du mit mir essen? Ich brauche jemand, der mir beim Aussortieren von Büchern hilft.»

Ich schaute sie dankbar an. Wir saßen zusammen im Klassenzimmer voll leerer Holzbänke und Pulte. Ich blickte meine geliebte Lehrerin an, aß meinen Eiersalatsandwich und genoß es, mich dabei mit ihr zu unterhalten. Zu Hause aßen wir schweigend. Unsere Hände konnten nicht reden und gleichzeitig essen.

Nachher öffnete Miss Chanin die verschlossene Schranktür an der hinteren Wand. Die Bücher waren in völligem Durcheinander gestapelt. Einige fielen aus dem Schrank auf den Boden.

Sie wies mich an: «Wir müssen die Bücher, die zerrissen sind und bei denen Seiten fehlen, von denen trennen, die noch verwendet werden können. Die Bücher, die in gutem Zustand sind, legst du auf die Pulte, und die anderen läßt du auf dem Fußboden liegen.»

Ich arbeitete systematisch und berührte jedes Buch, das ich in den Händen hielt, zärtlich und hoffte, daß es meins wäre. Ich fand das Buch, aus dem Miss Chanin meine liebsten Märchen vorlas. Darin stand die Geschichte der singenden Magd Romaine, die den König mit ihrer lyrischen Stimme entzückte. Ich vertiefte mich in das Buch, bis Miss Chanin streng sagte: «Ruth! Jetzt wird nicht gelesen!»

Ich blickte vom Fußboden zu ihr auf, das zerrissene Buch noch in der Hand.

«Ich muß auf einen Sprung ins Sekretariat. Arbeite ruhig weiter, bis ich zurück bin.»

Als sie gegangen war, nahm ich den zerfledderten Text mit zu meinem Pult und ließ das Buch in meine blau-grün karierte Segeltuchtasche gleiten. Ich wollte, daß dieses Buch mir gehörte. Den ganzen Nachmittag lang saß ich nervös auf meinem Platz und hoffte, daß sie das fehlende Buch nicht entdecken würde.

Um drei Uhr ging ich vor Angst kreidebleich aus dem Klassenzimmer. Niemand folgte mir nach Hause. Ich legte das gestohlene Buch in meine Schublade und strich liebevoll darüber. Es hatte keinen Deckel. Es hatte kein Titelblatt. In der Nacht, als ich schon im Bett lag, holte ich das Buch heraus, ordnete die Seiten richtig ein und band sie mit weißem Faden zusammen.

Wochenlang las ich jeden Abend die Wörter auf jeder Seite, bis ich das ganze Buch auswendig kannte.

Das Buch liegt noch heute in einer Schublade bei mir versteckt.

TEIL ZWEI – Die Welt meiner Eltern

«Gefällt dir die Schule jetzt?» fragte mein Vater.

«Ja, ich mag sie jetzt sehr. Gingst du gern in die Schule, als du klein warst?» fragten meine Hände.

«Nein, ich mochte die Schule nicht, hab nicht genug gelernt. Ich war nicht immer taub. Mein Vater hat mich in die Schule gesteckt. Ich hatte Angst.»

«Du warst nicht immer taub? Das wußte ich nicht. Wie bist du taub geworden?»

«Ich war lange Zeit krank. Frag lieber die Großmama. Sie erzählt dir die Geschichte. Sie erzählt dir, daß ich auch blind war.»

Ich bedrängte meinen Vater, ich wollte wissen, was passiert war. Er schwieg einen Augenblick. Dann fing er wieder mit den Händen an: «Warte, bis Großmutter uns besucht. Sie erklärt dir alles.»

Als Großmama Lizzie das nächste Mal auf Besuch kam, rannte ich zu ihr und verlangte eine Lösung des Rätsels meines Vaters. Sie setzte mich aufs Sofa, und ich berührte ihre Hände, weil ich erwartete, daß sie Zeichen machte. Sie konnte es aber nicht. Sie hatte die Sprache ihres Sohnes nie gelernt. Ich blickte ihr ins Gesicht, und ihre dunkelbraunen Augen trübten sich.

Sie sagte: «Meningitis.»

«Was ist das?»

«Dein Papa ist der älteste meiner sieben Kinder. Als er zwei Jahre alt war, wurde er sehr, sehr krank. Er hatte Fieber, das höher und höher stieg – er war so heiß. Der Doktor kam, und niemand glaubte, daß er am Leben bliebe. Aber ich betete und betete, ich wusch deinen Vater mit kaltem Wasser, und das Fieber senkte sich. Ich redete mit ihm, und dann merkte ich, daß er mich nicht sehen konnte. Er war blind. Ich rief den Doktor, ich lief zu seinem Haus und klopfte an seine Tür. Ich sagte ihm, er solle kommen und mein einziges kleines Kind ansehen. Er kam mit mir zurück und sagte mir, was ich bereits wußte. Dein Papa Benny war blind, und er würde immer blind sein.

Ich glaubte ihm aber nicht. Jeden Freitagabend zündete ich die Sabbatkerzen neben seinem Bettchen an. Er war immer noch schwach, seine Augen blieben starr, sie konnten das Licht nicht sehen. In der sechsten Woche, am sechsten Freitag, zündete ich die Kerzen noch einmal neben seinem Bett an, und er rührte sich, seine Augen bewegten sich. Sie folgten dem Licht. Ich bewegte meine Hand über seinen Augen, und die Augen folgten meiner Hand. Ich rannte weinend auf die Straße – ‹mein Baby kann sehen, es kann sehen›. Die Nachbarn öffneten ihre Fenster, sie dachten, ich sei verrückt geworden. Ich wußte nicht, daß er taub war.»

Mein Vater beobachtete mich, während meine Großmutter erzählte. Dann nahm er meine Hand und fragte: «Verstehst du meine Geschichte jetzt? Wie ich taub geworden bin?»

«Ja, ich verstehe.»

«Ich war nicht ganz taub, aber das Gehör wurde immer schwächer und schwächer. Ich erinnere mich nicht mehr an alles, aber ich erinnere mich an die Schule, den ersten Tag.»

Wir beide, mein Vater und ich, begannen die Schule mit einer schweren Behinderung. Er hatte keine Sprache. Ich hatte wenig. Ich ging hoffnungsvoll zur Schule. Er wurde wie ein stummes Tier dort abgeliefert. Für ihn gab es keine Verheißungen wie für mich.

Als mein Vater ins Schulalter kam, schwand sein Hörvermögen, bis er gar nichts mehr hörte, und alles, was er bis zu seinem zweiten Lebensjahr gelernt hatte zu sprechen, war weg.

Am ersten Schultag im September 1909 brachte mein Großvater seinen taubstummen Sohn in eine Schule für «Schwerhörige». Mein Vater wußte nicht, daß es eine Schule war. Er erinnerte sich, daß er auf einem harten Holzstuhl mit gerader

Rückenlehne saß und beobachtete, wie sein Vater und die Rektorin miteinander redeten. Eine Lehrerin betrat unterdessen das Zimmer und führte meinen Vater, einen kleinen taubstummen Jungen, in ein Klassenzimmer voller Kinder, die ihn anstarrten.

Er saß da, wo die Lehrerin ihn hingeführt hatte, und heulte vor Entsetzen. «Ich weinte den ganzen Tag. Ich hatte Angst und schrie: ‹Wo ist Vater?›»

«Kanntest du die Worte?» fragte ich meinen Vater.

«Nein, ich schrie nur laut aus meinem Hals heraus mit Tränen, bis mein Vater mich holte und wieder nach Hause brachte.»

«Kanntest du irgendwelche Wörter, als du in der Schule warst?»

«Nein, ich kannte nur die Zeichen, die meine Mutter für mich machte. Wir hatten eine Sprache für uns allein.» Er lächelte, während er diesen Satz mit den Händen formulierte und auf unsere eigene Privatsprache anspielte.

Um an ihren Sohn heranzukommen, dachte sich meine Großmutter eine symbolische Zeichensprache aus. Sie wedelte mit den Armen wie ein fliegender Vogel, um ein Huhn zu beschreiben. Sie hielt sich ein unsichtbares Stück Fleisch vor den Mund, um ihm zu sagen, daß es zum Essen Fleisch gab. Sie schloß die Augen und legte das Gesicht auf ihre Hände, um ihm zu sagen, daß es Schlafenszeit war. Sie flocht Brot in der Luft, um ihn zu fragen, ob er eine Scheibe haben wollte. Es waren elementare Zeichen, die alle kennen, die keine Sprache gemein haben. Und es waren nur wenige. Sprache existierte nur zwischen Mutter und Kind. Sein Vater versuchte selten, ein Zeichen zu erfinden, um seinen Sohn zu erreichen.

«Was passierte, als dein Vater dich abholte?» fragte ich.

«Er sprach erst am nächsten Tag wieder mit mir. Er machte das Zeichen für Schreiben mit seiner Hand und brachte mich zur Schule zurück. Ganz allmählich lernte ich das Alphabet und ein bißchen lesen und schreiben. Aber ich war dumm. Die Lehrer schlugen uns kräftig mit dem Lineal, wenn wir mit unseren Händen zu reden versuchten.»

Die sich bewegenden Münder der Lehrer ahmten gesprochene Worte nach. Die stark hörgeschädigten Kinder blickten auf diese Münder und verstanden im allgemeinen nur wenige Wörter. Lippenlesen ist eine Kunst, und sie zu beherrschen ist nicht allen Taubstummen gegeben. Das Sprechen mit dem Mund kann gelernt werden, und ein taubstummes Kind kann lernen, durch Nachahmen der Mundbewegung einen Buchstaben des Alphabets, ein Wort oder einen Satz zu bilden. Aber Lippenlesen erfordert Konzentration und eine Menge Phantasie, um nicht allein Wörter, sondern auch die Bedeutung und Intonation von Wörtern zu erfassen, die das taube Kind nie gehört hat. Intensives Hinstarren mit aller Macht, wie es ein Kind tut, bringt keine Unterhaltung oder Zugang zur Vielfalt einer Sprache zuwege. Es ist vielmehr frustrierend und kann Zorn hervorrufen, der ein Leben lang währt.

Für einen Menschen, der nicht hören kann, ist es natürlich, einem andern auf die Schulter zu tippen oder seinen Blick auf sich zu lenken, wenn er ein Wort oder einen Gedanken mit ihm teilen möchte. Für ein taubstummes Kind ist es natürlich, sein Gesicht und seine Hände zu benutzen, um sich auszudrücken. Sprache ohne Gesicht ist fade und tonlos. Der spontane Einsatz des Körpers, der Hände und des Gesichts wurde rigoros aus dem Leben meines Vaters entfernt, indem Hände, die sprechen wollten, mit einem langen Holzlineal geschlagen wurden.

Für viele Kinder war die Schule ein verhaßter, langweiliger Ort. Es wurde ihnen dort ein wesentlicher Aspekt des Lebens verwehrt: Sie waren nicht in der Lage, mit anderen Menschen richtig zu kommunizieren.

In ihrer Verzweiflung erfanden sie insgeheim Zeichen und unterhielten sich in versteckten Winkeln miteinander. Ein paar der älteren Schüler hatten taube Freunde, die auf andere Schulen gingen, wo die Zeichensprache erlaubt war, und lernten so trotz des harten Diktats der Erzieher, die im Klassenzimmer auf lautem Sprechen bestanden, ihre eigene Sprache.

Langsam begann für meinen Vater der Prozeß des Sprache-Lernens. Zuerst brachte man ihm die Buchstaben des Alphabets bei. Die Aussprache war schwierig.

Mein Vater erzählte: «Ich erinnere mich an den ersten Buchstaben, *P,* und wie ich ihn aussprechen lernte. Die Lehrerin nahm ein Stück Papier und ließ mich dagegen blasen. Sie preßte die Lippen zusammen und öffnete den Mund wieder, damit sich das Papier bewegte. Ich sagte den Buchstaben *P.* Ich wußte, daß ich es richtig machte, weil die Lehrerin mich anlächelte.»

Die Buchstaben des Alphabets wurden einer nach dem anderen auf diese mühsame Weise erlernt. Taube Kinder lernten, Laute durch Berührung zu vokalisieren. Das war paradoxerweise erlaubt. Der Zeigefinger berührte die Nase und drückte auf ein Nasenloch, um den Buchstaben *N* zu lernen. Münder wurden geöffnet, und die Rundung des Mundes der Lehrerin wurde nachgeahmt, um Vokallaute zu bilden. Die Hand wurde auf den Hals gelegt, um zu fühlen, wie die Töne aus dem Stimmenkasten strömten.

Die Tür zur Sprache wurde geöffnet und wieder zugeschlagen. Wie einfach wäre es gewesen, den Kindern die mit den Händen gebildeten Buchstaben des Alphabets beizubringen, ihnen das Gefühl der Berührung zu gewähren. Der gesprochene Buchstabe und der gedruckte Buchstabe hätten sich unauslöschlich eingeprägt, indem man den Kindern ein zusätzliches Lernwerkzeug gegeben hätte – das Werkzeug der Hände. Dies wurde ihnen verwehrt.

Mein Vater war darüber verbittert.

Er war fast achtzig, als er mit seinen Händen sagte: «Meine Lehrerin brachte mir bei, einen Ball, eine Blume beim Namen zu nennen, aber sie lehrte mich nicht, was für eine Blume in ihrer Hand war. Das lernte ich später, viel später. Sie gaben uns Kindern Holzstöckchen in verschiedenen Farben, und wir lernten die Namen der Farben zu sagen. Aber alle Wörter standen ganz für sich allein da. Sätze brachten die Wörter nicht zusammen.»

Sein Zorn hielt an.

«Die Lehrerin steckte meine Hand in fließendes Wasser, um mir beizubringen, *Wasser* zu sagen, um zu wissen, was Wasser ist. Als ich mich an den Mund und die Art meiner Lehrerin gewöhnt hatte, wechselten sie die Lehrer aus. Alle sechs Monate hatte ich einen neuen Lehrer. Ich war nicht dumm, aber ich blieb zweimal sitzen.»

«Warum?» fragte ich.

«Ich lernte nicht genug, um Sachen zu Leuten zu sagen. Ich verstand meinen Lehrer nicht immer. Erst in der Welt lernte ich reden. Als ich zwölf war, lernte ich taubstumme Jungen und Mädchen von der Fanwood-Schule kennen. In dieser Schule benutzten die Lehrer und die Schüler die Gebärdensprache. Ich lernte, *Boot* und *Zug* zu sagen. Durch sie lernte ich sprechen, aber spät.»

Mein Vater war ein kluges Kind, aber seine Intelligenz war weggeschlossen. Ohne normale Sprache in einem Alter, in dem Kinder mit Silben und Lauten, die sich von ihren Stimmbändern, Zungen und Lippen lösen, zu spielen beginnen, wurde mein Vater von seinen geistigen Fähigkeiten getrennt. Seine übrigen Sinne schärften sich mit der Zeit. Aber sein ganzes Leben lang erholte er sich nicht von der frühen Vernachlässigung des Verbalen durch ein Schulsystem, das für gehörlose Kinder ein unvollständiges Sprachsystem durch das Nachahmen normaler menschlicher Laute zu schaffen versuchte.

Er fuhr fort: «Eines will ich dir sagen. Mein Vater, dein Großvater, war ein dummer Mann. Wenn er Verstand gehabt hätte, hätte er, als ich fünf war, einen Privatlehrer angestellt, der mir beigebracht hätte, mit meinen Händen perfekt zu sprechen. Jetzt ist es zu spät.»

Ich sah ihn an, als er wieder die Hände hob, um mir einen weiteren Gedanken mitzuteilen: «Du und dein Bruder – ihr wart beide auf dem College. Das ist gut für mich. Ihr seid mein Wörterbuch und helft mir mit der englischen Sprache.»

Und er sagte: «Ich habe mein Leben lang, das ganze Leben lang, versucht, hörende Menschen zu verstehen. Es ist hart.» Das Zeichen für *hart* schlug er auf seine fest geballte Faust.

Die Sprache kam zu spät in sein Leben. Er las nie ein Buch Seite für Seite, auch meine Mutter nicht. An der kontinuierlich fließenden Sprache, Zeile für Zeile, Absatz für Absatz, Kapitel für Kapitel, festzuhalten, ist zu schwer. Eine in der Kindheit verwehrte Sprache läßt sich im Erwachsenenalter nicht zum Leben erwecken.

Für meine Mutter war die Schule ein schrecklicher Ort. Ihre Erinnerungen hatten wenig mit Sprache zu tun. Sie drehten sich nur um ihre Versuche, die Schule zu verlassen, der disziplinierten Schinderei mit «Mund öffnen», «Mund schließen», «Hals fühlen», «Zunge heben» zu entfliehen.

Meine Mutter gab es für immer auf, ihre Sprache zu erweitern, und benutzte nur die paar hundert Wörter, die sie in der Schule gelernt hatte. Neue Wörter wurden beiseite gelegt. Ihre Sprache lag in ihrem Gesicht. Sie sprach mit dem Gesicht, mit dem Körper. Sie sprach mit den Händen. Ich begriff sofort, was ein Druck ihrer Hand auf meinem Arm bedeutete, wenn sie mich rief. Ich wußte, ob sie verärgert oder glücklich war oder mir nur eine Frage stellen wollte. Aber ihre Wißbegierde war für immer gestillt worden.

«Ich haßte die Schule!» Meine Mutter ließ ihre Hände in leidenschaftlicher Erinnerung wegschnellen.

Wir saßen wieder am Küchentisch und beobachteten den Oktoberregen, der gegen das Fenster mit seinen gelben Vorhängen prasselte. Auf dem Gasherd blubberte ein Eintopf. Sie rührte um und setzte sich wieder zu ihrem liebsten Zeitvertreib – Geschichten erzählen. Ich saß reglos da und fragte mich, welche Geschichte dieses Mal dran sei.

«Ich war ein kleines Lausemädel und war gar nicht gern von zu Hause weg. Schau auf meine Worte, und ich erzähl dir alles.»

Die Geschichten begannen immer mit einer liebevollen Beschreibung ihrer Eltern. Mein Großvater Abraham Bromberg und meine Großmutter Fanny wohnten in der Nähe des East River an der berstendvollen Küste von Brooklyn. Sie kamen aus London und überquerten den Atlantik im Sommer 1908 mit dem Dampfer *Philadelphia*. Auf der Rückfahrt nach Europa

sank die *Philadelphia.* Ihr Treck nach Amerika begann drei
Jahre davor, als mein Großvater der Einberufung zur russischen Armee entfloh.

Meine Großeltern hatten sieben Kinder, die das Babyalter
überlebten, vier Söhne und drei Töchter. Das waren Nathan,
meine Mutter Miriam, Sam, Anna, Jack, Louis und Rose.
Meine Mutter, Jack und Rose wurden taub geboren.

Die ersten drei Jahre meiner Mutter sind aus ihrem Gedächtnis entschwunden. Vielleicht gibt es ohne Sprache keine Erinnerung.

Doch ihre lebhafteste Erinnerung hat mit dem Wort *Güte* zu
tun. Ihre Mutter und ihr Vater waren zu ihrem ersten tauben
Kind gütig. Sie hatten keine Erfahrung mit Taubheit; niemand
in beiden Familien war taub. Instinktiv fanden sie einen Weg,
um zu ihrer Tochter Zugang zu finden.

Die beste Zuflucht meiner Mutter waren die vier Wände
ihres Zuhauses, wo man sie verstand und liebte. Als sie von
ihrer Familie getrennt wurde, begann sie ein lebenslanges Ver-
steckspiel. Nach einer Woche im Internat versteckte sie sich jeden Montagmorgen in Schränken und unter Betten, bis sie ihr
Vater zitternd zusammengekauert fand. Er zog sie aus ihrem
Versteck und brachte sie zur Schule. Selbst als alte Frau zeigte
sie sich nur zögernd fremden Menschen, legte eine Hand auf
die Nase und sagte mit der anderen: «Ich verstecke mich in
einer Ecke.»

Mit der Zeit gewöhnte sie sich an die Schule, unternahm
aber, was sie konnte, um nicht gehen zu müssen. Als Teenager
schwänzte sie.

Ihre Ausbildung war absurd. *Absurd* ist ein Wort, das aus
dem Lateinischen stammt und «taub, stumpfsinnig» bedeutet.
Und der Unterricht war langweilig. Gelehrt wurden Sprache
und Handwerke. In den Jahren vor dem Ersten Weltkrieg galt
der Unterricht, den meine Eltern erhielten, als fortgeschritten.
Zurückblickend erscheint er primitiv. Und doch war er nicht so
barbarisch wie die Praxis des neunzehnten Jahrhunderts, als
taubstumme Kinder in Irrenanstalten gesteckt wurden. Die

Ausbildung gehörloser Kinder ist mit großen Schritten vorangekommen, aber für Mary und Ben war es zu spät.

So waren ihre Erinnerungen voller Entrüstung, Erinnerungen, die die Seele mit Frustration versengten.

Als meine Mutter sechs Jahre alt war, brach in der Schule eine Kopfflechtenepidemie aus, und ihre Kopfhaut wurde infiziert. Die kleinen Mädchen mußten sich in einer Reihe aufstellen und wurden zum Bellevue Hospital gebracht. «Dort», sagte meine Mutter, «warteten wir, bis jede von uns an die Reihe kam, um den Doktor zu sehen. Ich hatte Angst. Als ich dran war, trat ich um mich und schrie, aber die Schwester zerrte mich in einen Raum und schnallte mich an einem Tisch fest. Was dann kam, weiß ich nicht mehr.»

Sie sah mich an und strich sich leicht über den Hinterkopf. «Sie brannten die Würmer weg.» Sie glaubte, daß sich unter ihrer Haut Würmer verkrochen hatten.

Nur einmal zeigte sie mir ihre ausgequetschte Kopfhaut. Die Narbe reichte vom Scheitel bis zum Nacken. Sie war so groß wie die Handfläche einer Frau. Die Ärzte hatten sie für immer verstümmelt. Ihr Haar war lang, und sie bedeckte ihre Kahlheit mit dem verbleibenden Haar, das sie mit einem runden Schildpattkamm am Kopf befestigte.

«Jetzt weißt du, warum ich die Schule hasse. Sie haben mir das Haar fürs ganze Leben verdorben.» In ihrer Wut lag Resignation.

Ich fragte meine Mutter, als sie vierundsiebzig Jahre alt war, ob sie sich an das erste Wort, das sie artikulieren konnte, erinnere.

«Ja», sagte sie mit einem breiten Lächeln. «Mein Vater kam jeden Freitag in die Schule, um mich fürs Wochenende nach Hause zu holen. Ich war so glücklich, ihn zu sehen. Ich haßte die Schule, und ich haßte es, im großen Schlafsaal mit all den anderen tauben Mädchen zu schlafen. Er nahm mich mit, aber wir fuhren nicht gleich nach Hause, sondern nach Coney Island, um einen Cousin zu besuchen, der dort ein großes Selbstbedienungsrestaurant hatte. Auf der Fahrt machte er mir Zeichen, und ich machte ihm Zeichen für Wörter, die wir zu Hause benutzten. Ich verstand ihn, und er verstand mich. Nicht viele Wörter, wenig.»

«Mama», sagte ich, «erzähl mir von deinem ersten Wort, nicht von einem Ausflug.»

«Geduld», ermahnte sie mich, «ich muß dir die ganze Geschichte erzählen. Mein Vater und sein Cousin waren froh, sich wiederzusehen. Sie redeten viel. Ich war ein kleines Mädchen von fünf Jahren, und ich wollte nach Hause gehen. Ich stand neben all den Gabeln und Löffeln in großen Körben. Ich fühlte mich nicht wohl. Ich wollte nach Hause, und so zog ich am Hosenbein meines Vaters. Er drehte sich nicht um. Ich wollte meine Stimme nicht laut benutzen. Ich weiß, daß meine Stimme nicht normal ist. Ich zog ihn wieder am Hosenbein. Er drehte sich immer noch nicht um. Ich wurde böse.»

Sie schwieg und genoß den Augenblick, die Hände offen auf dem Schoß.

«Ich steckte meine Hand in den Korb und nahm eine Gabel und einen Löffel raus. Ich stellte mich zwischen die Beine meines Vaters und seines Cousins. Mein Vater sah auf mich hinunter. Ich hielt die Gabel hoch und sagte mit meinem Mund und mit meiner Stimme das Wort *Gabel*. Die beiden Männer starrten mich an. Ich hielt den Löffel in der anderen Hand und sagte *Löffel*. Mein Vater hob mich hoch in seine Arme und weinte. Er trug mich im ganzen Restaurant umher. Er sagte viele Wörter, die ich sehen, aber nicht hören konnte.»

Meine Mutter fragte, ob ich mich an mein erstes Wort erinnere. Ich erinnere mich nicht.

Sie fuhr fort. «Der Heimweg war eine lange U-Bahn-Fahrt. Mein Vater berührte viele Dinge und sagte viele Wörter mit seinem Mund. Ich sagte sie auch. Er war stolz auf mich. An jedem Wochenende und an jedem Feiertag lernte ich Wörter zu Hause. Ich lernte Wörter in der Schule, aber die Zuhause-Wörter waren am besten. Ich lernte Tisch und Stuhl, Huhn, Milch, Brot, Butter, Schwester, Bruder, Mutter, Vater, Liebe, Kuß, traurig, glücklich, weinen, lachen. Mein Vater war ein guter

Lehrer. Er brachte mir bei, besser zu reden, und ich brachte ihm bei, bessere Zeichen zu machen.»

Sie senkte ihre Hände und strahlte über ihren sprachlichen Triumph.

Ich stand auf, und meine Mutter nahm meine Hand und bedeutete mir, mich wieder zu setzen. «Warte, jetzt sag ich dir dein erstes Wort.

Du warst elf Monate alt und in deinem Kinderbett, da hast du die ersten Worte zu mir gesagt. Du hast gesagt, jemand klingelt an der Tür!»

«Mama», warf ich ein, «Babys sprechen keine ganzen Sätze.»

«Du schon. Deine linke Hand war geballt, und dein Daumen stand raus. Du hast die Luft immer und immer wieder mit deinem Daumen gedrückt. Du hast mich fest angeschaut, deinen Kopf geschüttelt und die Luft wieder gedrückt. Deine klugen Augen haben mich so groß und schwarz angeschaut. Ich ging zur Tür, und da stand der Mann von der Wäscherei. Ich hatte vergessen, die Tür wie jeden Montagmorgen für ihn offenzulassen.»

Sie lächelte mich an, wie sie es oft tat, und sagte: «Du hast mit elf Monaten gesprochen.»

«Ich hab nicht gesprochen», sagte ich.

Während meine Mutter noch erzählte, kamen meine eigenen Erinnerungen zurück. Ich war neun Jahre alt und überglücklich, nach dem langen Sommer wieder in der Schule zu sein. Es war Freitag, und meine Klassenkameraden und ich waren für die morgendliche Versammlung gekleidet, die Mädchen in gestärkten weißen Matrosenblusen und roten Halstüchern, die Jungen in weißen Hemden und Krawatten. Die ganze Schule, Kinder und Lehrer, sang *The Star-Spangled Banner*. Wir standen kerzengerade in Habachtstellung, während die Ehrengarde mit der amerikanischen Fahne durch die Aula zum Podium schritt. Ich war völlig hingerissen. Jedesmal, wenn ich den Chor der singenden Kinder hörte, erschauerte ich vor der musikalischen Macht der Töne.

Nach der Versammlung kehrten wir in unser Klassenzimmer

zurück, um, wie jeden Freitagmorgen, Arbeiten zu schreiben. Ich war eine aufgeweckte Schülerin und behielt meine Aufgaben bis in alle Einzelheiten im Gedächtnis.

Das Schulzimmer war still, während die Klasse sich mit Rechenproblemen herumschlug. Einige Kinder blinzelten, um sich besser zu konzentrieren, andere rollten die Zungenspitze in ihren Mundwinkel, manche kauten den Radiergummi von ihren Bleistiften ab. Ich starrte vor mich hin und sah die Antwort wie eine Vision vor mir. Um meinem Gedächtnis nachzuhelfen, machte ich mir manchmal selber Zeichen.

Ich hörte die Stimme meiner Lehrerin: «Ruth Sidransky!»

Ich blickte auf und sah, wie ihre Nasenflügel bebten.

«Ja», antwortete ich erschrocken.

«Komm hierher und bring deine Arbeit mit!»

Ich tat, wie mir befohlen wurde. Mit gerunzelter Stirn legte ich meine Arbeit auf ihr Pult.

Sie nahm einen dicken roten Stift und kreuzte sie durch, malte eine große Null darüber und verunzierte meine Arbeit mit einer weiteren Obszönität, als sie über die ganze Seite in Großbuchstaben GEMOGELT schmierte.

Ich protestierte, aber sie unterbrach mich. «Ich hab gesehen, wie du jemandem mit den Händen Zeichen gemacht hast. Ich will kein Wort mehr hören. Du bist eine Schwindlerin. Setz dich!»

Meine Augen füllten sich mit Tränen, und ich setzte mich gedemütigt an mein Pult. Alle anderen schrieben. Ich hatte nichts mehr zu tun. Ich senkte den Kopf, aber ich weinte nicht über diesen Hohn. Der Morgen dehnte sich zur Ewigkeit aus, und ich beschloß, meiner Lehrerin von meinen Eltern zu erzählen – etwas, was ich ungern tat. Augen voller Mitleid ließen mich erstarren.

Die Glocke schellte zur Mittagspause. Ich blieb am Lehrerpult stehen und sagte mit ausgesuchter Höflichkeit: «Miss Luloff, darf ich mit Ihnen sprechen?»

Sie war ungehalten. «Du willst dich also entschuldigen?»

«Nein», sagte ich leise, «ich wollte Ihnen nur sagen, daß

meine Eltern taub sind, daß wir zu Hause Zeichensprache sprechen und daß ich manchmal mit den Händen denke. Und ich hab nicht gemogelt.»

Ich wartete ihre Antwort nicht ab. Mit aller Würde, die mein junger Körper zusammenraffen konnte, ging ich hinaus.

Im Laufe der Jahre fand meine Mutter, die inzwischen das siebte Jahr zur Schule ging, alle möglichen Wege, um die Schule zu schwänzen. Ihre Begeisterung fürs Kino und für Rudolph Valentino wurden ihr aber zum Verhängnis. Die im Stummfilm übertrieben dargestellten Gefühle überfluteten ihre Phantasie. Mit der ausschweifenden Pantomime konnte sie sich identifizieren. Der Dialog, der in einfachen Sätzen auf der Leinwand aufblitzte, machte ihr die Story genauso klar wie dem Rest des Publikums.

Damals brauchte sie niemanden, der an Samstagnachmittagen neben ihr im Kino saß – wie ich es in meiner Jugend immer getan hatte –, um die Rollen der Darsteller zu interpretieren. Wenn sie ohne mich ins Kino ging, bat sie mich oft, mir den Film anzusehen und ihn ihr anschließend zu erklären. Manchmal erzählte sie mir die Handlung, so wie sie sie verstanden hatte, und wenn ich mir den Film dann ansah, zeigte sich, daß ihre Phantasie und das Drehbuch nichts miteinander gemein hatten. Wenn ich ihr die korrekte Story erzählte, seufzte sie frustriert: «Meine Geschichte gefällt mir besser.»

Sie war eine ausgezeichnete Filmkritikerin. Wenn etwas nicht filmogen war, wenn es keine Bewegung gab, sagte sie warnend: «Das ist kein guter Film. So was gehört in ein Theater, wo Schauspielerin und Schauspieler auf einer Bühne miteinander reden, nicht auf eine Leinwand.»

1921, als sie dreizehn war, wurde in ihrer Nachbarschaft ein neuer Valentino-Film gezeigt. Inzwischen konnte sie allein mit der U-Bahn zur Schule fahren. Jeden Montagmorgen nahm sie ihren jüngeren taubstummen Bruder Jack mit in die Schule. Aber an diesem Tag wollte sie schwänzen und weihte Jack in ihre Pläne ein.

Sie wagte nicht, ihre Mutter um das Fünf-Cent-Stück, den

Eintrittspreis, zu bitten. Statt dessen marschierte sie zum Fleischer an der Ecke und bat um einen Job. Im Schaufenster war ein Schild, auf dem HILFE GESUCHT, ERFAHRENE HÜHNERRUPFER stand. Zielbewußt betrat sie den koscheren Laden. Der Tresen war mit frisch getöteten Hühnern beladen, Hühnern mit braunen und gesprenkelten weißen Federn. Der Hals jedes Huhns war aufgeschlitzt, und an den Federn klebte getrocknetes Blut. Die Hühnerköpfe hingen mit halbgeöffneten Augen schlaff herunter. Es stank gewaltig. Über dem Fußboden war Sägemehl verteilt.

Meine Mutter hielt die Luft an und sich die Nase zu, um ihre Sinne vor den überwältigenden Gerüchen zu schützen.

Der bärtige Fleischer in seiner blutdurchtränkten Schürze fragte: «Weißt du denn überhaupt, wie man ein Huhn rupft?»

«Ja, ja, ich zeig's Ihnen. Ich zupfe Federn. Kann's gut.»

Er führte sie in einen Raum hinter dem Laden und zeigte auf einen dreibeinigen Hocker, um den herum noch mehr geschlachtete Hühner lagen, hob eines hoch und warf es ihr zu. Sie fing es an den Füßen auf. Sie haßte das Gefühl der Krallen an ihren Händen. Den ganzen Vormittag lang hielt sie die Hühner am Brustknochen fest und riß ihnen, so schnell ihre Hände fliegen konnten, die Federn aus dem Leib. Sie wollte die Frühvorstellung nicht verpassen. Jack spielte solange zwischen den heruntergefallenen Federn.

Sie lachte mich an und sagte: «Ich hab schlechte Arbeit gemacht. Ich hab so viele große Löcher in die Hühnerhaut gerissen. Mit meinen Fingern und Spucke aus meinem Mund quetschte ich die Löcher zusammen.»

Ihr Geschick im Hühnerhautflicken reichte jedoch nicht aus, und der Fleischer war böse über ihre unfachmännische Rupferei. Sie bestand darauf, bezahlt zu werden, und er gab ihr widerstrebend fünf Cent für die Arbeit des ganzen Vormittags und den Rat, sich nie wieder blicken zu lassen.

Sie floh mit dem Nickel in der Faust, knallte ihn auf die Kinokasse und saß drei Vorstellungen mit Rudolph Valentinos Liebesszenen durch.

«Ich saß mit Jack im Kino und kratzte mich den ganzen Nachmittag lang. Mein neuer lila Pullover, den meine Mutter gerade für mich gestrickt hatte, war voller Hühnerfedern. Meine Hände rochen schlecht. Aber es war ein wundervoller Tag.»

Am nächsten Morgen verlangte die Lehrerin ein Entschuldigungsschreiben für ihre Abwesenheit. Sie hatte keins und würde auch keines liefern.

«So», sagte die Lehrerin, «du hast also wieder mal geschwänzt. Dieses Mal wirst du bestraft. Für den Rest des Schuljahrs darfst du nach dem Mittagessen nicht mehr nach draußen gehen. Du wirst ins Nähzimmer gehen und nähen.»

Die Sache gefiel meiner Mutter. «Nähen machte mir nichts aus. Ich nähte gut. Und es hatte sich gelohnt.»

1922 hatte meine Mutter einen neuen Grund, sich Arbeit zu suchen. Ihr jüngster Bruder hatte Diphtherie, und ihr Zuhause stand unter Quarantäne. Meine Mutter freute sich, daß sie endlich eine rechtmäßige Entschuldigung hatte, zu Hause zu bleiben. Aber ihre Freude wurde von der Sorge meiner Großmutter um ihren dreijährigen Sohn getrübt. Auch über die kommenden Arztrechnungen machte sie sich Sorgen. Während die Wochen dahingingen, wurde meine Mutter ruhelos, ignorierte die große Quarantänenotiz, die ungeschickt an die Eingangstür geheftet war, und schlich sich hinaus, um sich einen Job zu suchen.

Sie wanderte durch Brooklyn, bis sie die Fabrikanlage von *Brooklyn Eagle Electric* sah und der Aufforderung des großen Schildes am Tor MÄDCHEN GESUCHT, GUTE BEZAHLUNG folgte.

Sie erzählte: «Ich war groß für mein Alter, sehr dünn und groß. Ich war auch schlau. Ich erkundigte mich bei der Sekretärin nach dem Job am Tor. Der Boss kam. Ich log ihn an und schrieb auf das Papier: ‹Ich bin sechzehn Jahre alt und taub.› Ich war vierzehn, aber ich hab ihn reingelegt. Er hat mir den Job gegeben.»

Sie arbeitete jeden Tag von acht bis fünf. Sie lötete Glühfäden an und gab jeder Glühlampe, die sie in die Hände bekam, den letzten Schliff. Am Ende jeder Woche hatte sie neun Dollar in der Lohntüte, die sie ihrer Mutter überreichte.

Meine Großmutter war zuerst böse, daß meine Mutter die Quarantäne gebrochen hatte, aber sie war erleichtert, mit dem Geld den Doktor bezahlen zu können. Sie nahm meiner Mutter das Versprechen ab, nach Aufhebung der Quarantäne zur Schule zurückzukehren.

Als Louis wieder gesund war, machte sich meine Mutter jeden Morgen auf den Schulweg. Statt zur Schule ging sie aber in die Fabrik und stellte sich zu den Arbeiterinnen am Fließband. Dann sprach ein Beamter der Schulbehörde bei meiner Großmutter vor und wollte wissen, warum Mary Bromberg immer noch nicht zur Schule zurückgekehrt sei. Meine Großmutter wunderte sich.

Am Abend wurde meine Mutter von ihrer finster dreinblickenden Mutter in Empfang genommen.

«Wo gehst du jeden Tag hin?»

Meine Mutter gab ihr Schulschwänzen zu, weigerte sich aber, zur Schule zurückzukehren. «Dort lerne ich nichts Wichtiges.»

Meine Großmutter erklärte ihrer dickköpfigen Tochter: «Der Beamte hat gesagt, wir müssen fünfundzwanzig Dollar Strafe zahlen, wenn du nicht in die Schule gehst.»

Meine Mutter blieb unerbittlich. «Ich geh da nicht wieder hin. Ich arbeite und helfe, die Familie zu ernähren und Rechnungen zu bezahlen.»

Sie ging an ihr Bett, zog drei Lohntüten unter der Matratze hervor, reichte sie ihrer Mutter und sagte: «Zahl die Strafe!» Danach gab sie meiner Großmutter jede Woche den ganzen Lohn. Und sie ging nie wieder in die Schule.

Als ich meine Mutter fragte, ob es ihr leid täte, daß sie die Schule im achten Schuljahr verlassen hatte, sagte sie, genau wie mein Vater: «Nein, tut mir nicht leid. Ich hab draußen, weg von der Schule, mehr gelernt. Es war zu streng. Es ist besser, frei zu sein.»

4 Die Gemeinschaft der Gehörlosen

Meine Eltern kannten in der Gehörlosengemeinde fast alle Menschen. Ihre exklusive Gesellschaft bildete sich in den Schulen, die sie haßten und die sie kaum ausbildeten. Die Gehörlosen, wie sie sich nannten, tauchten tief in das Leben jedes einzelnen Mitglieds ein. Sie bildeten eine geschützte Welt und sperrten alle diejenigen aus, die im Streben nach menschlicher Verbindung hören konnten. Sie nahmen weder Eltern noch Kinder, Geschwister oder Großeltern in ihre Stille auf. Die wissenden Blicke zwischen den gehörlosen Menschen glichen den intimen erotischen Blicken, die Liebende wechseln. Es waren Blicke, die den Hörenden ausschlossen.

Ich sah, wie sie sich untereinander beschrieben. «Ist er ein Gehörloser?» Die Antwort auf diese Frage bestimmte die Rolle des Neulings in ihrer geschlossenen Gesellschaft. Mein Vater konnte grausam sein. Wenn er einen gehörlosen Menschen nicht leiden konnte, bezeichnete er ihn als einen «Ohrzu-Hörnix-Dummkopf». Seine Zeichen waren lebhaft und ließen mich schaudern. Ich sah sie mit wedelnden Armen und vor Wut auflodernden Gesichtern streiten. Ich sah sie wie Kinder hemmungslos miteinander spielen, sich gegenseitig an den Schultern fassend, um ihre Freude auszudrücken. Ich sah, wie sie sich Geschichten von den häufigen Mißverständnissen mit Händlern erzählten, die sie beschummelten. Ich sah ihre Gesichter, wenn sie von der Schwierigkeit sprachen, ihre hörenden Kinder kennenzulernen. Ich sah den Ausdruck des Entsetzens, wenn einer von ihnen ein gehörloses Kind bekam.

Ich sah sie in lebenslanger Freundschaft verbunden, zusammengeschweißt, ihr Zusammenhalt stärker als Familienbindungen, der Zusammenhalt der Stille.

Wenn mein Vater die Hände faltete und sagte, «Louis K. ist mein bester Schulfreund», wenn er mit der Handfläche fast den Boden berührte, sie ehrfurchtsvoll bis in Augenbrauenhöhe hob und dabei den Weg von der Kindheit bis zum Erwachsensein beschrieb und sagte, «wir sind enge Freunde, als kleine Jungen und erwachsene Männer», spürte ich die Kraft des gehörlosen Zusammenhalts, der gehörlosen Familie.

Louis Kazansky und mein Vater hörten nach der fünften Klasse mit der Schule auf, und zusammen kundschafteten sie die engen Straßen der Nachbarschaft aus, in der mein Vater geboren worden war.

Mein Vater sagte: «Im Sommer gingen Louis K. und ich zum East River und sind mit hörenden Jungs schwimmen gegangen. Der East River war früher grün, klares Wasser. Jetzt ist er schwarz und dreckig.»

Ich lachte und wartete, daß er mir wieder mal seine East-River-Story erzählte.

«Ich war noch ein kleiner Junge, vielleicht elf, zwölf Jahre alt. Wir waren eine große Gruppe Jungs. Am Fluß zogen wir alle Sachen aus und tauchten hinein. Manchmal fingen wir eine Ratte. Wir hatten alle viel Spaß.»

Er schwieg, um die Sache spannender zu machen, kniff die Augen zusammen und fuhr fort. «Ein paar Jungen gingen früher weg als ich und stahlen meine Kleider – Schuhe, Socken, Hosen, Unterwäsche und mein Hemd. Ich war nur ein kleiner Junge, aber Louis K. war noch kleiner und hatte nichts, was mir paßte. Wir machten einen Plan. Er geht voran und ich gleich hinter ihm. Wir machten uns auf unseren langen Heimweg. Einen Block weiter nimmt mich ein Polizist fest. Ich versuche, ihm zu erklären, daß böse Buben mein Zeug gestohlen haben. Natürlich hat er meine Stimme nicht verstanden. Also nehm ich diesen großen Cop an der Hand und führe ihn heim zu meiner Mutter. Ich weiß, daß sie ihm alles erklären wird.»

«Was hat sie zu ihm gesagt, Papa?»

«Sie hat ihm gesagt, ich bin gehörlos, und sie paßt das nächste Mal besser auf mich auf.»

Diese Geschichte ärgerte Louis K. Und jedesmal, wenn mein Vater sie zum besten gab, beendete Louis K. sie mit dem gleichen Satz, mit vor Wut steifen Fingern: «Blöde hörende Leute, verstehen die Gehörlosenart nicht.»

Ich verstand die «Gehörlosenart». Ich verstand ihre Sprachmuster. Ich lernte, niemals wegzuschauen, wenn eine taube Person versuchte, mit dem Mund zu reden. Ich brauchte sowohl ihre Hände als auch ihre Augen, um ihre Worte zu verstehen.

Jeder gehörlose Freund sprach meinen Namen anders aus. Und doch erkannte ich meinen Namen und wußte, wer mich rief. Wenn Louis K. «Ruth» brüllte, drehte ich mich sofort um. Er war jedesmal ganz überrascht, wenn ich sofort auf seinen Ausruf reagierte. Ich öffnete meine Augen weit, um ihm mitzuteilen, daß ich ihn gehört hatte. Ich hob meinen Kopf, streckte meine Hände aus und sagte mit Zeichen: «Ja, ich habe gehört, daß du meinen Namen gerufen hast.»

«Hab ich noch ein anderes Wort gesagt?»

«Nein», versicherte ich ihm, «nur meinen Namen.»

Louis machte schnelle Zeichen. «Dreh dich um, dreh dein Gesicht weg, und sag mir, was ich mit meiner Stimme sage.»

Ich spielte dieses «Als-ob-Spiel» immer mit. Mit unveränderter Miene tat ich so, als ob seine belegte rauhe Stimme normal klänge. Ich hatte keine Schwierigkeiten, die Laute fehlerfrei zu verstehen, wenn der Satz kurz war. Wenn er zu viele Sätze machte, verschwammen die Laute und wurden auch für meine Ohren unverständlich. Ich wurde jedenfalls ganz geschickt darin, Louis' Worte zu wiederholen. Er verzieh meinen sechsjährigen Händen die Wörter, die ich überhörte. Er redete gern und freute sich, jemanden zu haben, der ihn verstand.

Als Belohnung wurde ich mit Schwung auf seine kräftigen Schultern gehoben und huckepack durchs Wohnzimmer getragen. Er ließ mich auf und nieder hüpfen, bis ich das ununterbrochene Lachen und Hopsen nicht mehr ertragen konnte. Ich stieß ihn immer wieder an, signalisierte und bettelte, wieder runtergelassen zu werden. Meistens ignorierte er mich. Ich boxte ihn mit meiner geballten Faust, packte seinen blonden drahtigen Haarschopf mit der anderen Hand und hieb auf ihn ein. Ich schrie. Ich brüllte lauter und lauter und glaubte, mein Gebrüll würde Louis' Gehör auf wundersame Weise wiederherstellen, aber es geschah nie.

Und eines Tages hörte ich dann eben auf zu brüllen – auch ich wurde still.

Als Louis meine stillschweigende Frustration spürte, setzte er mich auf dem Fußboden ab. Sofort ging er in die Knie und wiegte sich auf seinen Fußgelenken wie ein Bantamhahn, der mich zum Kampf aufforderte. Ich stand mit hängenden Armen da. Er schwenkte mir seine geballten Fäuste ins Gesicht und neckte mich mit seinen bernsteinfarbenen Augen. Er streckte mir wie ein kämpfender Vogel den Kopf entgegen und forderte mich heraus, ihn zu packen und zu beißen. Ich jagte wie wild im Zimmer hinter ihm her, bis er sich von mir fassen ließ. Seine weiche Handfläche schmeckte nach Nikotin.

Nachdem ich meine Wut ausgetobt hatte, wiegte er mich in den Armen und fragte mich mitleidsvoll: «Besser?»

Ich umarmte ihn. «Ja, besser.»

Meine Mutter sagte, er sei ein Vagabund. Er hätte keinen Job. Er schnorre Mahlzeiten von seinen Freunden. Er sei ein unverschämter Flirt, grinse jeden an, der ihn berühre.

Mein Vater war loyal. «Er ist kein Vagabund!» protestierte er.

«Schau dir seine Sachen an, alles abgetragen, kann jeden Moment auseinanderfallen.»

Seine Kleidung war durchgescheuert. Sein weißes Hemd war vor Alter gelb. Die Spitzen seines Kragens standen in die Höhe. Seine einzige Krawatte war zerknittert. Er trug sie um den Hals wie einen in Ehren gehaltenen Winterschal. Und er roch wirklich nach Tabak.

«Mach dir keine Sorgen, Ben», versicherte meine Mutter meinem Vater, «ich koche schon für ihn. Die Kinder lieben ihn. Ich mag ihn auch.»

Louis K. sagte meiner Mutter, sie sei die beste Köchin der

Welt. Seine Schmeicheleien brachten ihm in unserem Haus mindestens zwei warme koschere Abendessen pro Woche ein. Ich weiß jetzt, daß Louis von Freund zu Freund ging und die Kochkünste aller Ehefrauen pries. Die Frauen revanchierten sich mit Dankbarkeit und einem ausgezeichneten Mahl. Louis K. mußte nie hungrig bleiben.

Als ich älter war, fragte ich meinen Vater, ob Louis jemals einen Job gehabt hatte.

«Weißt du, wir waren beide Preisboxer, und Louis war ein erstklassiger Amateurboxer. Nicht wie ich – ich hab nie im Ring gekämpft.»

«Hat er denn kein Handwerk gelernt wie du, um sich ernähren zu können?»

«Er hat bei der Zeitung gearbeitet, *Herald Tribune*.»

Ich nahm an, daß Louis, wie so viele Taubstumme, die der Krach nicht störte, ein ausgebildeter Setzer war und dem Männerstamm angehörte, der allabendlich die Tageszeitungen New Yorks herstellte. Das donnernde Krachen von heißen Metallettern, die in die Maschinen fielen, stieß auf taube Ohren. Louis war jedoch kein geschulter Drucker. Er wurde nur eingestellt, weil er taub war. Er arbeitete keine zwei Jahre als Laufbursche.

Er machte es sich zur Gewohnheit, in fremde Taschen zu greifen. Während die Männer arbeiteten, ging er an der langen Kleiderhakenreihe vorbei, an denen ihre Mäntel und Jacken hingen, und ließ seine geschickten Finger in die Taschen gleiten, klaute Pennies und Kaugummi, Dollarscheine – auch mal eine Taschenuhr, wenn er Glück hatte. Als er von seinem hörenden Vorarbeiter erwischt wurde, wurde er sofort entlassen, bekam eine Abfindung von 535 Dollar und arbeitete in seinem ganzen Leben keinen Tag mehr für einen Lohn.

«Wovon lebt er denn?» fragte ich meinen Vater. Ich wußte, daß uns die Wirtschaftskrise um den Nachschlag beim Essen brachte. Ich wollte wissen, wie Louis aß, wenn er nicht bei uns war.

«Er ißt hier mit uns, mit Freunden, mit der Familie. Wir sind Freunde – Freunde der Familie.»

«Er ißt aber nicht jeden Abend hier», beharrte ich.

Mein Vater schämte sich, mir zu sagen, daß Louis Hausierer war. Er verkaufte z. B. die Armbanduhren, die er sich als Amateurboxer verdient hatte. Als ich noch klein war, verstand ich nicht, warum sich mein Vater schämte. Aber als ich zum ersten Mal einen taubstummen Hausierer auf der Straße sah, der ein Schild mit der Aufschrift «Ich bin taub. Bitte kaufen Sie einen Bleistift» um den Hals trug, ging ich wütend auf ihn zu und herrschte ihn inmitten der mittäglichen Menschenmenge vor allen, die meine kreischenden Hände lesen konnten, an: «Wie können Sie es wagen? Schämen Sie sich denn nicht? Sie haben einen Körper und einen Verstand. Gehen Sie arbeiten! Betteln Sie nicht! Sie sind ekelhaft!» Das war in meinem ersten Studienjahr am Hunter College.

Mein geliebter Louis war also ein Bettler. Ich habe ihn jedoch nie auf der Straße betteln sehen.

Gehörlosenhände waren wundervoll. Sie konnten berühren, und die Berührung war weich, echt. Wenn die Freundinnen meiner Mutter mich berührten, taten sie es auf die gleiche Weise. Eine offene Hand strich mir über das dunkle Haar und sagte wortlos: «Ich weiß, wer du bist. Du bist eine von uns, du bist nicht eine von uns.» Es war tröstlich, bekannt zu sein, beunruhigend, unbekannt zu sein, im Paradoxen verharren zu müssen.

Es waren gütige Menschen. Wenn die Armut der Wirtschaftskrise Güte verbunden mit Geld oder Essen zuließ, behandelten sie einander großzügig.

Rose Merlis war die einzige gehörlose Frau, die ich kannte, die dicker als meine Mutter war. Sie war mit einem Mann verheiratet, der wie mein Vater aussah – dunkel und schnurrbärtig –, aber nichts von seinem humorvollen Wesen hatte. Sie besaßen eine Horde von Kindern, die alle mollig und hübsch waren. In der Zeit der großen Wirtschaftskrise waren sie rund, während mein Bruder, mein Vater und ich dünn waren. Ihr Sohn Morris und ich spielten stundenlang zusammen. Ihn hatte ich von allen hörenden Kindern der Gehörlosen am liebsten.

Als ich fünf war, brauchte ich einen neuen Wintermantel. Dem langen Wollmantel, den meine Mutter gestrickt hatte, war ich entwachsen. Meine Mutter nahm mich mit zu den Läden voller Kleider und warmer Mäntel für Kinder. Ich sah einen knallig roten Mantel mit einem kleinen Leopardenfellkragen. Den wollte ich mehr als alles, was ich mir je gewünscht hatte. Später lernte ich, meine eigenen Bedürfnisse auszumerzen, mit dem Wünschen aufzuhören. Dieses Mal konnte ich mich noch an meinen Kinderwunsch klammern und weinte um den unerreichbaren Mantel.

Meine Mutter sah mich traurig an, als ich sagte, daß der militärrote Mantel neun Dollar kostete. Ihre Hände bewegten sich langsam und sagten: «Zu viel Geld, kann ich mir nicht leisten.» Ich weinte und weinte. Auf der U-Bahn-Fahrt zurück nach Brooklyn reagierte sie zärtlich auf meine Tränen und sagte: «Es tut mir leid, aber wir sind arm.» Sonst machte sie nie in der U-Bahn Zeichen – sie haßte die starrenden Fremden –, aber dieses Mal brach sie ihren Grundsatz, um mich zu trösten.

An jenem kalten Winternachmittag kam Rose Merlis zu Besuch. Sie brachte Morris zum Spielen mit, aber ich war zu traurig, um mit Morris, den ich sehr liebte, zu spielen. Wir waren verwandt. Wir begriffen, wie anders unsere Mütter waren. Aber nicht einmal Morris konnte meine Stimmung heben.

Als sie sich in der Dämmerung auf den Heimweg machten, packte mich meine Mutter an den Schultern und rief mit den Händen: «Ich habe eine wunderbare Überraschung für dich!»

Ich war zu niedergeschlagen, um die Freude meiner Mutter zu teilen.

«Hör zu», sagte sie, «ich habe gute Neuigkeiten.» Ich hörte ihre gesprochenen Worte und wußte, ich sollte ihre Hände betrachten.

Gleichgültig hob ich den Kopf. «Meine dicke Freundin Rose hat mir zehn Dollar für deinen neuen Mantel gegeben. Morgen kaufen wir dir den Mantel und einen passenden Hut mit Pelz.»

In unserem Familienalbum klebt eine seltene Fotografie, auf der ich mit meinem molligen zweijährigen Bruder in meinem prächtigen Mantel und einem breiten Lächeln stolz dastehe. Auf den meisten Bildern meiner Kindheit lächle ich nicht, meine Augen sind traurig, der Mund mürrisch und fest zusammengepreßt. Aber dieses Bild ist eine Ausnahme, es zeigt, wie glücklich ich über den roten Mantel war.

Die liebste Freundin meiner Mutter war Sadie, Sadie mit den schönen Händen, Sadie, die niemals einen Teller ohne Gummihandschuhe abwusch. Ihre Hände waren schlank, ihre Finger lang und die Fingernägel feuerrot lackiert. In all den Jahren, in denen ich Sadie kannte, sah ich nie einen einzigen abgesplitterten Fingernagel. Als ich fünfzehn war, sagte ich einmal zu ihr: «Sadie, wie schaffst du es, daß deine Hände immer so schön sind?»

«Meine Hände sind meine Sprache, sie müssen perfekt sein.»

Es war aber noch mehr. Es paßte zu ihrer gepuderten Eitelkeit, ihrem dicht gelockten kastanienbraunen Haar, ihrem rotroten Lippenstift und ihrem tiefen Schweigen.

Ich habe Sadies Stimme nie ein richtiges Wort sagen hören. Ich kannte ihren Laut für meinen Namen, aber die anderen Laute kannte ich nicht. Manche Gehörlose fühlen sich frei genug, Laute zu äußern, die sie selber nicht hören können. Aber diejenigen, die ein ständiges Stirnrunzeln auf den Gesichtern Hörender, die sich mit ihnen unterhalten wollen, sehen, geben irgendwann frustriert auf. Sie haben das Gefühl, daß sie als Gehörlose die Laute, die ihnen beigebracht werden, nicht nachahmen können, ganz gleich, wie sehr sie sich mit Konsonanten und Vokalen, mit ihrem Atem und vokalem Druck auch bemühen. Sie geben auf und greifen bei Hörenden zu Stift und Papier und flüchten sich in ihre eigene Sprache, die Sprache ihrer Hände.

Sadies Sprache lag allein in ihren makellosen Fingern. Außer einem breiten goldenen Ehering trug sie keine Ringe, die von der Schönheit ihrer Handsprache ablenkten. Ihre Hände tanzten, wenn sie sprach. Sie konnten sich mit eingeübter Zartheit oder mit wilder Leidenschaft bewegen. Manchmal beobachtete ich sie, ohne zuzuhören. Sie schimpfte, wenn sie mich dabei erwischte, und sagte mit feinen Zeichen: «Paß auf, was ich sage, hör mir zu, vergiß die Hände, versteh die Bedeutung.»

«Tut mir leid», erwiderte ich, «aber deine Hände sind so wunderschön.»

Dann lächelte sie und sagte: «Ich bin deine richtige Tante.»

Sadie und meine Mutter lernten sich mit fünf Jahren kennen und blieben ihr ganzes Leben lang Freunde. Sadie war es gewesen, die meine Mutter auf einer Party in Brooklyn meinem Vater vorstellte, als meine Mutter fünfzehn und mein Vater zwanzig war.

Meine Mutter und Sadie sahen sich an und machten sich bereit, mir wieder einmal die Geschichte dieses romantischen Abends zu erzählen. Ich lehnte mich zurück, um zuzuhören und zuzusehen, wie diese Frauen für kurze Zeit wieder junge Mädchen wurden, wie sie ihre angeschlagenen Teetassen an die Lippen setzten und beide darauf warteten, daß die andere mich mit ihrer Jugend erfüllte und mit der nachmittäglichen Unterhaltung begann.

Als meine Mutter sieben Jahre alt war, verließ ihre Familie New York und zog auf eine Farm in New Jersey. Als ihr Haus niederbrannte und sie nicht mehr auf der Farm leben konnten, die mein Großvater behelfsmäßig instand gesetzt hatte, zogen sie nach Brooklyn zurück. Damals erinnerte sich meine Mutter an ihre Freundin Sadie. Mit ihrer Adresse fest in der Hand, ging sie allein auf die Suche nach ihr. Sie wanderte in den Straßen von Sadies Nachbarschaft umher, bis sie einen freundlichen jungen Mann auf einer Veranda sitzen sah.

In der besten gesprochenen Sprache, die sie zuwege brachte, fragte sie: «Kennen Sie Sadie Weisbart?»

Er erkannte die Taubstummensprache sofort. Mühsam buchstabierte er jedes Wort: «Sadie ist meine Schwester!»

«Ich möchte Sadie sehen – bringen Sie mich hin!»

«Sadie ist nicht zu Hause.» Er nahm einen Block und einen Bleistift und schrieb: «Gib mir deine Adresse, und ich bringe Sadie heute abend nach dem Essen zu dir.»

Meine Mutter kritzelte ihre Adresse auf den Block. Am selben Abend waren die fünfzehnjährigen Mädchen nach jahrelanger Trennung wieder vereint. Die einzige Verbindung waren Penny-Postkarten gewesen, die sie sich jede Woche zuschickten. Die begrenzte Schriftsprache der jungen taubstummen Mädchen bestand aus einfachen Wörtern und konnte die Nuancen jugendlicher Unterhaltung von Angesicht zu Angesicht natürlich nicht wiedergeben.

Beim ersten Treffen waren sie sich noch fremd, sie hatten sich acht Jahre lang nicht gesehen. Dieses Gefühl war aber bald vertrieben, und Sadie lud meine Mutter zum sechzehnten Geburtstag einer taubstummen Freundin ein. Die Party war für den 28. November 1923 geplant. Nachdem Sadie gegangen war, lief meine Mutter ins Schlafzimmer, um ihrem Vater die wunderbare Neuigkeit zu erzählen. Sie würde zu einer Party gehen! Sie bat um ein neues Kleid und wollte ein Abendkleid haben. Mein Großvater ließ sich erweichen, und meine Mutter wählte in einem Geschäft ihr erstes Ballkleid aus. Es war aus schwarzem Chiffon, der Saum mit Volants besetzt und mit Goldband eingefaßt. Den runden Ausschnitt zierte eine goldene Rose an der rechten Schulter.

Am vorgesehenen Tag brachte der jüngste ihrer hörenden Brüder sie mit der Straßenbahn nach Manhattan.

Meine Mutter erzählte: «Ich kam mir komisch vor. Ich dachte, es wäre eine Party in einem Ballsaal. Aber es war in einer Wohnung. Und ich war das einzige Mädchen in einem langen Kleid. Wir mußten fünf Treppen hinauf bis in den obersten Stock klettern.»

«Hast du dich denn nicht amüsiert?» fragte ich.

«Doch, aber alle redeten, redeten, redeten – mit ihren Mündern, keine Zeichen.»

Es war eine Party für die Mädchen und Jungen, die eine Schule in Manhattan besuchten. Die meisten Schüler waren hörgeschädigt und nicht völlig taub und meisterten deshalb die gesprochene Sprache besser. Manche waren mit Hörresten geboren, andere wurden nach einer Kinderkrankheit taub. Hirnhautentzündung, Scharlach und Masern hatten einigen das Gehör geraubt. Wenn sie taub wurden, nachdem sie bereits sprechen konnten, ging die Fähigkeit zu sprechen mit andauernder Übung nicht verloren.

«Weißt du», sagte meine Mutter, «damals brachte Sadie Louis zu mir. Er benutzte Zeichensprache, seine Zeichen waren nicht sehr gut, aber er gab sich viel Mühe. Als ich ihm erklärte, wo ich wohnte, holte er seinen Freund Ben, weil wir in Brooklyn Nachbarn waren.»

An jenem Abend fuhren Mary und Ben zusammen mit der Straßenbahn zurück. Danach war mein Vater ein ständiger Gast im Haus meiner Mutter. Nachdem sich meine Großmutter Lizzie, die Mutter meines Vaters, überzeugt hatte, daß meine blauäugige Mutter Jüdin war, war sie mit der Romanze einverstanden. Aber als sie erfuhr, daß meine Mutter einen tauben Bruder und eine taube Schwester hatte, versuchte sie, das junge Paar zu trennen. Ohne Erfolg.

Als der achtzehnte Geburtstag meiner Mutter näher rückte, wollten zufälligerweise beide Mütter am selben Tag wissen, ob sie an eine Heirat dächten.

Mein Vater fragte seine Mutter: «Soll ich Mary einen Verlobungsring kaufen?»

«Ja», sagte sie, «tu's gleich.»

Am selben Abend schenkte mein Vater meiner Mutter einen Ring mit einem kleinen Brillanten und winzigen blauen Saphiren. Die Verlobungsfeier war wie eine Hochzeit, sagte meine Mutter. Meine Großmutter Fanny, die Speisen außer Haus lieferte, kochte ein phantastisches Essen für die Party. Der Rabbiner kam und machte einen Knoten in ein weißes Leinentaschentuch, das die jungen Liebenden festhielten, um ihr Gelöbnis zu besiegeln.

Fanny erlebte die Hochzeit nicht mehr. Aber geheiratet wurde, und zwar am 19. Mai 1929.

Am Ende ihrer Geschichte sahen mich Sadie und meine Mutter triumphierend an. Es war eine der wenigen Geschichten, die glücklich endeten.

Louis K. starb in einem kleinen verwahrlosten Zimmer. Seine taubstummen Kumpel vermißten sein tägliches Erscheinen am Zeitungsstand an der Ecke. Einer wurde mißtrauisch und ging zu ihm. Er hatte Angst, die Tür allein zu öffnen, und bat die Wirtin, die Polizei zu rufen. Sie kam und brach die Tür auf.

Louis war schon tagelang tot, ohne daß es jemand wußte. Das Zimmer war aufgeräumt. Die einzige Unordnung waren die Jacke und die Mütze, die beim Aufbrechen der Tür auf den Boden gefallen waren. Seine Schuhe standen ordentlich unter dem Bett. Außer seiner Kleidung besaß er nichts, keine Bücher, keine Papiere.

Die Polizei suchte nach einem Adreßbuch, um jemanden, vielleicht einen nahen Verwandten, anrufen zu können. Sie fanden nichts, bis die Tür wieder in ihren Rahmen gehängt wurde. Louis hatte gewußt, daß er sterben würde. Auf ein großes Stück Pappe, das an die Tür geheftet war, hatte er geschrieben: «Wenn man mich tot findet, bitte meinen Bruder und meine Schwester anrufen.» Namen und Adressen waren deutlich in Druckschrift notiert. «Sagt meinen Freunden, sie sollen zu meiner Beerdigung kommen. Ich möchte ihnen Lebewohl sagen.»

Nachrichten verbreiten sich schnell in der Gehörlosengemeinde. Am nächsten Morgen versammelten sich fünfzehn Leute in der Kapelle, um sich von Louis zu verabschieden. Niemand wußte etwas von Louis' Geschwistern, und wenn sie einmal etwas gewußt hatten, war es längst vergessen. Sein Bruder war Zahnarzt oder Arzt. Mein Vater kannte die Einzelheiten nicht so genau, aber er war sicher, daß er Dr. Kazansky hieß und «ein großer reicher Mann» war. Er runzelte die Stirn und schüttelte den Kopf, weil Louis in solcher Armut gelebt hatte.

Mein Vater sagte: «Wir beteten still. Louis, mein bester Freund, lag im Sarg. Armer Louis, er war immer allein. Ich bete zu Gott, daß seine Seele gute Ruhe findet.»

Nach dem kurzen Gottesdienst, bei dem sich niemand die Mühe machte, für die taubstummen Freunde zu dolmetschen, wurde sein Sarg in den Leichenwagen gehoben. Sein Bruder und seine Schwester stiegen in eine schwarze Limousine, und die beiden Autos fuhren rasch davon. Mein Vater und seine Freunde blieben mit offenem Mund unter dem dunkelgrünen Baldachin des Bestattungsinstituts zurück. Niemand sagte ihnen, wo Louis begraben werden sollte. Niemand dachte daran, für diese U-Bahn-Fahrer ein Auto zur Verfügung zu stellen, um sie zum Friedhof zu bringen.

Mein Vater drehte sich wütend zu mir um und sagte: «Verdammte Hörende! Kümmern sich nie um die Gehörlosen!»

Ich schlang die Arme um meinen Vater, aber er stieß mich zornig von sich.

Als er wieder ruhiger war, sagte er: «Bin nicht böse auf dich, Ruth, nur böse auf Louis' Bruder und Schwester. Sie haben kein Gefühl für uns, kein Gefühl für Louis. Wir können nie sein Grab besuchen und seinen Grabstein sehen. Sie hören, wir hören nicht, aber wir sind nicht dumm.»

Als ich noch ein Kind war, als ich sieben und acht, neun und zehn Jahre alt war, tat ich oft so, als sei ich jemand anderes. Ich griff nicht in fremde Taschen und stahl keinen Plunder oder Tand, um mich wie Louis daran zu freuen. Ich stahl das Gehabe der Hörenden und hoffte irgendwie, eine andere sein zu können.

Solange ich klein war, akzeptierten mich die Gehörlosen. Sie ließen mich, manchmal nur flüchtig, in den Kreis gehegter Kindheit treten. In seltenen Augenblicken behandelten sie mich wie eine der ihren, eine «Gehörlose». Das waren die guten Zeiten für mich: Ich gehörte dazu.

Ich trat zwischen die Gehörlosenwelt und die Welt der Hörenden, paßte weder ganz in die eine noch in die andere und wußte nie ganz, wer ich war. Ich war ich, wenn ich in meiner Muttersprache redete, der Sprache der Hände. Unter den Gehörlosen war ich wohltuend ich. Der Klang ihrer Stimmen war für mich natürlich. Der Klang natürlicher Sprache war fremd. Ich saß stundenlang am Radio, hingerissen von der Entdeckung, wie ein Wort, das ich als «gehörlosen» Laut kannte, *wirklich* klang. Ich war ich, als ich normal sprechen lernte, aber ich blieb abgesondert.

Unter den Gehörlosen fühlte ich mich sicherer. Und die anderen Kinder – die hörenden Kinder der Gehörlosen – waren wieder eine andere Gesellschaft. Wir machten einander heimlich Zeichen, täuschten Taubheit vor und brachen über unser Geheimnis in schallendes Gelächter aus. Wir *konnten* ja hören.

Wir waren die Kinder der Gehörlosen.

Und wenn wir der Gebärdensprache unserer Eltern lauschten, wußten wir, daß wir nicht versagen durften. Wir alle trugen eine Last. Wir alle waren aufgeweckt, manche hochbegabt, und wir wußten, daß wir Erfolg haben mußten. Erfolg kam nicht in Arbeiterkleidung oder im Henkelmann. Wenn unsere Mütter arbeiteten, waren sie Schneiderinnen und traten kleidernähend in die Pedale alter Singer-Nähmaschinen in staubigen Fabriken. Unsere Väter waren angelernte Arbeiter.

Wir, die Kinder, waren die erfolgreichen Verheißungen der Zukunft. Früher oder später wurde uns allen von dem einen oder anderen Elternteil gesagt: «Wenn ich hören könnte wie du, wäre ich gescheiter als du.» Da war sie, die Wut auf die Taubheit. Wir mußten zweierlei sein: ein wenig taub und ein wenig hörend.

Da waren diejenigen unter uns, die in die Stille hineingesogen wurden, die wir immer mit uns herumtrugen. Da waren diejenigen unter uns, die trotzig stolz auf ihre Eltern waren und sich doch heimlich ihrer grellen Laute schämten. Da waren diejenigen unter uns, die, sobald sie's konnten, von Zuhause fortgingen und ihre Eltern verließen, um sie in ausdörrendem Schweigen allein alt werden zu lassen. Da waren diejenigen unter uns, die ihre gehörlosen Eltern ignorierten und die Gebärdensprache nie so weit beherrschten, um ihnen sagen zu können, was sie bewegte. Da waren diejenigen unter uns, die bewußt die Köpfe abwandten, wenn ihre Eltern Arme und Hände hoben, um mit ihnen zu reden. Und da waren diejenigen unter uns, die die Stille im Innern begruben. Wir gaben unsere Träume auf und kümmerten uns um unsere taubstummen Mütter und Väter. Sie waren unsere Kinder, und wir waren ihre Eltern. Wir, die Kinder, waren unsichtbar.

An Wintersonntagen saßen wir auf dem weinroten Linoleumfußboden meiner Mutter, schälten Mandarinen, hörten Radio und schwelgten gemeinsam im Klang der Luftwellen. Meine Mutter kochte Spaghetti, goß Dosen mit Del-Monte-Tomatensauce auf die zerkochten Nudeln, ließ Butterbröckchen darauf fallen, und wir Kinder aßen auf dem Boden und waren von dem Zauber des wöchentlichen Rundfunkprogramms «Wir tun, als ob» ganz hingerissen. Wir betraten märchenhafte Königreiche und lebten eine Stunde lang in der Phantasie.

Und an Sommersonntagen, wenn genug Geld für die U-Bahn-Fahrt da war, versammelten sich unsere Familien auf dem grünen Picknickrasen im Pelham Park, wo wir unsere Sonntage verspielten und die Bedeutung der «Gehörlosengemeinde» kennenlernten. In unserer Enklave im Park aßen und redeten wir ungestört. Niemand sah uns zu, und niemand schnalzte mit der Zunge und schüttelte den Kopf über unsere merkwürdig klingende sonntägliche Gemeinschaft.

«Los, kommt Baseball spielen», rief meine Mutter allen zu. Sie stieß eine Freundin an, die die nächste und die nächste anstoßen sollte, bis alle Blicke auf meiner Mutter ruhten.

Sie stand auf, hob ihre Arme voller Grazie und machte ihre Zeichen in die Sommersonne hinein: «Wir wählen jetzt die Teams aus. Vergeßt nicht, alle Kinder müssen in den Teams sein.»

Niemand kannte die Spielregeln genau oder wußte, wie viele in einem Team sein sollten. Es spielte keine Rolle, wir waren ja so viele.

Mein Vater sagte: «Du zuerst, Mary. Du bist die Mary am Schläger.»

Wenn sich die Sonne dem Horizont näherte, packten wir unseren Tag zusammen und gingen nach Hause, jede Familie in ihre eigene Wohnung. Wir lebten in der ganzen Stadt verstreut und warteten darauf, daß die Arbeit der folgenden Woche endete, damit wir uns wieder treffen konnten. Einen herrlichen Tag lang vergaßen wir, daß wir die Kinder der Gehörlosen waren.

5 Meine Mutter Mary

Mary vergaß nie, wer sie war. Sie hielt mich an sich gedrückt, verwob mich mit ihrem Leben, ließ es nicht zu, daß ich vergaß, wer sie war, ließ es nicht zu, daß ich unsichtbar war, bestand darauf, daß ich mich an ihre Geschichte und an die Geschichte ihrer Familie erinnerte, und darauf, daß meine gehörlose Familie nicht so wichtig wie meine wirkliche Familie war. Sie fuhr mit ihrem spitzen Zeigefinger in ausholender Bewegung von der Mitte ihres Kinns nach oben, womit sie das Wort *wirklich* betonte.

«Dein Leben, mein Leben, dasselbe. Wir sind von einem Blut. Du mußt meine Geschichte, deine Geschichte kennen, sie für die Familie aufheben. Es ist Geschichte.»

Als ich auf dem College war, sagte sie: «Vielleicht schreibst du eines Tages ein Buch über mich, über das Taubstummenleben.»

Sie war ihre eigene Heldin, und ich bin ihre Chronistin. Das Tagebuch, das sie nicht schreiben konnte, wurde mit ihren Händen für meine Augen und Hände geschrieben, die es zu Papier bringen sollten. Sie schlug der Uhr ein Schnippchen und bewahrte sich ihren Anspruch auf Unsterblichkeit, genoß die Behaglichkeit der Wiederholung, klammerte sich an einst gelebte Erinnerungen.

Ihre Handgeschichten wollten unbedingt aufgezeichnet werden. Sie waren die Substanz ihres Lebens, ihr Stempel auf eine Welt, die von hörenden Männern, Frauen und Kindern bewohnt wurde, deren Worte chaotische Sätze bildeten, die sie verwirrten.

Einmal verwirrte sie ihr eigener Name. Sie setzte mich zu sich und sagte: «Mein richtiger Name ist Miriam. Ich wurde 1908 zu Purim in England – London, England – geboren.»

Ich lauschte ihren Händen. Ihr Gesicht war wundervoll: Sie verlor nie das kindhafte Staunen über eine Entdeckung. Als ich ihr zulächelte, wartete sie darauf, daß meine Augen und meine Miene ihrer Geschichte volle Aufmerksamkeit schenkten.

«Mein Geburtstag ist nicht der sechste März. Das weißt du. Papa und ich fuhren 1959 allein, ganz tapfer allein, nach England. Ich wollte meine Geburtsurkunde sehen. Papa sagte, wir werden sie nie finden. Aber ich wußte es besser. Wir gingen in London nach Whitechapel zu einer Urkundenstelle. Da war ein Beamter, und ich schrieb ihm einen Zettel, um ihm zu sagen, daß ich meine Namensbescheinigung finden möchte. Er verlangte englisches Geld. Ich ließ es ihn aus meiner Hand aussuchen. Ich verstehe nichts von Pfunden und Shillingen. Wir gingen dann in einen Raum mit vielen Regalen voller Bücher, alle mit roten Ledereinbänden, alt und rochen gut, wie in einer großen Bibliothek. Ich fand ein Buch von 1905. Ich fand die Seite mit meinem Bruder Nathan, mit der Unterschrift meines Vaters Abraham und dann ein X für den Namen meiner Mutter. Dann fand ich meinen Namen in einem Buch, 1908. Ich sah, mein Name ist Miriam, und ich wurde am 10. April 1908 geboren. Große Überraschung.»

Ihre Augen sahen mich fragend an.

«Mama», entgegnete ich, «dieser jüdische Feiertag fällt jedes Jahr auf einen anderen Tag. 1913, als du zum ersten Mal zur Schule gingst, fiel Purim vielleicht auf den sechsten März. Wer weiß?»

«Ja», stimmte sie mir zu, «ich glaube, du hast recht. Diese Schule änderte meinen Namen und machte aus Miriam Mary. Mein Vater nannte mich immer Miriam, als ich noch ein kleines Mädchen war. Ich sah immer zwei *M* auf seinen Lippen, wenn er meinen Namen sagte. Damals begriff ich nicht, warum er meinen Namen so sagte. Jetzt verstehe ich es. Die Lehrer in meiner ersten Schule machten aus meinem Namen Mary. Vielleicht mochten sie meinen jüdischen Namen nicht. Schrecklich. Aber jetzt bin ich Mary, und ich bin Queen Mary.» Ihre Hände und Augen zwinkerten fröhlich.

Die Vergangenheit war der Grundstein ihres Lebens. Er hielt uns zusammen. Sie wiederholte die Geschichten immer wieder, und sie blieben wortwörtlich die gleichen. Sie erzählte sie wieder und wieder, bis sie in mir ruhten, meine eigene Geschichte waren.

Als sie Ende Siebzig war, war die Kadenz ihrer Hände anders, tief in der Erinnerung, ging tiefer und tiefer hinunter in den Ort, wo ihr Geist sich an unbelastetes Glück erinnerte. Fort war die Verwirrung nur teilweise verstandener Sprache. Sie war fröhlich, ihre Hände lebensprühend und jung. Ihr Körper, vom Alter erschlafft, nahm die Energie der Jungmädchenzeit an. Und ich wollte ihr meine Arme entgegenstrecken und sagen: «Oh, Mama, ich kann dich sehen, als du jung warst!» Aber ich wagte nicht, den Rhythmus ihrer sich erinnernden Hände zu unterbrechen.

Ich sah ihr junges Gesicht. Es war slawisch, von großer Schönheit, mit hohen Wangenknochen, die auf mongolisches Blut hindeuteten, das sich im Mittelalter quer durch Rußland mit einheimischem vermischt hatte, aber das Blaugrün ihrer Augen und ihr früher kastanienbraunes Haar verleugneten diesen Nachlaß als alleiniges Erbe. Wahrscheinlich war sie ein Nachfahre von jenem rothaarigen Stamm von Händlern, die vor Jahrhunderten über die russischen Steppen gezogen waren, dem Stamm, der zum Judentum übertrat. Ihr Vater war ein Rotschopf. Und in Miriam Brombergs Familie gibt es immer noch Rotschöpfe.

Ihre Geschichten beginnen.

«Einmal sagte mein Vater etwas in Zeichensprache, und ich verstand nicht, was er mir sagen wollte, bis ich sah, was er zu erklären versuchte. Seine Zeichen waren schwer zu verstehen.»

Sie nahm die Haltung eines kleinen Mädchens ein, als sie mit ihren Erinnerungen fortfuhr.

«Ich spielte in einer Schule auf der Bühne mit anderen Mädchen. Der Theatersaal war dunkel. Aber ich blickte hinaus und sah den roten Schnurrbart meines Vaters ganz hinten hinter den Plätzen. Ich vergaß das Stück, ich vergaß die Mädchen und rannte schnell von der Bühne runter und zu meinem Vater und rief seinen Namen – Abraham. Es war mir egal, ob die Leute mich hören konnten. Die meisten waren sowieso taub und konnten meine Stimme nicht hören. Es war mir egal. Ich war froh, meinen Vater zu sehen.»

Abraham wartete ruhig, bis seine kleine Tochter bei ihm ankam, und dann schickte er sie mit sanfter Handbewegung zur Bühne zurück, um ihren Part in der Vorstellung zu Ende zu spielen. Sie war sechs Jahre alt und dickköpfig. Sie klammerte sich an ihn und weigerte sich, auf die Bühne zurückzukehren. Die Lichter gingen an, das Stück wurde unterbrochen, und ihre Lehrerin marschierte auf sie zu. Mary beobachtete den Wortwechsel zwischen ihrem Vater und ihrer Lehrerin. Das Gesicht der Lehrerin wurde weicher. Sie nickte mit dem Kopf und gab Abrahams Bitte nach. Das kleine Kind, das beobachtete, wie die Münder redeten, verstand nichts.

Ihr Vater ging in die Hocke, um mit seiner Tochter auf gleicher Höhe zu sein, und zog die Finger einer Hand zusammen, so daß die Fingerspitzen sich berührten, und brachte dieses Symbol an seine Wange und tippte seine Wange mehrmals rasch an. Das ist das Zeichen für *Zuhause*. Es war ein Wort, das sie zusammen geübt hatten, ein Wort, das sie ihrem Vater beigebracht hatte. Es war ein Wort, das sie kannte, und es freute sie. Abraham war gekommen, um sie mit nach Hause zu nehmen.

Auf dem Weg zum Schlafsaal, um ihren Pyjama und Kleidung fürs Wochenende zu holen, hielt er sie fest bei der Hand und versuchte, mit dieser Berührung seine Nachricht an sie zu übertragen. Sie schüttelte den Kopf. Sie verstand seine Nachricht nicht. Sie blieben im Treppenhaus stehen. Abraham blickte sie an und versuchte, sie über seine eigene Zeichensprache zu erreichen. Er preßte seine Daumen- und Zeigefingerspitzen zusammen und erfand an Ort und Stelle ein Zeichen. Er berührte seine Schulter und schlug sich bis hinunter zu den Fingerspitzen auf den Arm und machte wieder das Zeichen für *Zuhause*. Jetzt gab es zwei Wörter, eines, das er erfunden hatte, und eines, das sie kannte. Und doch verstand sie immer noch nicht, was er ihr sagen wollte.

Auf der Heimfahrt versuchte er ihr mit seinen eigenen Zeichen wieder und wieder zu sagen, was sie wissen mußte. Als sie sich ihrem neuen Haus in Spring Valley, New York, näherten, waren keine weiteren Versuche, ihr etwas begreiflich zu machen, nötig.

Der Geruch des verkohlten weißen Hauses gelangte in ihre Nasenlöcher, bevor sie die schwarzrußigen Brandmale des Feuers sah, das ihr Zuhause vernichtet hatte. Sie verstand, daß ihr Vater auf seinem Arm entlang ein Streichholz gezündet hatte. Sie verstand jetzt sein Wort für *Feuer*. Die Hände hebend, wandte sie sich vom Haus ab und sah ihren Vater an. «Wo ist Fanny?» formte sie mit dem Mund.

«Mama ist in der Scheune.»

Mary rannte durch den Küchengarten zur Scheune, zum provisorischen Heim, das mein Großvater errichtet hatte. Abraham, der Zimmermann, Schreinermeister und Architekt, hatte in der alten Scheune ein neues Zuhause geschaffen. Er baute Häuser und antike Möbel, er verlegte Parkettböden und zimmerte Treppen. Er schnitzte Mahagonigeländer und baute Synagogen, aber dieses Mal konnte er seiner Familie kein dauerhaftes Zuhause errichten.

Meine Mutter sagte: «Alles war verloren. Ich erinnere mich noch an alles zu Hause in Spring Valley. Es war eine glückliche Zeit. Ich ritt auf einem Pferd und spielte mit meinen Brüdern. Ich ritt ohne Sattel. Ich erinnere mich noch an alles, was passiert ist. Ich weiß noch, wo alle Möbel standen, aber jetzt gibt es das alles nicht mehr. Fort. Meine Mutter saß in einem Wagen mit einem Pferd davor und schaffte Sachen und Leintücher, Kissen und Stühle in unser neues Scheunenhaus.»

Als die behelfsmäßige Scheune nicht mehr geeignet war, begann die Familie Bromberg mit ihrem Exodus. Meine Mutter kam von einer Taubstummenschule in die andere. Sie verlor die

Kontinuität der Sprache und lernte nie fließend sprechen. Obwohl alle Schulen und Lehrerinnen die Sprech-Methode benutzten, hatte jede Lehrerin einen individuellen Mund, ihre eigene Art und Weise, wie sie ein Wort auf den Lippen formte. Bei den häufigen Schulwechseln war es für meine Mutter nahezu unmöglich, alle Wörter aus einem einzigen Mund zu lernen. Ihre visuelle Verbindung mit einer klaren gesprochenen Sprache wurde fortwährend unterbrochen.

Am Ende zogen sie nach New Jersey, und meine Großmutter eröffnete ein Gebrauchtmöbelgeschäft, um die sporadischen Einnahmen meines Großvaters aufzubessern.

«Dort ging ich jeden Tag in die Taubstummenschule. Ich nahm den kleinen Jack mit. Das war gut. Ich war jeden Tag mit meiner Familie zusammen. Aber Jack war ein schlimmer Junge. Mrs. Wrigley, Jacks Lehrerin, sagte, mein Bruder Jack sei sehr klug. Aber warum gäbe es in einer Familie zwei taube Kinder, wo Nathan und Sam doch nicht taub waren?»

Sie sah mich an, immer noch fragend, immer noch wissen wollend, warum sie taub war. Ich antwortete ihren Augen nicht. Sie sollte weitersprechen.

«Also, ich erzähl's dir noch einmal. Ich fragte meinen Vater, warum. Ich sagte zu meinem Vater: ‹Abraham, warum hat Gott mich taub gemacht?› Und er antwortete: ‹Gott hat dich taub gemacht, weil du, wenn du hören könntest, für diese Welt zu schlau wärst. Deshalb hat er etwas weggenommen.›»

Meine Mutter war mit dieser Erklärung zufrieden. Die Weisheit ihres Vaters gefiel ihr. Als ich heranwuchs, hörte ich immer wieder: «Wenn ich nicht taub wäre, wäre ich klüger als du. Jack auch.» Ihr Zorn hatte sich auch im Alter nicht gelegt. Ich hatte diesen Satz früher gehört und würde ihn immer wieder hören.

«Ich habe gesunden Menschenverstand. Die Leute halten mich für dumm. Nein, nein, ich bin nicht dumm, niemand kann mich zum Narren halten. Ich weiß Bescheid.» Sie wußte Bescheid, und sie gab ihr Wissen an mich weiter. Dann erzählte sie: «Du weißt, mein Vater war ein Mann mit genialen Händen, die alles machen konnten. Er machte Drachen für uns Kinder ... und ich und Sam und Jack, wir spielten auf der Wiese mit den Drachen, die in die Luft flogen. Ich sah zu, wie die Drachen hochstiegen, immer höher in den Himmel. Es waren glückliche Zeiten.»

Aber sie mußten wieder umziehen. Abraham konnte die Miete für das Haus in New Jersey nicht aufbringen. Der Hauswirt ließ sie die Möbel nicht mitnehmen, erst sollten sie die rückständige Miete bezahlen. Abraham ging dieses Mal allein nach Brooklyn, um Arbeit und eine Wohnung für seine Familie zu finden und genug Geld zu verdienen, um seine Möbel zurückzubekommen.

«Das Leben in New Jersey war also vorbei. Und wir zogen nach New York. Mir gefiel New York nicht, keine Bäume, kein Gras, kein Garten für meine Mutter, aus dem sie frische Sachen für unser Essen holen konnte.» Aus ihren Händen sprach eine langsame Traurigkeit.

Abraham fand eine Wohnung in Brooklyn mit sechs Zimmern auf einer Etage. Sie war dunkel, und meine Mutter haßte sie. Sie ging nun wieder in die Schule, in der sie ihr sprechendes Leben begonnen hatte, die *Lexington School for the Deaf*. Aber sie weigerte sich, dort zu schlafen, und jeden Nachmittag fuhr sie mit der U-Bahn nach Hause.

«Ich ging auf der Straße an einem Gefängnis vorbei, und ich sah hinter den Stäben das rote Haar meines Vaters. Ich schaute noch einmal hin, und ich sah ihn Zeitung lesen. Ich wußte, daß es mein Vater Abraham war. Ich war ganz sicher. Ich kannte seinen Hals, wenn er sich hinunterbeugte und Zeitung las. Ich rannte nach Hause, schnell, sehr schnell, und ich erzählte meiner Mutter, was ich gesehen hatte.»

Ihre Hände flogen so schnell, daß ich sie unterbrach und sagte: «Mama, du bist zu schnell, mach langsamer, ich kann nicht alles sehen, was du sagst.»

Sie hetzte weiter, ohne auf meine Bitte zu achten. «Ich war wütend. Warum war mein Vater im Gefängnis wie ein Verbrecher? Ich wußte, er hatte wenig Geld. Ich wußte, er spielte gerne

Karten – oft. Ich wußte, es ging ihm schlecht.» Ihre Finger bewegten sich so schnell, daß ich ihre Bedeutung kaum koordinieren konnte.

«Er baute eine Synagoge für die religiösen Juden in Brooklyn, in der Nähe unseres neuen Hauses. Er arbeitete mit einem Mann, dem Präsidenten, glaube ich, des Tempels zusammen. Der Mann machte ihm Versprechungen. Du verstehst, was ich meine? Sehr religiöse Juden, die am Sabbat lange schwarze Seidenmäntel und große runde Hüte mit Nerzrändern tragen.»

«Du meinst die chassidischen Juden.»

«Ja, ja», schrien ihre Hände mich an, «ich sag es dir ja jetzt! Unterbrich meine Geschichte nicht! Ich erzähl dir alles! Mein Vater Abraham arbeitete schwer mit seinen Zimmermannshänden, um in dem kleinen Tempel ein paar Dinge fertigzumachen. Der Präsident schuldete ihm siebenhundert Dollar für seine Arbeitszeit und Holzwaren. Kein guter Mann. Er hat meinem Vater nie Geld gegeben. Schlechter Mann. Nicht wie andere gute orthodoxe Juden. Mein Vater arbeitete schwer, so schwer, und kein Geld. Vielleicht hat er sich mit ihm gestritten, ihn vielleicht geschlagen. Ich weiß es nicht, niemand hat es mir gesagt. Ich sagte meiner Mutter zu Hause, daß ich meinen Vater im Gefängnis gesehen hatte. Sie gestand mir, ja, dein Vater ist im Gefängnis, nur für kurze Zeit. Aber sie hat mir nie gesagt, warum.»

Ihre Augen schlossen sich. Ihre Hände ballten sich zu Fäusten. Und ich wartete auf das Ende ihrer Geschichte. Langsam öffnete sie die Augen wieder, löste die Finger und begann von neuem. «Meine Mutter sagte zu mir: ‹Gut, jetzt weißt du es. Heute abend bringst du deinem Vater koscheres Essen.›»

Am nächsten Tag wurde er entlassen.

«Mama», fragte ich, «hast du je erfahren, warum dein Vater im Gefängnis war?»

«Bin nicht sicher. Vielleicht hat er schlechte Schecks ausgeschrieben, vielleicht hat er den Mann geschlagen, der ihn für seine Arbeit nicht bezahlt hatte. Wer weiß? Vielleicht erinnert sich jetzt nur noch Gott daran. Wenn meine Mutter und mein Vater miteinander stritten, ging es immer um Geld. Deshalb bin ich in Wahrheit mit vierzehn von der Schule abgegangen. Um in der Fabrik zu arbeiten. Ich weiß, ich hab dir früher mal erzählt, es war, weil Louis Diphtherie hatte und ich wegen der Quarantäne nicht zur Schule gehen konnte. Aber die Wahrheit ist, ich wollte nicht in die Schule zurück, und meine Familie brauchte die neun Dollar, die ich pro Woche verdiente, für das Essen und um Rechnungen zu bezahlen.

Wir hatten eine Menge Sorgen. Viele Geschichten, die ich dir noch nie erzählt habe. Mein Vater war ein guter Mann, aber er fiel oft in Ohnmacht. Als er noch jung war und an Häusern arbeitete, traf ihn ein Stahlträger auf dem Kopf. Er war lange bewußtlos. Immer Sorgen, wenn er sich mit meiner Mutter stritt. Er wurde ohnmächtig, wenn er aufgeregt war. Oft. Er war ein lieber Mann, hat mich nie geschlagen, mir nie ein böses Wort gesagt, auch wenn ich Dummheiten machte. Wenn er mich sah, sagte er: ‹Komm, küß deinen Vater Abraham auf die Backe.›»

Eines Nachts, kurz nachdem Abraham aus dem Gefängnis entlassen worden war, erwachte meine Mutter, weil es nach Gas roch. Sie sprang aus dem Bett, das sie mit Jack teilte, und rannte in die Küche. Abraham lag auf dem Fußboden, der Gashahn war geöffnet und das Fenster geschlossen. Sie schrie nach Nathan und Sam, und als sie nicht kamen, öffnete sie das Fenster, drehte den Gashahn zu, lief zu ihren Betten und riß sie aus dem Schlaf mit in die Küche. Die drei schleppten meinen Großvater ans Fenster und hingen ihn über das Fensterbrett, bis ihn die frische Luft wiederbelebte. Langsam, behutsam halfen sie ihm zurück in die Küche.

«Hat er versucht, sich umzubringen?» fragte ich.

«Weiß nicht, niemand hat mir was gesagt – zu schwer, es mir in Zeichensprache zu sagen. Es war klar, was passiert war. Vielleicht wollte es mir niemand sagen. Sie dachten, ich bin dumm. Stimmt nicht. Ich hab beobachtet. Ich wußte Bescheid.»

Ich saß still da, und sie fuhr fort: «Ich denke lieber, daß er vielleicht wieder ohnmächtig wurde. Vielleicht hat dieser Stahlträger, der ihn vor langer Zeit am Kopf traf, ihn wieder bewußtlos gemacht. Aber der Gashahn?»

6 Mary und Benny, eine Liebesgeschichte

Ich beobachtete Hände und Gesicht meiner Mutter, während sie erzählte:

«Mein Vater Abraham kannte Benny Leonard gut. 1925 war Benny Boxweltmeister im Leichtgewicht. Im Winter 1926 besaß ein Mann, Mr. Epstein, einen Haufen Land in Sacket Lake, oben im Staat New York. Er bat meinen Vater, ein Camp für Kinder zu bauen, wo Benny Leonard und andere Boxer für den Kampf im Ring trainieren konnten. Mein Vater nahm an und fuhr im Frühling mit anderen Männern hinauf, um dieses Camp zu bauen.»

Bevor der Sommer kam, als die Hitze schon früh von den asphaltierten Straßen Brooklyns aufstieg, schrieb meine Großmutter ihrem Mann und fragte an, ob die Familie nicht zu ihm aufs Land ziehen könnte. Keine Woche später waren sie da. Meine Mutter freute sich, wieder auf dem Land zu sein, und ging raus auf die Felder, um Brombeeren für ihr erstes Abendessen zu sammeln.

Meine Mutter verbrachte die Sommertage fröhlich. «Ich liebte das Land. Es war eine so gute Zeit mit viel frischer Luft, sauber von den grünen Blättern und der weichen braunen Erde. Ich war so glücklich. Die ganze Familie für den Sommer zusammen. Ich war jung, ein freies Mädchen. Ich trug weiße Shorts, ein weißes Hemd und weiße Strümpfe bis zum Knie heruntergerollt. Meine Mutter sagte mir, es gibt einen Schönheitswettbewerb. Sie hat mich reingeschubst. Ich war schüchtern, aber ich machte mit. Ich, ein gehörloses Mädchen! Ich hatte aber schöne Beine mit schlanken kleinen Füßen.»

Ohne Vorbereitung, ohne zu wissen, wie sich der Tag abspielen würde, ließ sie es zu, daß ihre Mutter sie auf die Bühne schob, die Abraham gebaut hatte. Sie ging, nichts hörend, ihren jungen Mitbewerberinnen folgend, auf der hölzernen Plattforrn entlang. Wenn die andern sich umdrehten, drehte sie sich auch um. Lächelten sie die Schiedsrichter an, dann lächelte auch sie. Die Mädchen hatten zehn Minuten Zeit, um Badeanzüge anzuziehen. Und meine Mutter sagte mit lächelnden Augen: «Ich trug einen häßlichen beigen Badeanzug, aber alle konnten meine Beine und mein Gesicht sehen. Ich wartete darauf, daß die Schiedsrichter sagen, wer den Schönheitswettbewerb gewonnen hat. Ich sah, daß im Publikum alle klatschten. Ich blickte mich um, um zu sehen, wer den Preis gewonnen hatte. Da kam ein Schiedsrichter auf die Bühne, nahm meine Hand und holte mich nach vorn. Mein Gesicht wurde ganz rot, aber insgeheim war ich stolz. Ich bekam den ersten Preis. Ja, ich hatte gewonnen als schönstes Mädchen in Monticello – 1926. Die schönsten Beine.»

Sie wandte sich mir mit ihren siebzig Jahren zu und wartete auf meine Reaktion. Ich klatschte in die Hände und beglückwünschte sie, so wie ich es jedesmal getan hatte, wenn sie mir von ihrem Sieg über die hörenden Mädchen erzählte.

«Setz dich!» befahl sie fröhlich. «Ich erzähl dir die Geschichte von mir und den Leuten, die mich für ein schönes Mädchen gehalten haben, zu Ende.»

Es war eine meiner Lieblingsgeschichten.

«Ich hatte Sehnsucht nach meinem Schatz Ben. Deshalb schrieb ich ihm einen Brief und lud ihn nach Sacket Lake ein, um mit mir im kühlen Wasser zu schwimmen und Kanu zu fahren. Er schrieb mir – ja, er kommt in einer Woche. Ich war so glücklich, ich nahm den Brief mit ans Ufer des Sees, um der Sonne zuzusehen, wie sie auf dem Wasser spielte. Es war niemand dort, ein ruhiger friedlicher Ort. Ich war allein.»

Während sie von Bens bevorstehender Ankunft träumte, spürte sie eine Bewegung, und als sie sich suchend umsah, entdeckte sie zwei Liebende, die von einer Buschgruppe teilweise verdeckt waren. Sie rückte etwas näher und beobachtete, wie sie sich, Arme und Beine umeinandergeschlungen, zärtlich küßten. Der Mann sah hoch und fing den Blick meiner Mutter auf. Entsetzt und voller Scham über ihre neugierigen Augen in diesem intimen Augenblick, tauchte sie in das stille Seewasser. Aber sie konnte nicht schwimmen.

Das Wasser war tief, und sie schrie: «Ich ertrinke, ich ertrinke!» Ihre gellenden Schreie rissen die Boxer aus dem Ring, ihren Vater vom Hammer weg und ihre Mutter aus der Küche. Benny Leonard sprang ihr nach. Und Sekunden später war sie spuckend, Kleidung und Schuhe voll Wasser, am Ufer und sah sich der Menge gegenüber, die sich versammelt hatte, um ihre Rettung zu beobachten. Erleichtert legte ihre Mutter die Arme um die schlotternde Tochter. Als sie den Pfad zum Camp hinaufgingen, sprach der Mann, dessen Blick sie aufgefangen hatte, sie an. Meine Mutter sah verschämt zu Boden, während ihre Mutter Fanny und der Mann sich unterhielten.

Mary blinzelte sie an und versuchte angestrengt herauszufinden, wie wütend der Mann war. Er reichte Fanny eine Visitenkarte. Sie hob den Kopf und schaute ihm direkt ins Gesicht. Sie wartete auf eine Erklärung. Der Mann war Florenz Ziegfelds Manager und bot meiner Mutter die Chance, sich den berühmten Ziegfeld Girls anzuschließen. Geschmeichelt erklärte meine Großmutter ihrer Tochter in zögernden, aber energischen Zeichen, wer dieser Mann war und was er wollte.

Meine Mutter schüttelte den Kopf.

Fanny sagte: «Du brauchst nichts zu hören, du kannst den Mädchen auf der Bühne folgen, wie beim Schönheitswettbewerb.»

«Ich bin keine Tänzerin. Ich bin ein gehörloses Mädchen!»

Ich beobachtete ihre Augen, während sie sagte: «Wenn ich nicht taub wäre, wäre ich heute berühmt. Vielleicht ein Filmstar.»

Sie wurde noch fröhlicher, als sie mit ihren Händen weiterredete: «Aber Ben kam eine Woche später aus New York. Ich war glücklich, mit ihm zusammenzusein, und ich vergaß die ganze Sache mit Florenz Ziegfeld. Ich habe Ben davon erzählt, daß ich Tänzerin am Broadway sein könnte, aber er hat mich nicht gezwungen, niemand zwingt mich. Ich bin ich!»

Mein Vater stieß seine Hände in die Luft und schob die Geschichte damit beiseite. Ich sollte jetzt *seine* Worte sehen: «Benny Leonard hat mit mir im Ring gekämpft. Ich war ein guter Boxer, starke Hände. Ich glaube, er wollte es mir leichtmachen, nicht zu fest zuschlagen. Aber ich schlug mit meinen Fäusten in den schwarzen Boxhandschuhen kräftig zu.»

Es war die Zeit für Träume, die sich hätten erfüllen können. Der Ruhm als Schönheit, der Ruhm als Boxer entzog sich ihnen in ihrer Stille. Die tiefschwarzen Augen meines Vaters sahen meine Gedanken, und er sagte: «Macht nichts, wir waren glücklich, viele Jahre, ich hab Mary am liebsten gehabt. Wir hatten ein glückliches Leben. Taubsein ist nicht so wichtig.»

Ich reagierte nicht auf seine Äußerung.

Er schubste mich an der Schulter und erzwang meine Aufmerksamkeit. «Schau mich an, schau her, ich erzähle dir etwas! Du kennst doch Charles Atlas, den berühmten vollkommenen Mann. Er hielt sich für den stärksten Mann der Welt. Er ging immer im Camp herum und zeigte allen seine Arme und Muskeln. Das war ein großer Schwindler, ein großer Schauspieler. Ich habe ihm einen kleinen Schubs gegeben, und schon fiel er um. Er hatte Angst vor mir, vor meinen starken Händen und meinem Körper. Er fiel auf den Boden, auf die Erde, legte sich die Hände vor sein hübsches Gesicht und winkte mir ‹Aufhören, aufhören› zu.»

Er lachte, und ich lachte auch über diesen Unsinn. Und über Dinge, die in die Geschichte eingegangen sein mögen. Die Mißverständnisse ihres jungen Lebens, ihres Lebens in der Stille, klärten sich im Alter auf und wurden bejaht und angenommen.

Er sagte: «Ruth, es ist besser herumzualbern, als zu weinen.» Er drehte sich um und verließ den Raum so leise, wie er ihn betreten hatte.

Als mein Vater 1984 starb, saßen wir, meine Mutter und ich, im

Sonnenlicht, und sie sagte: «Bleib still sitzen, ich werde dir eine Geschichte erzählen.»

Ich dachte an all die Geschichten, die ich bereits gehört hatte, die Realität und Mythologie ihres Lebens – welche Geschichte würde ich jetzt wohl wieder hören und sehen?

«Du weißt, als ich meine Mutter Fanny verlor, als sie am 12. März 1927 starb, war ich untröstlich. Ich weinte zuviel. Ich wollte die Hochzeit mit deinem Papa Ben absagen.»

Am 1. April kam mein Vater seine geliebte Mary besuchen. Bei ihrer Gebärdenunterhaltung beleidigte er unabsichtlich ihre tote Mutter. Meine Mutter erinnerte sich nicht an die Beleidigung selbst, nur an das Gefühl aufsteigender Wut und an die in das Leichentuch gewickelte Mutter auf dem Fußboden mit den sieben brennenden Kerzen darum herum. Mein Vater wurde ein Opfer ihres Zorns. Sie zog den Verlobungsring vom Finger, warf ihn meinem Vater hin – er sollte gehen und nie wiederkommen.

Ich lachte.

«Nicht komisch!» gab sie zurück.

«Ich wollte Ben sehen, aber mein Vater Abraham sagte, es ist vorbei, ich soll Ben vergessen. Es war nur zwei Wochen nach dem Tod meiner Mutter. Er war zu traurig, um verstehen zu können, daß ich jetzt doppelt untröstlich war.»

Sie wartete noch einen Tag und konfrontierte Abraham erneut. Sie war krank gewesen, hatte sich übergeben und geweint. Ihr hatte alles weh getan. Sie beschloß, ihren Vater vollkommen über ihre Beziehung zu Ben aufzuklären. In den Tagen des Heiratsversprechens, in den Tagen, bevor meine Großmutter starb, im Überschwang ihres Treuegelöbnisses spielten Mary und Ben hinter der verriegelten Schlafzimmertür meines Vaters mit ihrer neuen Liebe.

«Ich wußte nichts von Sex. Leider hat uns Papas Mutter nicht gesagt, wir dürfen im Schlafzimmer nicht allein sein. Sie sollte sich schämen! Wir waren so jung, niemand hatte mir was erklärt.»

Mary wurde mit achtzehn Jahren schwanger. Als sie ihrer

Mutter erzählte, daß sie in jenem Monat und im Monat davor nicht menstruiert hatte, wußte meine Großmutter gleich Bescheid. Sie versuchte, ihre junge gehörlose Tochter mit allen Mitteln, die sie kannte, von der ungewollten Schwangerschaft zu befreien. Sie probierte die Mittel, von denen sie in der Neuen Welt gehört hatte, und griff schließlich auf eines zurück, das sie noch aus Smargon, einem Dorf in Polen, ihrem Geburtsort, kannte.

Meine Mutter schüttelte den Kopf und sagte: «Deine Großmutter setzte mich mit viel heißem Wasser in die Badewanne und goß eine Menge Wein zu, den sie selbst gemacht hatte. Sie hat jeden Herbst Wein gemacht. Aber es half nicht. Nichts half. Dann fand sie einen Arzt, weit weg von unserm Haus, und dort hatte ich die Abtreibung.

Traurige Zeit, ja, es war eine traurige Zeit. Meine Mutter verstand, sie war sehr gut zu mir, sagte, ich darf es niemand erzählen. Es war ein Frauengeheimnis, und jetzt war ich auch eine Frau, mit achtzehn. Ich zahlte dem Doktor einhundert Dollar, Geld, das ich gespart hatte, um Leintücher und Kissen, Decken und Handtücher für meine Hochzeit zu kaufen. Es war vorbei.»

Als mein Großvater diese Geschichte zum ersten Mal hörte, ließ er meinen Vater – voll Zorn über diese Verfehlung – wegen Vergewaltigung festnehmen. Es war keine Vergewaltigung gewesen. Es war das Liebesspiel zweier naiver Menschen, denen die möglichen Konsequenzen ihrer Handlungen nicht bewußt waren.

Gemeinsam gingen meine Mutter und ihr Vater zum nächsten Polizeirevier und erstatteten Strafanzeige. Sie wollte meinem Vater lediglich Angst einjagen und ihn zur Rückkehr zwingen. Meine Mutter lungerte an der Ecke, in der Nähe der Wache, herum und beobachtete, wie mein Vater aschfahl zwischen zwei stämmigen, Knüppel schwingenden Polizisten eintraf. Als meine Mutter die Handschellen sah, daß seine Hände von Metallringen umschlossen und zum Sprechen nicht mehr fähig waren, bekam sie Gewissensbisse. Sie wartete eine Stunde lang an der Ecke, überlegte und plante, dann betrat sie schüchtern die Wache, schrieb etwas auf einen Zettel und reichte ihn dem Sergeant am Schreibtisch. Auf dem Zettel stand: «Ich möchte meinen Freund Ben Sidransky sehen.»

Meine Mutter war schön, ihr Lächeln gewinnend, und der Sergeant führte sie zu der Zelle, in der mein Vater die Stäbe umklammerte. Die Handschellen waren weg.

Zerknirscht sagte sie zu ihm: «Ben, es tut mir leid. Sehr leid. Bitte, komm zurück.»

Er blickte geradeaus und ignorierte ihre flehenden Hände. Er tat, als ob er sie nicht erkannte. Er war furchtbar wütend. Er hatte nichts Böses getan und wollte meine Mutter nicht ansehen. Sie versuchte vergeblich, ein Zeichen aus ihrem Ben herauszuholen. Er gab ihr keines. Verzweifelt ging sie allein nach Hause.

Am folgenden Morgen kam die Sache im Gericht vor den Richter. Meine Mutter und mein Großvater betraten früh den Gerichtssaal und setzten sich in die erste Reihe der Holzbänke. Mein Vater, der vom Gerichtsdiener hereingeführt wurde, sah zerzaust aus. Er hatte in seinen Sachen geschlafen, das Essen verweigert und sich weder das Gesicht gewaschen noch sein dichtes schwarzes welliges Haar gekämmt. Meine Mutter versuchte, mit Augen und Händen seine Aufmerksamkeit zu erregen, aber er war unerbittlich. Er sah sie nicht an.

Sie war zerknirschter denn je. Ihre Fürbitte bei ihrem Vater hatte nichts gefruchtet.

Der Fall wurde aufgerufen. Ben stand mit seiner Mutter vor der Richterbank. Meine Mutter beobachtete die Vorgänge, wußte aber nicht, was gesagt wurde. Ein Gerichtsdolmetscher wurde nicht zur Verfügung gestellt. Mein Vater verließ den Gerichtssaal, ohne meine Mutter eines Blickes zu würdigen. Später erfuhr sie von ihrem Vater, daß Ben gegen eine Kaution von eintausend Dollar freigekommen war. Meine Großmutter Lizzie bezahlte die Summe. Der Richter sagte ihr, daß der junge Ben eine Gefängnisstrafe von zehn Jahren zu erwarten habe, wenn er sich weigern sollte, meine Mutter zu heiraten. Als meine Mutter das hörte, erschrak sie. Aber sie hatte keine Angst. Ihr Ben würde nicht ins Gefängnis gehen.

Am Nachmittag ging sie nicht zur Arbeit, sondern machte sich auf den Weg zu Bens Haus. Sie klopfte an die Tür und klingelte. Seine Mutter kam an die Tür. Mary bat, eintreten zu dürfen, aber meine Großmutter ließ sie nicht ins Haus. Sie hatte Ben verletzt.

Nach der Gerichtsverhandlung war er ins Haus gestürmt, hatte ein großes Küchenmesser gepackt, war in sein Zimmer gerannt und hatte die Tür zugeworfen. Seine Schwestern und seine Mutter klopften an die Tür. «Benny, komm raus! Benny, mach die Tür auf!» Er antwortete nicht. Er konnte sie nicht hören. Und wenn er sie hätte hören können, hätte er sicher auch nicht geöffnet. Er wollte Trost. Er war dickköpfig und saß allein in seinem Zimmer, bis die Nacht kam. Er wollte niemanden sehen.

Mary grübelte über ihre Dummheit nach. Jetzt trauerte sie nicht nur um ihre Mutter, sondern auch noch um Ben. Sie ging nach Hause und saß allein im Eßzimmer, bis sie einen Plan faßte und eine Komplizin gewann.

Sie erzählte: «Ich ging zu meiner Freundin Tessie. Weißt du, sie hatte zwei gehörlose Schwestern, und sie war auch gehörlos. Ich weiß, daß Ben mit dieser Familie befreundet war und sie oft besucht hat. Sie waren Nachbarn. Ich bat sie, Ben an einem bestimmten Tag einzuladen und mir zu sagen, um welche Zeit, und dann komme ich eine halbe Stunde später.»

Während sie mir das alles erzählte, veränderte sich ihre Miene. Sie war lebhaft, reizend und entzückt von ihrer eigenen Schlauheit.

Sie wartete geduldig zwei Wochen lang, bis der Tag arrangiert war. Sie zog sich besonders gut an. Sie trug Sachen, die sie für ihre Flitterwochen aufgehoben hatte: einen blaßgrünen Angorapullover, der ihre grüngesprenkelten Augen gut zur Geltung brachte, einen marineblauen Frühjahrsrock und winzige Perlohrringe.

Als sie in Tessies Wohnung kam, war sie kampfbereit. Tessies Mutter öffnete die Tür und führte sie ins Wohnzimmer. Mary, die von Natur aus ungeheuer schüchtern war, marschierte mit erhobenem Haupt und strahlendem Lächeln hinein.

Mein Vater drehte sich von seiner Gebärdenunterhaltung mit

Tessie um und sah sie. Er stand auf und wollte gehen. Er konnte ihre Gegenwart nicht akzeptieren. Er war öffentlich gedemütigt und gequält worden. Er hatte eine Nacht im Gefängnis verbringen müssen, und die Sache mußte zur endgültigen Verhandlung noch vor den Richter kommen. Sein Zorn fraß an ihm. Er hatte ein steinernes Gesicht und hob weder Arme noch Hände, um diese junge Frau, die er ja liebte, zu begrüßen. Als er das Zimmer verlassen wollte, schaltete sich Tessie ein: «Bitte bleib, Ben. Es ist Zeit für mich und meine Familie, Abendbrot zu essen. Mein Vater hat Nachtschicht, wir müssen frühzeitig essen. Wart auf mich, ich möchte mit dir reden. Bitte.» Sie ging aus dem Wohnzimmer. Mein Vater saß mit meiner Mutter fest.

Die einander entfremdeten jungen Liebenden waren allein. Erst berührten sich ihre Augen, dann ihre Hände.

Mary sagte: «Oh, Ben, es tut mir leid. Ich war ein bißchen verrückt. Meine Mutter war gerade gestorben, und ich hab dummes Zeug zu dir gesagt.»

Ben konnte nicht widerstehen. Er unterlag ihrem Liebreiz. Er sagte: «Komm, Mary, wir gehen zur Williamsburg Bridge und reden mehr über dich und mich, über das, was passiert ist.»

Hand in Hand verließen sie Tessies Wohnung, gingen die Treppe hinunter auf die Straße und der Brücke entgegen. In der Mitte dieses majestätischen Bogens blieben sie stehen, um sich zu umarmen und zu küssen.

Meine Mutter drehte sich zu mir und sagte mit strahlendem Lächeln: «Wir liebten uns im scheidenden Sonnenschein.»

Ben sagte zu seiner Mary: «Laß uns weglaufen! Wir können durchbrennen – wir können sofort heiraten, gleich morgen!»

Mary antwortete mit den Händen: «Ja, wir werden weglaufen. Ich werde meinem Vater nichts sagen, und du wirst deiner Mutter nichts sagen. Wir machen es heimlich.»

«Und wie machen wir es?» fragte Ben.

«Ich werde bald nach Hause gehen. Ich werde einen kleinen Koffer packen, und du machst dasselbe, wenn du zu Hause bist, und morgen treffen wir uns und heiraten.»

Sie freuten sich riesig.

Als Mary zu Hause eintraf, fragte Abraham, der ihr verändertes Benehmen bemerkte: «Miriam, du bist so fröhlich. Als du weggingst, warst du traurig. Was ist passiert?»

Sie konnte ihr Geheimnis nicht bei sich behalten und beichtete ihm ihre Pläne. Er war strikt dagegen und bestand auf einer richtigen Hochzeit, wie es sich ihre Mutter gewünscht hatte.

Zur gleichen Zeit wurde Ben von seiner Mutter wegen seines veränderten Gangs, seines Schwungs konfrontiert. Als er ihr von seinen Plänen erzählte, sagte sie: «Es ist vorbei – heirate Mary nicht. In der Familie gibt es drei Gehörlose! Willst du denn auch taube Kinder haben?» Benny war so wütend, daß sie seine Liebste ablehnte, daß er wieder nach dem Messer griff und dieses Mal damit drohte, sich selbst umzubringen, wenn sie in die Heirat nicht einwilligte. Da gab sie nach.

Die Eltern der Braut und des Bräutigams kamen zusammen und besprachen die Hochzeitspläne. Die Mutter meines Vaters, Grandma Lizzie, weigerte sich, bis zum Freispruch meines Vaters – bis alle Anschuldigungen fallengelassen würden – irgendwelche Hochzeitspläne zu schmieden. Gegen Ende der ersten Maiwoche waren sie alle wieder im Gerichtssaal versammelt und warteten geduldig darauf, daß der Richter ihre Sache aufrief. Als mein Vater sah, daß sein Name und der Name meiner Mutter aufgerufen wurden, trat er vor den Richter.

Der Richter fragte: «Versprechen Sie, Mary Bromberg zu heiraten?»

Ben nickte und antwortete mit seiner Stimme: «Ja.»

Mein Vater verstand ohne Dolmetscher, was der Richter forderte: «Sie müssen in einer Woche heiraten. Das muß sicher sein.»

Die Hochzeit wurde eilig arrangiert und fand am neunzehnten Mai im Haus seiner Mutter statt.

Mary hatte gewonnen.

Meine Mutter wartete, bis sich ihre Gedanken sammelten. «Der Hochzeitstag war nicht so gut. Als wir im Wohnzimmer von Bens Mutter unter der Samt-Chuppa von einem Rabbiner getraut wurden und wir alle Leute begrüßten, die uns Glück wünschen wollten, drehte ich mich um und sah, daß mein Bruder Nathan und Ben mit den Fäusten aufeinander losgingen. Ich wußte nicht, warum. Mein Cousin stoppte den Kampf. Es war nicht gut, nicht nett.»

Sie wollte nicht im Haus bleiben. Sie war über den Tisch, den meine Großmutter Lizzie gedeckt hatte, enttäuscht. «Kuchen und Whiskey. Ein paar Heringe. Ein bißchen Obst. Das war alles.»

Ihr Cousin, der den Boxkampf abgebrochen hatte, lud alle ein. Er sagte, sie würden ein Hochzeitsmahl bekommen, das seine Frau bereitet hätte. Die Familie meines Vaters wollte die Einladung nicht annehmen. Seine Schwester Anna sagte, er solle zu Hause bei seiner eigenen Familie bleiben und nicht zur Hochzeitsfeier gehen, die die Familie meiner Mutter vorbereitet hatte. Mary war wütend. «Ich sah Anna an und sagte, ‹Was willst du? Ben ist jetzt mein Mann, und er geht mit mir.›» Ihre Hände jubelten über diesen endgültigen Sieg.

Die verfeindeten Familien trennten sich, und die Familie meines Vaters blieb zu Hause, ohne Braut und Bräutigam. Mary und Ben und ihre Familie marschierten fünf Häuserblocks weiter. Die Schiebetüren zwischen dem Wohnzimmer und dem Eßzimmer waren geöffnet worden, um den langen Tisch, den mein Großvater Abraham für diesen Anlaß geschreinert hatte, unterbringen zu können. Der Tisch war mit Speisen beladen, warmen und kalten, süßen und scharfen. Ben und Nathan schüttelten sich über dem Essen die Hände, und der Frieden war zwischen den neuen Verwandten wiederhergestellt.

Und als der Abend vorüber war, begleitete Nathan, mit Hochzeitsgeschenken beladen, die frisch Getrauten in ihre neue Wohnung im fünften Stock. Am nächsten Morgen erwachte Mary, drehte sich um, um Ben zu berühren, aber er war fort. Sie suchte ihn in der kleinen Wohnung. Er war nicht da. Sie wartete erst Minuten und dann eine Stunde, und dann noch länger. Endlich öffnete er die Tür mit seinem Schlüssel und betrat schwitzend und lächelnd das Wohnzimmer.

Mary fragte: «Warum warst du so lange fort? Ich bin schon seit fast zwei Stunden wach.»

Ben antwortete: «Ich mußte ganz früh am Morgen zur Williamsburg Bridge laufen. Du hast geschlafen. Ich konnte dich doch nicht wecken.»

Meine Mutter erzählte mir von diesen Tagen mit begeisterten Händen. Es war eine glückliche Zeit, in der sie ihre neuen Rollen, ihre Liebe füreinander entdeckten.

Ein Jahr später gebar sie ihr erstes Kind – ein Mädchen –, das aber aus unbekannten Gründen nach drei Tagen starb.

Ich wurde im folgenden Jahr, im Juli 1929, geboren.

Ich wurde sorgsam behütet. Die Namensgebung war emotionsgeladen. Meine Mutter wollte auch mich nach ihrer Mutter nennen, aber der Rabbiner ließ es nicht zu. Ich durfte nicht wie ein totes Kind heißen, das seinen Namen nie getragen hatte.

Als wir das Krankenhaus verließen – meine Mutter und ich mit meinem stolzen Vater –, fuhren wir mit dem Taxi direkt zum Haus seiner Mutter. Meine Mutter ärgerte sich darüber. Sie war müde und wollte nach Hause. Ben konnte seine Freude nicht für sich behalten. Seine Mutter sollte die erste sein, die mich zu sehen bekam. Ich wurde nach ihrer Mutter, Rachel Rosen, genannt; nach alter Sitte wurde mit dem Anfangsbuchstaben des Namens meiner Urgroßmutter ein Name für mich ausgewählt.

Mein Großvater Abraham kam vor lauter Aufregung geradewegs ins Haus meiner Großmutter Lizzie. Ich war sein erstes Enkelkind, und er wollte, daß ich einen Mittelnamen bekam, er wollte, daß bei mir die jüdische Namensgebung beachtet wurde. Meine Mutter war Zeuge des wütenden Wortwechsels zwischen meinen zankenden Großeltern. Als mein Großvater darauf bestand, daß ich einen Mittelnamen bekam, spottete meine Großmutter: «Wofür?» Und so habe ich nur einen Namen – Ruth.

Meine Mutter sagte: «Erst als ich siebenundsiebzig war, wußte ich, daß ich einen Mittelnamen hatte. Mein Bruder Nathan schrieb und sagte mir, mein Mittelname ist Shifra. Mein ganzes Leben lang hatte ich keinen Mittelnamen, du hast keinen Mittelnamen. So ist das Leben – manchmal komisch.»

Frustriert, müde und verletzt verlangte Mary, nach Hause gebracht zu werden. Sie brauchte Ruhe. Mein Vater trug mich, und mein Großvater stützte seine Tochter, als sie die wenigen Häuserblocks bis zu ihrem Brownstone-Haus gingen.

Im schwindenden Licht des späten Nachmittags wandte sie sich mir zu, hob ihre Arme und sagte: «Deine Großmutter hätte zuerst zu mir kommen müssen. Ich hatte gerade ein Baby bekommen, dich – Ruth.»

Ich sah sie an, als sie mir von ihrem Zorn erzählte, dem Zorn, den sie immer noch mit sich herumtrug, und sagte: «Mama, es spielt keine Rolle, daß ich keinen Mittelnamen habe. Ich weiß, wer ich bin. Ich bin die Tochter von Mary und Ben.»

Ihr Gesicht lächelte, und sie sagte mit Bedacht: «Du hast keinen Mittelnamen, aber für mich bist du immer meine Prinzessin Ruth.»

7   Mein Vater Benny

Niemand nannte meinen Vater Benjamin. Er war Ben oder Benny. Die Hörenden nannten ihn Benny. Ich nannte ihn manchmal auch Papa Ben. In der Zeichensprache sagte er, er heiße Benjamin.

Und wenn man ihn «Benny the Dummy» rief, was sowohl Stummer als auch Dummkopf heißen kann, schwoll mir der Kamm. Dummies machen keine Freude. Und mein Vater machte Freude. Er massierte sich die Brust, die rechte Hand über dem Herzen, und lächelte. «Komm, wir wollen Spaß haben.»

Wenn ich niedergeschlagen war, sagte er: «Lächle lauter.» Ich lachte und antwortete: «Du weißt doch, daß Lächeln lautlos ist.»

«Ruf Mama», sagte er. «Ich werde die Lichter ausmachen. Es gibt eine Theatervorstellung – ich werde eine Vorstellung geben.»

Das Licht ging aus, und ich signalisierte meiner Mutter, daß es Zeit war, das Wohnzimmer zu betreten. Sie bewegte sich wie immer, als ob sie höfischer Musik lauschte, mühelos, nach einem inneren Rhythmus.

«Ruf Mama!» verlangte er mit Nachdruck.

«Sie kommt schon. Ich kann sie hören.»

«Ich hab vergessen, du bist ja eine Hörende.» Er hielt die Hände an die Ohren und brachte mich mit seiner übertriebenen Gestik zum Lachen.

Er zündete eine Kerze an, und der Lichtschein flackerte an der Rückwand.

«Jetzt – alles fertig!» brüllte er mit seiner Stimme. «Jetzt gehen wir in den Zoo!»

Er spreizte die Finger, winkelte den Arm an, und Hirsche setzten mit großen Sprüngen über den Himmel. Er drehte sich zu uns um und beobachtete, wie wir mit großen Augen die Wunder seiner magischen Hände bestaunten. Der Schatten seiner Hände galoppierte über den Horizont, und Pferde trabten im Bogen bis zur Decke und verschwanden. Wir sahen kämpfende Hähne und langhalsige Giraffen, die an Baumspitzen knabberten. Wir jubelten, wenn wir den schwerfälligen Rüssel des Elefanten unsichtbares Wasser aus seiner Hand schlürfen sahen. Er war wunderbar. Er blies die Kerze aus und verlangte Licht.

Wenn das Licht wieder brannte, sagte er: «Jetzt sagt mir, welches Tier das ist.»

Und wir warteten gespannt auf seine Gorillanummer. Er ging in die Hocke, tief und tiefer, und tanzte im Zimmer umher, starrte uns zornig an, pickte Ungeziefer aus seinem Fell, zerschnippte es zwischen den Fingern, setzte sich besänftigt hin und schälte ruhig eine Banane, die er langsam aß.

Meine Mutter sagte: «Genug Blödsinn. Morgen bringen wir die Kinder in den richtigen Zoo.»

Mein Vater, der sich nicht einfach so abschieben ließ, wollte sofort mit uns spazierengehen. Meine Mutter protestierte, es war schon spät. Er ignorierte ihre Einwände und sagte: «Komm, Ruth, wir suchen die Tiere auf der Straße.»

Ich zog meinen Mantel an, mein Vater Jackett und Mütze, und wir gingen auf die beleuchtete Straße. Ich stand an der Tür und wartete auf ihn. Auf der Treppe sagte er: «Erzähl Mama nicht, daß ich Essensreste für die Hunde, Katzen und Tauben aufgespart habe.»

Als wir in die Gasse kamen, wo die verbeulten Metalleimer standen, huschten die nach Abfällen suchenden Katzen davon. Er packte einen Deckel und schlug ihn gegen einen Mülleimer. Er schmatzte einladend, und die Katzen versammelten sich um uns herum, die streunenden Hunde kamen, und er stand unter ihnen und fütterte sie mit unserem Abendbrot. Er gab mir ein Stückchen Leber und sagte: «Jetzt paß auf, wie ich einen Hund füttere. Dann machst du es genauso.» Die Leber fühlte sich ölig in meiner Hand an. Sie roch nach gebräunten Zwiebeln, aber ich hielt sie fest. Ein großer gelbbrauner Hund mit Schlappohren näherte sich meiner Hand, und ich zuckte zurück.

«Hab keine Angst. Der Hund will das Essen haben. Beweg dich nicht, öffne deine Hand und halte es ihm unter die Nase. Er kommt, er beißt dich nicht. Er wird dein Freund sein.»

Der Hund leckte mir die Leber aus der Hand. Dann leckte er meine Hand sauber.

Ich kicherte, und mein Vater tätschelte meinen Kopf. «Siehst du, ich zeige dir, wie man sich mit den Tieren anfreundet.»

Danach ging ich noch oft mit ihm hinunter, und gemeinsam fütterten wir die Tiere aus der Nachbarschaft.

Eines Abends betrat er die Küche – er roch noch nach der Polsterfabrik – und sagte: «Ich habe eine Überraschung!» Er zog Mama von ihrem kochenden Rindereintopf, mich von meinem Märchenbuch und Freddie von seinen Spielzeugsoldaten auf dem Fußboden weg und sagte: «Folgt mir ins Wohnzimmer.»

Wir versammelten uns um ihn herum und warteten auf seine Neuigkeiten.

«Setzt euch alle hin. Das Essen kann ein paar Minuten warten.»

Wir saßen still. Er langte in seine Jackentasche und zog einen Umschlag heraus.

«Was glaubt ihr, was ich da habe?»

«Einen Brief», sagte ich.

«Nein, zu einfach. Denk mehr darüber nach. Benutz dein Gehirn. Du bist schon neun Jahre alt.»

Er lachte zufrieden. «Okay, ich sag es euch. Da drin ist ein kleiner weißer Umschlag. Ein Geschenk für die ganze Familie.»

Ich langte nach oben, um ihm den Umschlag aus der Hand zu reißen. Aber er war zu schnell für mich. «Nicht fair. Du mußt mir sagen, was du denkst.»

«Ich gebe auf, Papa, sag es uns doch!»

«Ihr kennt doch die großen Tiere, die nach New York kommen – Löwen, Tiger, Elefanten, vielleicht eine Giraffe mit einem langen Hals, Musik für Kinder, eine Show für alle.»

«Gehen wir wieder in den Zoo?» fragte ich enttäuscht.

«Nicht in den Zoo. Der Zoo ist in der Bronx. Wir gehen nach New York. Wir nehmen die U-Bahn nach Manhattan. Wir fahren zum Madison Square Garden. Wir gehen in den Zirkus.»

Wir fielen über ihn her. Er hob mich in die Höhe und fragte mit seiner freien Hand: «Gefällt dir die Überraschung?»

Es war Samstag, Zeit für den Zirkus. Wir waren aufgeregt, und mein Vater Benny freute sich am allermeisten.

«Wir dürfen nicht zu spät zum Zirkus kommen. Es gibt viel zu sehen, viele Tiere, eine dicke Frau, ein Mensch mit zwei Köpfen. Es riecht nach süßer Zuckerwatte, vielen Erdnüssen. Es gibt Elefanten und Clowns. Die Eintrittskarten waren teuer. Beeilt euch, beeilt euch! Wir gehen zur U-Bahn. Wir werden nichts versäumen.» Er war elektrisiert und lud die Atmosphäre mit seinen Zeichen auf. Wir gingen in den Zirkus!

Die Luft war klar. Mein Vater ging allein. Meine Mutter folgte, wie immer, hinter ihm. Ich lief neben meinem Bruder her. An der U-Bahn-Station erinnerte uns mein Vater: «Denkt dran – wenn der Mann nicht hinschaut, schlüpft ihr schnell unter der Schranke durch. Ihr zahlt kein Fahrgeld. Wir sparen das Geld.» Wir taten es und gingen mit unserer Mutter durch, während mein Vater den Mann an der Kasse ablenkte.

«Hey, Kids, das könnt ihr nicht machen! Ihr müßt euren Nikkel bezahlen! Kommt zurück!» brüllte er.

Ich stellte mich taub. Ich hob meine Hand, um meinem Bruder Zeichen zu machen, und ignorierte die zornigen Worte des Mannes. Ich bedeutete meiner Mutter: «Beeil dich, wir verpassen die Bahn! Ich höre sie kommen!»

Sie hielt mich zurück. «Sprich nicht in Zeichen mit deinem Bruder! Ihr seid nicht taub. Ihr könnt hören. Sprich mit dem Mund!»

Ich hob trotzig die Schultern.

Auf der Fahrt sprach ich kein Wort, auch mein Bruder nicht. Wir machten Zeichen. Unsere Eltern wandten sich wütend darüber von uns ab. Als wir wieder draußen waren und zum Madison Square Garden liefen, fragte meine Mutter: «Warum macht ihr Zeichen? Schämt ihr euch vielleicht, daß ihr hören könnt? Seid ihr taub wie eure Mutter und euer Vater?»

Mein Vater unterbrach die Tirade. «Sind doch Kinder! Wenn sie älter sind, werden sie es besser verstehen. Sie spielen nur. Vergiß es! Wir werden gleich viel Spaß haben.»

Im Madison Square Garden war es laut, und es roch schlecht. Ich wollte weglaufen. Mein Vater zog mich zurück. «Du hältst meine Hand, bis wir uns setzen. Du darfst nicht verlorengehen. Das ist ein sehr großes Haus. Mama hält Freddies Hand.»

Mit einer großen Hand hielt er mich fest, und mit der anderen zeigte er auf alles Neue. Er brachte mir bei, wie man schaut, wie man sieht.

«Faß es mit der Hand an. Fühl die Holzspäne auf dem Boden. Du mußt sie mit den Fingern berühren. Die Hände helfen, du verstehst es besser.»

Ich berührte das niedergetrampelte Sägemehl mit einer Hand und klammerte mich mit der anderen an meinen Vater.

«Denk jetzt auch dran – faß den Löwen im Käfig nicht an! Er beißt dir die Hand ab. Dann kannst du nichts fühlen, nichts lernen.»

Es wurde leiser um mich, und ich lauschte der Stille, die mich alle Dinge, die zu sehen waren, in mich aufnehmen ließ.

Mein Vater drückte meine Schulter. Ich schaute zu ihm auf, und er sagte: «Weißt du noch, wie wir dich mal auf der Williamsburg Bridge verloren haben? Wir wollen dich nicht wieder verlieren. Bleib also an meiner Hand. Halt dich an meinem Gürtel fest.»

Als wir hinauf zu unseren Plätzen kletterten, war ich nicht mehr im Zirkus, roch das phantastische Geschehen in den drei Manegen unter mir nicht mehr. Ich stand auf der Brücke, die Brooklyn mit Lower Manhattan verbindet.

Mein Vater sagte: «Schau die dicken Drähte an, die die Brücke am Land festhalten. Es sind starke Seile, Metallfäden, die das Wasser mit dem Land verweben.» Er webte die Kabel ehrfurchtsvoll durch seine Finger.

Und als er die Brücke rühmen wollte, ließ er meine kleinen Hände los und sagte: «Sieh – sieh die Brücke! Schau sie an, lern sie! Es ist ein Lied, das Männer gemacht haben, Männer, die wie ich mit den Händen arbeiten.»

Ernst hob er mich auf seine Schultern, damit ich größer als er sein konnte, und sagte mit seiner Stimme, denn ich konnte ja seine Hände nicht sehen: «Was siehst du noch?»

Er schwang mich wieder von seinen Schultern herunter und sagte: «Sag mir, was du gesehen hast, Ruth, mein Baby Ruthie.»

Ich sah das Wasser glitzern, das Sonnenlicht auf den sanften kleinen Wellen hüpfen. Ich sah Vögel, deren Namen ich nicht kannte, hoch in die Luft fliegen. Ich freute mich ganz allein.

«Was hörst du? Kannst du die Brücke hören? Hat sie einen Klang?»

Ich hörte die Brücke schwanken, wußte aber nicht, wie ich das Wort *schwanken* mit Zeichen beschreiben sollte. Deshalb tanzten meine Hände fein zum Summen der Brücke über dem Wasser.

«Gut, daß du hören kannst. Ich fühle, was du hörst.»

Auf dem Weg nach Manhattan hinunter waren die Hände meines Vaters lebhaft. «Das ist mein Haus. Hier bin ich geboren.» Er redete weiter, aber ich achtete nicht mehr auf seine Hände. Ich plante meinen Alleingang über die magische Brücke.

Ich war nicht mehr im Zirkus. Obwohl meine Augen Tiger durch brennende Reifen springen, Clowns aus kleinen Autos purzeln, Elefanten schwerfällig trotten, Trapezkünstler sich von einem zum anderen schwingen sahen, war ich wieder in der Stadt mit meinem Vater – in seiner geliebten City. Ich ging allein über die Brücke. Ohne Angst. Es regnete nicht, aber es fühlte sich nach Flußnässe an. Ich war jung und glücklich.

Später, als ich auf dem College war, in meinem ersten Studienjahr, sagte mein Vater: «Ruth, komm, wir nehmen die U-Bahn. Wir gehen zu einer Brücke, wo du vor langer, langer Zeit einmal weggelaufen bist.»

Ich hatte eine Menge zu tun, Bücher zu lesen, Arbeiten zu schreiben, aber seine Liebe zur City, zu den Straßen und Gassen, zu den Brücken und U-Bahnen, hielt mich von meiner Arbeit zurück. In der Untergrundbahn, auf unserem Weg zur Lower East Side von Manhattan, schlug er sich mit der Faust auf die Brust und sagte: «Das ist mein New York. Das ist meine lebendige Stadt.»

Auf dem Land fühlte er sich unbehaglich. Er liebte die aufgebrochenen Asphaltstraßen und rissigen Gehsteige, kannte das Knistern der City, ihr Tempo.

«Hör mal!» sagte er. «Ich spüre, daß eine Bahn kommt.»

Mit dem Mund sagte ich: «Ich höre die Bahn kommen, Papa.»

Nachdem wir aus dem U-Bahn-Schacht kamen, gingen wir zur Brücke. Er schaute in Geschäfte, in die Gesichter der Menschen und lächelte. Bevor wir den riesigen Bogen erreichten, blieb er stehen, preßte seinen Rücken gegen eine Backsteinmauer und sagte: «Ich erzähle dir eine kleine Geschichte, die ich dir noch nie erzählt habe.»

Ich war an die Geschichten meiner Mutter gewöhnt, aber seine waren selten, und ich konzentrierte mich auf seine sprechenden Hände.

«Hierher bin ich gerannt – auf die Williamsburg Bridge –, bevor du geboren bist. Mama schlief noch, wir waren erst vier Tage verheiratet. Ich wußte, Mama würde sich Sorgen machen, wenn sie aufwachte, aber ich mußte auf dieser wunderbaren Brücke laufen, zweimal hin und her. Auf dieser Brücke bist du spazierengegangen. Du warst noch keine vier Jahre alt. Wir konnten dich nicht finden. Du warst weg. Wir riefen die Polizei. Niemand hat dich gefunden. Aber ich, Ben, ich ging zur Brücke, und ich sah mit meinen Augen ein kleines Mädchen in einem blauen Kleid, das den Fluß anlächelte und hoch hinauf zur

Spitze dieser herrlichen Brücke blickte. Du liebst die Brücke wie ich. Du liebst das schöne New York City wie ich. Du bist wirklich meine Tochter. Ich war nicht böse mit dir. Ich verstand, warum du zur Brücke gehen mußtest.»

Er zwickte mich sanft und grinste mich mit seinem schnurrbärtigen Lächeln an.

Die Sommerzeit ist die Zeit, an die ich mich am deutlichsten erinnere. Im Winter war mein Vater voller Polsterbaumwolle und Roßhaar, müde von der Tagesarbeit. Aber im Sommer und besonders an Sommerwochenenden, wenn die Fabrik ihre Sofa- und Sesselproduktion verlangsamte, hatte mein Vater Zeit für uns, Zeit, uns auf Familienausflüge mitzunehmen, Zeit zum Spielen und zum Lehren. Spielzeit bedeutete neue Sprachspiele, neue Späße und jauchzendes Vergnügen.

Im Sommer, als ich zehn war, fuhren wir nach Toms River und verbrachten die Tage auf dem Lande. Rose, die Schwester meines Vaters, holte uns an der Station ab und fuhr uns zu ihrem Haus. Es war perfekt, weg von der Straße, umgeben von Bäumen und Gras. Es gab kein Pflaster, nichts, was an die Stadt erinnerte. Die Sonne wärmte meinen Rücken, und ich war zufrieden.

Rose scheuchte uns ins Haus, und wir mußten alle sogleich unser Badezeug anziehen, um im Fluß schwimmen zu gehen. Eilig stieg ich in meinen Badeanzug. Ich dachte an die Geschichten meines Vaters, wie er als Junge im East River geschwommen war, und nun würde ich selbst in einem Fluß baden.

Ich fragte meine hörende Tante: «Gibt es Ratten im Toms River?»

Sie lachte. «Nein, Ruthie, das ist ein Landfluß, der sich durch New Jersey windet. In diesem Fluß gibt es keine Ratten, nur kühles Wasser an einem heißen Augusttag für ein Stadtmädchen wie du.»

Unten am Fluß streckte ich meinen Fuß ins Wasser. Der Boden war glitschig, und ich zögerte. Mein Vater nahm meine

Hand und führte mich ins Wasser, bis es mir bis zur Taille reichte. «Jetzt schwimm», sagte er. «Hab keine Angst. Ich bin hier und paß auf dich auf, Ruth.»

Ich ging langsam ins Wasser hinein und spürte, wie mich ein Fluß im Fluß vorwärtsschob. Die Strömung packte mich und stieß mich auf die gegenüberliegende Seite der schmalen Biegung. Ich war außer mir, ich hatte die Kontrolle verloren. Ich rief nach meiner Tante. Sie war nirgends zu sehen. Der Fluß schäumte, und ich klammerte mich ans Schilf, während es mich durchs Wasser zog. Ich holte Luft und brüllte: «Hilfe! Das Wasser ist zu schnell!» Niemand hörte mich. Ich sah meinen Vater am Ufer stehen und hob meine linke Hand. Er winkte zurück. Ich machte Zeichen. «Hilf mir – ich ertrinke!»

Er antwortete schnell mit weitausholenden Zeichen: «Bleib – halt dich am Schilf fest!»

Und er schwamm in der brodelnden Strömung auf mich zu. Als er nach jedem kräftigen Ausholen seiner Arme Luft holte, war sein Blick, den Abstand einschätzend, auf mich gerichtet. Er warnte mich ruhig, mich nicht zu bewegen. Als er mich erreichte, sagte er mit seiner Stimme: «Halt dich an meinem Nakken fest, Ruth.»

Ich warf meine Arme um seine Schultern, umklammerte seinen Hals, und huckepack schwammen wir eng aneinandergeschmiegt zum Ufer.

«Jetzt bist du in Sicherheit. Tapferes Mädchen.»

Ich weinte, befreite mich von meiner Angst. Er wiegte mich in seinen Armen und tröstete mich mit murmelnder Stimme, bis ich aufhörte zu zittern.

«Fertig jetzt!» befahl er dann. «Wir gehen wieder schwimmen im kühlen Wasser.»

Ich weigerte mich.

Sanft nahm er meine Hand. «Wir schwimmen zusammen. Ich zeige dir, du mußt keine Angst haben. Du schaust mir zu. Ich bringe dir gut schwimmen bei.»

Er zog mich lachend mit sich ins Wasser und sagte: «Schwimmen ist Spaß.»

Er spritzte mich naß, hielt mich über Wasser, ließ mich dann plötzlich los und stieß mich, neben mir her schwimmend, aus der Strömung ins tiefe Wasser.

Er hob eine Hand aus dem Wasser und sagte: «Siehst du, du schwimmst leicht. Das Wasser trägt deinen Körper. Keine allzu schwere Arbeit, dein Körper schwimmt von allein.»

Er bedeutete mir, zum Ufer zurückzukehren, und wir schwammen Seite an Seite, bis er stehen konnte. Er packte mich und warf mich in die Luft. «Schau – keine Angst – wir haben's lustig.»

Wieder an Land, wollte er am Flußufer entlanggehen und nach Schätzen suchen. «Was suchen wir?» fragte ich.

«Wir suchen perfekte Steine, runde, glatte.»

Wir gingen mit gesenkten Köpfen und suchten den Boden ab.

«Ich habe etwas gefunden!» rief er. «Ich hab einen neuen Penny gefunden.»

«Das ist kein Stein, das ist Geld.»

«Das», sagte er, «ist ein Menschenstein. Die Menschen brauchen Geldsteine.»

Ich fand einen Stein, rosa und schwarz gesprenkelt, vollkommen und ganz glatt, aber als ich ihn umdrehte, war er narbig und uneben.

«So ist das Leben. Vollkommen auf einer Seite, häßlich auf der anderen.» Er sagte es mit Nachdruck. «Einige wie ich – außen vollkommen, aber innen taub.»

Es war eine seltene Äußerung. Ich spürte die Jahre und Jahre der Stille, die Stille seines Lebens.

Ich mag den englischen Ausdruck *stone deaf*, steintaub. Steine mögen stumm sein, aber sie sind warm in der Sonne, sie sind beruhigend in der Handfläche.

Ich wagte nicht, mich selbst zu hören. Damit hätte ich ein unverzeihliches Tabu gebrochen. Mich selbst zu hören, konnte nur meine Fähigkeit schmälern, die anderen zu hören, die mich brauchten. Meine Mutter sagte: «Ich bin hilflos.» Mein Vater sagte: «Kümmere dich um uns.» Ich fragte nicht: «Wer kümmert sich um mich?» Ich war allein, in ihre Stille und meine eingemauert. Von der Außenwelt abgeschlossen.

Meine Mutter, die sich ihrer schweigenden Stimme schämte, sagte: «Ich verstecke mich.» Ich versteckte mich auch. Ich versteckte mich hinter dem Stein. Es war der Preis des Überlebens für uns beide.

Benny spürte, wie mir zumute war, und ließ meine Träumerei nicht zu. Er brachte mich in die Gegenwart, nach Toms River zurück.

«Komm, wir gehen zurück, suchen Mama. Rose kommt bald mit dem Auto, und wir fahren zurück zum Haus auf dem Land. Wir spielen mit der Familie Baseball auf dem Gras. Okay?»

«Okay», sagte ich. Ich machte dafür spaßige Zeichen wie er.

Auf dem Weg zum Haus meiner Tante hielten wir vor einer Bäckerei. Mein Vater schob mich aus dem Wagen und sagte: «Wir kaufen Brot, kaufen Kuchen für die Familie. Sag Rose, ich bezahle.»

Ich drückte meine Nase an die warmen Gerüche hinter der Glastheke.

Er zog mich am Arm. «Sag dem Bäcker, er darf mich nicht beschummeln. Soll mir frisches Brot geben. Sonst bring ich es zurück. Sag ihm das genau so, wie ich es dir gesagt habe.»

Der Bäcker sagte zu meinem Vater: «Kann ich Ihnen helfen?»

«Ja», antwortete ich schnell, «ich hätte gern einen Laib frisches Weißbrot.»

Mein Vater beobachtete mich, versuchte, meine Lippen zu lesen, aber ich hatte den Kopf abgewandt und schnell und leise gesprochen. Er sagte mit seiner Stimme: «Sag dem Mann, ich will frischen Apfelkuchen, heute gebacken, nicht gestern.»

Als wir mit unseren Einkäufen zur Tür hinausgingen, fragte mein Vater vorwurfsvoll: «Warum hast du dem Bäcker nicht genau meine Worte gesagt?»

«Nicht nötig, Papa, er will dich nicht betrügen.»

«Du bist dumm.» Er schlug sich leicht mit der Faust an den

Kopf – das Zeichen für *dumm.* «Du kapierst nicht, wie die Hörenden sind, sie versuchen immer, die Taubstummen zu betrügen.»

Ich antwortete ihm nicht.

Ich war eine Hörende. Wer würde mir vertrauen?

Seine Sinne waren scharf. «Ich vertraue dir, Ruth. Du betrügst mich nicht. Du bist eine gute Tochter.»

Ich glaubte nicht, daß seine Wut auf die «Hörenden» mich ausschloß.

An einem Nachmittag, als die Sommerhitze die Stadtluft reglos machte und plötzlich Windgeräusche durch die Straßen stoben und die Sommerstille durchbrachen, fragte ich meinen Vater: «Wer macht den Wind?»

Seine Hände rauschten durch die Luft und ahmten das Windlied nach, und er antwortete: «Gott machte den Wind, um die Straßen sauberzufegen, um tote Blätter von einem Baum zu reißen. Jetzt sehen wir den Sommerwind, Regen wird die Straßen waschen. Warte hier. Der Regen wird sicher bald kommen.»

Auf der schmalen Stufe einer Reinigung aneinandergedrängt, hielt er mich fest an sich gedrückt, um mich vor dem Augustwind der City zu schützen. Er deutete zum Himmel. «Sieh die schwarze Wolke. Sie ist voller Wasser, voller Donner, voller Blitze. Wenn der Regen kommt, fangen wir schnell einen dicken Regentropfen mit der Hand auf. Wir sehen, wie Gott die Erde gießt, erst ein Tropfen, dann noch einer, und wir haben einen wunderbaren kühlen Regen.»

Er strahlte mich an.

Der Regen kam, wie er es versprochen hatte. Wir traten hinaus, und im selben Augenblick, in dem wir die Hände öffneten, öffnete der Himmel seine Schleusen, der Regen schoß durch unsere Finger und durchnäßte uns bis auf die Haut. Wir rannten bis nach Hause. Wir schüttelten uns, quetschten das Wasser aus unseren Kleidern.

Ich zerrte an seinem durchweichten Ledergürtel und fragte

mit den Händen: «Wird Mama böse sein, wenn wir so naß sind?»

«Nein, nie böse. Gott hat uns gemacht, damit wir Spaß haben, damit wir spielen in seinem Regen.»

Er kannte das Geheimnis des Spielens, der Freizeit und Zeit im Freien. Es war kein passives Spiel. Es war überschwenglich. Er klagte nicht über seine Stille. Er nutzte sie für sein inneres Lachen, nutzte sie zum Denken, Planen und um sein Leben vorzubereiten.

Ein kleiner Teil von ihm, der mit Lauten geborene Teil, kannte mich als hörendes Kind. Irgendwo im verborgensten Winkel seiner Erinnerung bewahrte er Laute auf und bot sie mir. Als wir Hand in Hand das Wohnhaus betraten und nach unserem Regenlauf schwer atmeten, wandte er sich mir zu und befreite seine Hände, um zu reden. «Wenn du groß bist, gehst du allein, wie ein Wind, über alles. Du machst das Leben für dich selbst. Du nimmst mit die hörenden Ohren. Schau mal raus, der schwere Regen hat aufgehört. Heute nacht wird es wieder heiß sein. Vielleicht schlafen wir auf dem Dach. Komm, wir fragen Mama Mary.»

Meine Mutter lachte, als sie uns sah. «Ihr seid so naß. Bist du ein kleiner Junge, Ben? Warum habt ihr nicht gewartet, bis der Regen aufhört? Zieht euch aus. Ich hole trockene Sachen.»

«Warte!» Mein Vater berührte ihre Schulter. Sie drehte sich zu seinen Händen um. «Warte, ich habe Ruth versprochen, wenn es heute nacht heiß ist, sehr heiß, und wenn es keine Luft gibt, schläft die ganze Familie auf dem Dach.»

Meine Mutter starrte ihn an. «Zu viele Nachbarn schlafen auf dem Dach. Mag ich nicht.»

Als es dunkel war, half ich ihm, die Matratze eine Treppe hinauf aufs Dach zu schleppen. Er hatte meine Kraft nicht nötig, aber er freute sich, daß ich dabei war, und stöhnte unter der angeblichen Last.

Die Familien versammelten sich auf ihren Plätzen. Meine Mutter bestand darauf, daß wir ganz nach hinten gingen, weit weg von der Tür, die zur Treppe führte. «Ich will nicht, daß uns jemand sieht oder stört, wenn er zur Toilette muß. Wir gehen in eine Ecke, wo keiner stört.»

Wir erfüllten ihr den Wunsch und ließen uns für die lange Sommernacht im Freien nieder. Ich konnte nicht schlafen. Ich hörte meine Mutter leise schnarchen. Mein Bruder schlief neben mir. Ich setzte mich auf, mein Vater setzte sich ebenfalls auf und bedeutete mir mit ruhig ausholenden Händen, aufzustehen und ihm zum Rand des Daches zu folgen.

Er zeigte zum Himmel, als ob er die Sternbilder berühren wollte. «Ich weiß, die Sterne haben Namen, alle Sterne. Leider kenne ich die Namen nicht. Schau hoch. Siehst du die Sterne wie Milch im Himmel? Sieht aus wie eine Straße, in der der Milchmann silberne Milch verschüttet hat.»

Ich sagte: «Pst! Papa, nicht mit der Stimme – die anderen Leute schlafen, rede nur mit den Händen! Ich kann dich sehen. Es ist hell von den Sternen.»

Ich achtete auf seine Worte, aber mein Ohr hörte nicht zu. Die vibrierenden Geräusche drangen in mich ein. Ich wandte mich von ihm ab, um die Geräusche der Nacht einzufangen. Ich hörte leises Löwengebrüll, das von der gepflasterten Straße zu uns heraufschwoll. Es war das Brummen der heißen Stadt, die sich niederlegte, ein letztes Umdrehen vor dem Schlaf. Ich klammerte mich an die Hand meines Vaters, ging noch einen Schritt näher an den Rand des Daches heran, beugte den Kopf vor und sah Stille. Unten schwarz, oben erleuchtet von den Sternen, standen sich die fünfstöckigen Backsteingebäude die lange Bronx-Straße entlang gegenüber. Wächter in der Nacht. Wir waren nicht alle im Innern eingemauert.

Ich sah die Körper, auf Matratzen oder gestapelten Decken ausgestreckt, endlich eingeschlafen. Nur Benny und ich waren wach. Es war traumhaft, alle ruhen zu sehen. Niemand rief meinen Namen, niemand stellte Fragen, niemand forderte etwas von mir. Mein Vater zog sich zurück, erlaubte mir, allein mit mir selbst zu sein. Ich versuchte, die Sterne mit meinen Händen zusammenzustreichen, versuchte, eine weiße Nacht zu schaffen, und war glücklich.

Die Sommerzeit war die beste Zeit, die Zeit, in der ich viele Stunden mit meinem Vater verbrachte. Wir fuhren nach Coney Island. Wir gingen zum Strand, wo sich die Gehörlosen bei den Washington Baths trafen und in Kreisen herumstanden. Ich konnte sie sehen, als wir uns auf dem heißen Sand näherten, uns einen Pfad durch die eingeölten Körper wanden. Egal, wann wir vormittags eintrafen, es waren immer Leute da, Scharen von Menschen, die auf alten Handtüchern und sandigen Wolldecken lagen. Mir schien, daß nur die Taubstummen auf den Beinen blieben, ausladend gestikulierten, sich anblickten und miteinander redeten. Die gleichen hörenden Leute lagen im Juli und August Sonntag für Sonntag auf dem Sand und starrten immer noch auf die stehenden Gehörlosen, die in ihrer Gebärdensprache lebhaft miteinander plauderten. Der Kreis der Stehenden öffnete sich, die Choreographie wechselte, wenn neue Gehörlose mit ihren Familien ankamen. Die Kinder blieben außerhalb des Kreises. Und mein Vater, der gerne redete und mit seinen cleveren Händen herumalberte, wies mich an, mit den anderen Kindern zu spielen. Bald, deutete er, würde er kommen und mich mit ins weite Meer nehmen.

Er war meine Kohorte. Ich stellte keine Forderungen, sondern gab ihm die Zeit, die er mit seinen eigenen Leuten brauchte, die ohne Papier und Bleistift seine Sprache sprachen. Hier brauchte er sich nicht abzumühen, damit ein Hörender seine Worte verstand. Seine stillen Signale machten mehr Sinn als die meisten der geistlosen Gespräche, die ich zu hören bekam.

Ich wandte mich meiner Sandburg zu und vervollständigte meinen prächtigen Bau mit einem Burggraben und geheimen Gängen zu großartigen Räumen, die sich in der Hitze verschoben.

Plötzlich wurde ich aus meiner kauernden Stellung gehoben. Ich erkannte den Geruch seines Körpers und lachte innerlich. Er würde mich mit ins Meer nehmen. Er zog uns alle hoch und rannte mit mir dem Wasser entgegen. Er brüllte: «Ich spiele mit der Familie.» Die Leute drehten sich nach diesen seltsamen Lauten um. Ich hob meine Hände, um ihn zum Schweigen zu bringen. Er antwortete schnell: «Macht nichts, wenn die Leute mich anschauen. Sie verstehen nicht, wenn Gehörlose reden. Sie sehen, wir haben Spaß. Sie sind neidisch.»

Ich schloß mich seiner Ausgelassenheit an und tobte im Wasser herum. «Siehst du», sagte er, «jetzt schwimmst du. Nicht wie letzten Sommer, als du beinahe im Toms River ertrunken bist.»

Wir lächelten beide, und er deutete: «Komm, wir schwimmen zusammen, weit weg. Hab keine Angst, ich bin bei dir. Ich paß auf dich auf. Papa Ben kann gut schwimmen, viele Meilen. Das Salzwasser hilft dir.» Und zum ersten Mal schwamm ich mit ihm, meine kleinen Züge neben seinen langen. «Du arbeitest zu schwer. Gleite im Wasser. Das kannst du – du kannst alles, was du willst.» Diese Worte sagte er mit dem Mund.

Ich versuchte es. «Leg die Arme um meine Schulter. Wir schwimmen zusammen zurück. Du mußt mit den Füßen treten, mir beim Schwimmen helfen.» Als wir das Ufer erreichten, sagte er: «Du bist eine gute Schwimmerin, ein mutiges Mädchen. Später fahren wir Karussell an der Promenade. Als Geschenk für dich, weil du dir Mühe gibst, eine gute Schwimmerin zu sein, und keine Angst hast.»

Ich hatte Angst, aber sein Mut übertrug sich auf mich und geleitete mich.

Ich ließ mich auf unsere alte Decke fallen, glücklich, wieder auf dem Trockenen zu sein. Ich blickte zum Kreis auf, wo die Hände Sprache tanzten. Er hatte sich vergrößert. Ich schaute wieder hin und sah einen zweiten Kreis mit jungen unverheirateten Gehörlosen, die Wörter formten, die ich nicht immer verstand. Jede Generation entwickelte die Sprache weiter. Ich strengte mich an, sie zu verstehen. Ich fragte meine Mutter: «Was sagen sie?»

Sie antwortete: «Viele Wörter, neue Wörter. Ich kenne nicht alle neuen Wörter vom Gallaudet College. Mir sind die buchstabierten Wörter am liebsten. Dann kann jeder sie verstehen.»

Mein Vater tadelte meine Mutter. «Mary muß neue Zeichen, neue Sprache lernen. Den Verstand wachsen lassen. Wir fragen, was die neuen Zeichen bedeuten.» Er fragte immer, wollte immer informiert sein. Er brauchte Sprache.

Und er gab sie mir. Ein Geschenk. Ich hielt etwas Vollkommenes in den Händen: Sprache.

«Wir gehen uns jetzt anziehen, wir gehen zum Luna Park an der Strandpromenade. Ich habe Extrageld, habe Überstunden gemacht. Beeilen wir uns. Dann gehen wir zu Nathan's, und ich kaufe für jeden einen Hot dog zum Abendbrot. Mama muß nicht kochen. Heute ist Ruhetag für alle.»

Obwohl wir uns abwuschen, so gut es ging, spürte ich das Salz auf der Haut, den Sand zwischen den Zehen. «Unwichtig, daß wir nicht ganz sauber sind, wir werden jetzt unseren Spaß haben.» Ich durfte nicht allein auf einem Pferd reiten. Benny setzte mich vor sich und beschützte mich mit seinem Körper. Der Strom wurde eingeschaltet, wir jagten über die Bahn, und ich schrie, wie ich es von den anderen gehört hatte. Ich hörte meinen Vater schreien, aber seine Schreie vermischten sich jetzt mit denen anderer Leute, und es war mir egal, was die anderen von seinen Lauten hielten.

Die Phantasie war vorbei, als wir von unserem mächtigen braunen Roß stiegen. Ich hörte ihn, als er meine Taille drückte: «Wunderbare Fahrt.» Er hauchte die Worte mit einem einzigen Gehörlosenatem aus.

Er ergriff meine Hand und zog mich zum nächsten Karussell und zum nächsten und zum nächsten.

«Kein Geld mehr. Jetzt gehen wir die beste Wurst in der ganzen Welt essen. Wir gehen zu Nathan's. Bleib nah bei mir. Es ist sehr, sehr voll. Alle Leute mögen das beste Essen dort.»

Ich wollte den Luna Park nicht verlassen, aber mein Vater sagte: «Komm jetzt, komm, der Spaß ist vorbei, aber du wirst dein ganzes Leben lang an diesen Tag denken.»

Ich ging neben ihm und hielt den Tag fest. Ich sprach nicht. Ich blieb in seiner Nähe, um in der Menge nicht verlorenzugehen. Der Rhythmus der Füße, als die Menge am Ende des Tages zur U-Bahn eilte, der Geruch nach gegrillten Würsten und gerösteten Maiskolben, die sich mit Wasser vollgesogen hatten, der Duft gebratener Zwiebeln vermischt mit der klebrigsüßen rosa Zuckerwatte und die Farben des Meeres schoben mich voran, weg vom Tempo des Pferdes, weg von einem Traum, der sich erfüllt hatte.

An Nathan's Wurststand schoben wir uns in die Menge hinein. Benny nahm meine Hand, und mit der anderen sagte er: «Du bestellst für uns, so viel Betrieb hier, so viele Männer hier, die mich nicht verstehen. Keine Geduld, um auf meine Gebärdensprache zu achten.»

Ich schlängelte mich durch die Menschen, die sich an der Theke aufreihten, suchte mir ein Gesicht unter den Männern aus, die die scharf riechenden Speisen austeilten, erhaschte seinen Blick und forderte mit leiser, aber klarer Stimme: «Vier Hot dogs, bitte, viel Sauerkraut und Senf. Und zweimal Limonade mit vier Strohhalmen.»

Der Mann, der eine weiße Nathan's-Mütze trug, unterbrach seine hektische Zulieferung, schob die heißen Würste langsam über die Theke und reichte mir eine nach der anderen, die ich an meine Familie weiterreichte.

«Wieviel kostet es?» fragte ich deutlich über dem Getöse.

Mein Vater hatte das Geld schon in der Hand, bevor ich den Preis für unser Abendessen nannte.

«Gib ihm das Geld, sag ihm, Wechselgeld nicht nötig. Ich hab richtig gezählt.»

Der Mann hinter der Theke sah mich an, sah meinen Vater und meine Mutter an, blickte auf meinen Bruder herunter und sagte: «Ist schon erledigt. Macht, daß ihr rauskommt!»

Ich wiederholte die Worte vor meinem Vater. Er nickte, tippte uns einem nach dem andern auf die Schulter und schob uns von den Leuten weg, die ihre Bestellungen brüllten.

«Die Hörenden sind manchmal dumm. Wir haben ihm leid getan, und so haben wir jetzt eine kostenlose Mahlzeit.» Er lachte. «Manchmal ist es gar nicht so schlecht, taub zu sein.»

Dann sah er mich prüfend an. «Was hast du zu dem Mann gesagt?»

«Ich hab nur bestellt, weiter nichts.»

«Du hast eine gute Stimme, Ruth. Ich sehe, die Leute hören dir zu, wenn du redest. Hast du einen Zauber im Hals?»

«Nein, Papa, ich warte nur, bis ich ihre Augen finde. Wenn ich die Augen habe, wenn die Leute mich anschauen, dann weiß ich, sie sind soweit und hören mir zu.»

Er strich mir übers Haar. Seine Hände rochen nach Sauerkraut und Meer. Dann schob er die letzten Krümel in seinen Mund, blickte mich noch einmal an und fragte: «Meinst du, der Mann verliert seinen Job, weil er uns freies Essen gegeben hat?»

«Nein, Papa, es war Nathan. Ich weiß, es war Nathan, der Chef.»

«Woher weißt du das?»

«Das spüre ich», sagte ich.

Er stellte mein Gespür nicht in Frage.

«Jetzt ist der Bauch voll, und wir fahren mit der U-Bahn nach Hause. Wenn du müde bist, kannst du auf Papas Schoß schlafen.»

Ich wollte mich mit meinem begabten Bruder Freddie unterhalten. Er antwortete kurz und wandte sich ab, isoliert und fern. In jenem Sommer war ich tagelang in Taubheit versunken. Und wenn die Tage ohne Unterbrechung aufeinanderfolgten, wenn sie zu lange dauerten, glaubte ich, wahnsinnig zu werden. Ich war wild darauf, sprechen zu hören, auf den Austausch von Kontakten über meine Ohren. Ich merkte, daß ich an meinen Ohren herumrieb. Ich schaltete das Radio ein und hörte Worte über Nazis, die in Paris einmarschierten. Ich sehnte mich danach, daß der Sommer vorüberging, daß die Schule wieder anfing, damit mein Mund und meine Ohren an normaler menschlicher Unterhaltung teilhaben konnten. Ich behielt diese Sehnsucht tief in meiner Brust, so tief, daß meine Brustknochen schmerzten.

Mein Vater verlangte: «Geh raus und spiel mit den anderen Kindern. Sprich mit den jungen Mädchen in deiner Sprache.» Er wußte immer Bescheid.

«Es ist Sonntag, und alle Mädchen sind mit ihren Familien unterwegs.»

«Wir gehen zum Park, spazieren, wir spielen Vater Ben und Ruth in der sonnigen Sommerzeit.» Er sang diese Worte. Seine Stimme war volltönend, und ich lächelte.

Er öffnete die Tür. «Komm, wir gehen raus, hören den Leuten zu, wie sie reden. Vielleicht lernen wir jemand Interessantes kennen.»

Wir gingen los, immer Hand in Hand, schweigend. Und dann sagte er, die Augen fest auf die Straße gerichtet: «Vergiß nicht zu schauen, etwas Wunderbares zu finden.»

Dieses Mal fand ich ein Stück grünes Glas, von der Stadt glattgeschliffen, und ich zeigte ihm meinen Schatz.

«Erzähl mir eine Geschichte über das grüne Glas. Denk dir eine große Geschichte aus.»

Man brauchte mich nicht anzuspornen. Meine Hände waren lebendig vor Phantasie.

«Vor langer Zeit hatte ein reicher Mann einen Weinkeller. Und da drin waren viele Flaschen Wein, ganz unten in dem dunklen Keller, mit Spinnweben. Dann kam die Wirtschaftskrise, und der Mann verlor sein ganzes Geld. Er hatte noch eine Flasche Wein übrig. Er ging auf die Straße und hielt seine letzte Flasche ganz fest. Jemand versuchte ihn zu berauben. Er ließ die Flasche fallen. Dieses flaschengrüne Glas zerbrach in viele Stücke. Der Mann war untröstlich. Er brach selber innen in viele Stücke. Er ging fort und ließ den roten Wein und das zerbrochene Glas auf dem Gehsteig. Die Menschen kickten dieses Glas überall hin, von Manhattan bis Brooklyn, über die Brücke. Und dieses ist das letzte Stück Glas aus dem Weinkeller. Er ist jetzt tot, aber dieses letzte grüne Stück erinnert uns an seine Geschichte.»

Benny klatschte. «Gute Geschichte. Die beste!» sagte er mit seiner Stimme.

Es ging mir besser.

«Komm, hier ist der Park. Ich schubse dich auf der Schaukel, höher, höher – hoch fliegst du bis in den Himmel.»

Ich ließ mich auf der Schaukel nieder, balancierte meinen elfjährigen Körper aus, umklammerte fest die Kette und machte mich für seine kräftigen Stöße bereit. Mit jedem Stoß flog ich höher und höher. Ich schrie: «Nicht mehr – es reicht!» Ich schüttelte den Kopf. Ben war vom Rhythmus des Schubsens gefangengenommen. Er konnte mein Gesicht nicht sehen und bemerkte auch nicht, daß ich angstvoll den Kopf schüttelte.

Er stieß die Schaukel mit solcher Kraft an, daß sie sich überschlug. Ich ließ nicht los, obwohl ich wußte, daß ich mit dem Kopf nach unten hing. Die Schaukel richtete sich wieder gerade, aber meine Finger waren rot, die Haut von den Kettengliedern, die ich umklammert hatte, aufgeplatzt. Erschrocken, aber geistesgegenwärtig dämpfte er den Schwung, um einen plötzlichen Ruck zu vermeiden. Kreidebleich hielt ich mich weiter fest, auch als die Schaukel schon längst zum Stillstand gekommen war. Er löste meine Finger von der Kette, zog mich mit sich auf die Holzbank und setzte mich hin. Die Schaukel schwang von Seite zu Seite, und mit ruhigen Händen sagte er: «Du bist ein sehr tapferes Mädchen, hast deinen Verstand benutzt und bist nicht heruntergefallen. Ich bin stolz auf dich.»

Er war wagemutig und erwartete, daß ich auch seinen Wagemut besaß.

Er deutete: «Jetzt haben wir eine Menge zu besprechen. Wir gehen nach Hause und erzählen Mama die Schaukelgeschichte.»

Ich war wütend. Er hatte mich fast umgebracht, und für ihn war es nur eine Geschichte.

Der September kam, und ich war wieder in der Schule. Die Tage verstrichen in ihrer Routine. Montags gab es bei uns Spaghetti. Während wir schweigend aßen, dachte ich an die Worte der Lehrerin, die ich unter meinem Holzpult in der Schule mit Zeichen wiederholt hatte, um sie mir auf diese Weise einzuprägen. Im Sommer gewöhnte ich mir immer an, mir selbst Zeichen zu machen, wie ich es bei meinem Vater oft beobachtet hatte. Es war eine praktische Denkweise. Jetzt versuchte ich, die Gewohnheit wieder loszuwerden. Ich sprach Wörter laut aus und hielt die Hände im Schoß unter dem Tisch verschränkt. Ich konzentrierte mich, versuchte mich umzuerziehen und hörte meinen Vater lachen. Er saß auf dem Küchenstuhl mit dem Blick auf den Rücken meiner Mutter, die die Töpfe des Abendessens schrubbte. Er machte Zeichen und lachte.

Ich langte über den Tisch, tippte ihm auf die Schulter. Er drehte sich um, und ich fragte: «Warum lachst du?»

«Ich denke an etwas Lustiges.»

«Sag's mir!»

«Nein, das ist nichts für ein junges Mädchen.»

Er drehte mir wieder den Rücken zu, machte weiter seine Zeichen und lachte. Ich konnte seine Hände nicht sehen.

Er ging ins Wohnzimmer, legte sich auf das rosafarbene Sofa und schlief ein, machte Zeichen und träumte. Ich sah zu, wie sich seine Traumhände bewegten, wandte dann aber den Blick ab. Im Schlaf gehörten seine Worte ihm. Doch die Versuchung war zu groß, und ich las seine Worte, doch die Zeichen waren nicht zu entziffern. Seine Hände waren sonderbar verwirrt, und ich verstand nichts außer dem Vergnügen in seinem Gesicht.

Am Morgen kroch ich in sein Zimmer. Ich wollte ihn im Schlaf erwischen und versuchen, seine Traumwörter zu deuten. Ich beobachtete seine spielenden Hände. Ich weckte ihn und fragte: «Papa, hast du etwas Lustiges geträumt? Sag mir, was du träumst.»

Er öffnete ein Auge. «Weck mich nicht. Ich bin mit meiner Geschichte noch nicht fertig. Du hast meinen Schlaf unterbrochen. Morgen träume ich fertig.»

«Erzählst du mir den lustigen Traum, wenn du fertig bist?»

«Ich erinnere mich nicht immer an den ganzen Traum. Vielleicht erzähle ich ihn dir, wenn ich mich erinnere.»

«Warum machst du Zeichen, wenn du schläfst und träumst, Papa?»

«Ich mache Zeichen? Wußte ich nicht.»

«Ja», nickte ich.

«Dein Papa ist ein komischer Mann, sogar wenn er schläft?»

Auch ich träumte in Zeichen. Ich erwachte oft mit zu einem Wort geformten Händen. Dann fing ich noch schlaftrunken an zu überlegen. Meine Hände bewegten sich, und bevor ich den Laut in meiner Hand äußerte, zögerte ich, formte das Wort noch einmal und flüsterte es, um sicher zu sein, daß ich es sagen konnte. Hände und Stimme einander angepaßt, sprach ich dann das Wort mit klarer Stimme aus.

Ich denke immer noch mit den Händen. Die Bewegung der stillen Worte ist geschmeidig. Arm, Hand und Handgelenk schwingen mit der Sprache in einer einzigen anmutigen Bewegung. Ich erlaube es meiner Zunge nicht, bedeutungslose Worte hin und her zu schieben. Meine Hände sind so elementar für mich wie für Benny in seinen Träumen.

Ich drückte meine Nase an die Fensterscheibe meines Schlafzimmers und hing mit meinen Händen Tagträumen nach. Ich war eine indianische Prinzessin, in weiche Häute von der Farbe gebleichter Knochen gekleidet. Ich war eine europäische Prinzessin mit goldenen Haaren, die zu einem Zopf geflochten waren, der mir über den schlanken Rücken fiel.

Mein Vater trat ins Zimmer und sagte mit seiner Stimme: «Warum redest du mit dir selbst in der Gebärdensprache?»

«Ich erzähle mir meine Träume, genau wie du.»

«Vergiß nicht, daß du ein hörendes Mädchen bist. Du kannst nicht gleichzeitig taub und hörend sein.»

Ich lernte die Lektionen meines Vaters.

In der Stille ist keine Leere. Es gibt kein Eindrängen, keine Ausnahmen für den Geist, der sich Ruhe gönnt.

Und aus dieser Ruhe kamen die Wahrnehmungen des Kindes, das Fragen stellte und dringend die Entdeckung des Unbekannten forderte. Ich behielt die Neugier eines Kindes bei. Das war Bennys Verdienst.

Benny gebrauchte seine Stille gut. Die Stille war er. Manchmal sah er die Welt als einen krummen Ort, schief. Er hielt sich für einen der anderen, und doch abgesondert. Seine Arroganz lag im Wissen, daß er nicht taub geboren war, daß er die

Chance gehabt hatte, großartig zu sein, großartig zu hören und großartig zu lernen. Er kapselte sich nicht ab wie meine Mutter, wie ich. Er warf sich in die hörende Gesellschaft, argwöhnisch zuerst und dann sich selbst mit Hingabe mimend, und ermöglichte seinen Arbeitskollegen, sich ihm ohne Scham oder Furcht zu nähern. Sie akzeptierten ihn als jemand, der Abwechslung in die Eintönigkeit der Arbeit brachte, und teilten ihre saftigen Späße mit ihm.

Er sagte: «Traue nie allen. Manchmal stehlen Männer bei der Arbeit. Aber ich mag die Gesellschaft von Männern. Wir verdienen zusammen Geld, machen Blödsinn, erzählen uns schmutzige Geschichten.»

Er sprach von den Männern mit Wohlwollen, lächelte über ihre Dummheiten, behandelte ihre Verachtung mit Nachsicht, wenn sie ihn «Dummy» nannten, wenn sie seine Schulter Aufmerksamkeit heischend zu rauh attackierten. In einer Welt voller Narren, voller furchtsamer Menschen, verziehen seine wachsamen Augen ihre Flüche über sein Schweigen. Mit unparteiischer Miene enthielt er sich eines Urteils und wandte sich von ihrer Böswilligkeit ab. In einer Welt voller Narren, eingeschlossen in seine Stille, war er selbst kein Narr. Er war mit sich zufrieden.

Ich war es nicht. Die Verzerrung meiner Seele war permanent.

Meine von Taubheit überschattete Existenz wurde durch Bennys Lachen gemildert. Ohne sein Lachen hätte ich wohl nicht überlebt.

Im Winter nahm mein Vater den Schlitten aus der Ecke des Wandschranks und verkündete halb gestikulierend, halb sprechend: «Wir gehen Schlitten fahren im Schnee, bevor er schmilzt, bevor er schwarz wird, schmutzig von den Überschuhen der Leute und vom Gas, das die Autos auf den Schnee furzen.»

«Papa, sag das nicht, das sind keine schönen Wörter.»

«Aber echte Wörter, beeil dich. Wir haben Samstagsschnee,

und Ben arbeitet heute nicht. Wir müssen gleich gehen. Der frühe Morgen ist die beste Zeit.»

Benny trieb wieder alle an, erzeugte Aufregung. Sein Einfluß war unmißverständlich.

«Mary», sagte er, «laß die Wäsche liegen. Wir gehen jetzt raus und atmen die Wintersonnenluft ein.»

Sie lächelte ihn an. «Wer macht das Frühstück für dich und die Kinder? Ihr werdet hungrig raufkommen. Und ich muß das Geschirr fertigspülen. Nimm die Kinder mit und spielt im Schnee. Hebt mir ein bißchen Schnee auf, damit ich auch was habe, wenn ich später rausgehe.»

Er berührte ihre Schulter, lachte und brüllte mir zu: «Zieh dich an, wir gehen.» Es war ein Befehl von Benny, ein Befehl, das Leben zu genießen.

Der Schnee lag in vollkommenem Weiß da. Keine Fußspuren verdarben den makellosen Schnee. Es war noch sehr früh am Morgen.

«Willst du die erste sein, die in den Schnee stapft und kleine Fußabdrücke neben Papas großen von Männerschuhen hinterläßt?»

Ich schaute ihn wortlos an.

«Geh du allein, du junges Mädchen, geh deinen eigenen Pfad, den eigenen Weg im weißen Land!»

Ich machte mich auf, meine Spuren zu hinterlassen, bevor ein anderer diese reine Sphäre betrat.

Ich ging allein die ganze jungfräuliche Straße entlang. Es war mein zwölfter Winter. Ich lauschte dem Knirschen des Schnees unter meinen Überschuhen. Mir war zu warm. Ich hatte zu viele Pullover an, zu viele Schichten, um mich ja nicht zu erkälten. Dann drehte ich mich um und sah meinen Vater am Ende der Straße geduldig auf mich warten. Ich rannte zu ihm. Das Herz klopfte mir laut. Ich schlitterte über den Schnee, stolperte, als ich ihn schnell erreichen und seine Liebe spüren wollte.

Als ich bei ihm ankam, nahm er mich in seine Arme, gab mir einen feuchten Kuß aufs warme Gesicht und sagte: «Zieh deine Mütze aus, zieh die Handschuhe aus, du hast zu viel an. Das ist nicht gut. Gib mir deine Hand, faß den Schnee an – weich, weich, bevor ein anderer den guten Schnee kaputtmacht. Koste jetzt. Streck die Zunge raus.»

Ihn neckend, weigerte ich mich.

«Mach den Mund weit auf!» sagte er und fegte Schnee vom Kotflügel des Autos, an dem er lehnte. «Schmeckt besser als Schokoriegel, Baby Ruth!»

Ich lachte über sein Wortspiel und öffnete den Mund.

«Jetzt», sagte er, «sind wir bereit zum Schlitten fahren. Wir gehen zum Park und fahren den Abhang hinunter. Es geht schnell, schneller als auf den Steeplechase-Pferden in Coney Island.»

Ich erinnerte mich an die Winter davor und wußte, daß mein Vater leichtsinnig sein konnte. Ich fürchtete mich vor seiner Geschwindigkeit, wußte aber, daß mir nichts passierte, wenn ich mich an seinen Hals klammerte. Ich sagte: «Du und Freddie fahrt zuerst. Ich schau zu, wie ihr schnell den Hügel runterfährt.»

Mein Vater reichte mir die zerschlissene Schnur, die an unseren alten Schlitten gebunden war, und sagte: «Zieh den Schlitten und gib auf die Spuren acht, die er auf dem weißen Boden macht.»

Mein neunjähriger Bruder saß auf dem Schlitten und wartete darauf, daß ich ihn zog. Beim ersten Ruck legte sich der Schlitten quer und warf Fred in den Schnee. Er schüttelte sich und sagte in der Gebärdensprache zu mir: «Sitz du, Ruth, ich ziehe dich.» Mein Vater deutete verärgert: «Macht keine Zeichen, ihr seid hörende Kinder! Ich will sehen, daß ihr mit euren Mündern redet!»

In Gegenwart meines Vaters machten wir automatisch Zeichen, um ihn an unserem Gespräch zu beteiligen. Aber jetzt fügten wir uns seinem Willen; wir unterhielten uns und sperrten ihn wieder aus. Ich fühlte mich nicht wohl dabei, aber er war stolz, wenn er seine Nachkommenschaft reden sah. Für ihn war es ein Erfolg, der Zutritt zu einem Bereich, von dem er permanent ausgeschlossen war.

Wir erreichten den weiß umrissenen Park. Die Bäume waren dicht mit Schnee bedeckt. Und als wir unter einem vollbeladenen Ast durchgingen, schüttelte mein Vater den Baum, und der

Schnee fiel auf unsere bloßen Köpfe. Er rieb sich die Hände. «Wunderbarer Schnee. Gottes Schnee ist schön kalt und feucht. Er wollte, daß wir Freude an Seiner Natur haben.» Er klatschte in die Hände. «Jetzt fahren wir. Ben legt sich zuerst auf den Schlitten, dann Freddie, dann du, Ruth, ganz oben drauf. Du bist die leichteste.» Wir stapelten uns auf den Schlitten, und sofort ging's ab, kreischend vor Vergnügen den Hügel hinunter. Geschickt manövrierte er den Schlitten um die Büsche herum. Als wir unten ankamen, rollte er uns von seinem Rücken, so daß unsere Gesichter und Hände in dem festen Weiß naß wurden. Die Temperatur sorgte dafür, daß der Schnee nicht schmolz. So spielten wir stundenlang.

Unterdessen füllte sich der Park, die Leute versammelten sich auf dem Hügel. Aber wir hatten bereits unsere Spuren hinterlassen. Wir schufen die Pfade, denen andere folgten.

«Zu viele Leute, verderben uns den Spaß. New York ist zu voll. Wir gehen jetzt heim, frühstücken. Die Mama wartet schon auf uns.»

Es war Mittag. Wir hatten nicht bemerkt, wie die Zeit verging. Im beschmutzten Schnee gingen wir schnell, den Schlitten hinter uns herziehend, nach Hause. Die Arme meiner Mutter hingen aus dem Fenster. Sie zog die gefrorene Wäsche herein. Jedes Stück war steif, als sie die Wäscheklammern von der Leine nahm, die über die Gasse gezogen war. Meine Mutter spürte die Gegenwart von Menschen, sie drehte sich um und fragte: «Warum wart ihr so lange weg? Ihr habt das Frühstück versäumt, jetzt ist Zeit zum Mittagessen. Was ist los mit dir, Ben? Denkst du nicht an deine hungrigen Kinder?»

«Die Kinder hatten bis jetzt keinen Hunger. Wir hatten viel Spaß im schönen Schnee.»

«Hilf mir, die Wäsche fertigmachen. Du, Ben, faltest die Handtücher, machst sie mit deinen Händen warm, dann sind sie nicht so steif. Danach essen wir alle zu Mittag. Heute gibt's Spaghetti. Schon fertig, ich wärme sie auf, decke den Tisch.»

Mein Vater drehte sich zu mir um. Die schwarzen Augen glänzten. «Schnee ist besser als Spaghetti, nicht wahr, Ruth?»

«Jetzt habe ich aber Hunger.»

«Dann beeil dich und hilf mir, die Kleider und Leintücher falten. Wir essen, sobald wir mit unserer Arbeit fertig sind.»

Ich trottete hinter ihm her, legte die Wäsche in die Schubladen und schubste ihn mit meinen Händen. «Beeil dich!»

«Geduld! Erst die Arbeit, dann essen!»

Es war eine glückliche Zeit, eine geborgene Zeit. Winter 1941.

Mein Vater sagte uns: «Winter ist eine besondere Zeit, die Zeit, im Haus zu bleiben und Geschichten zu erzählen. – Einmal sah ich ein Bild von mir. Ich war noch ein kleiner Junge. Ich saß auf dem Schoß meiner Mutter. Sie erzählte mir, daß es ein Schnappschuß von uns in Winnipeg sei. Ich glaube, mein Großvater war schon im Grab, tot. Ich weiß, daß meine Mutter ihre Familie vermißte. Sie fühlte sich lange Zeit einsam, deshalb hatte sie eine große Familie, viele Kinder. Sie hatte zehn Kinder: Bernard wurde zuerst, vor mir, geboren. Dann kam ich, der taubstumme Sohn, und viele Schwestern – Anna, Bessie, Rose, Sylvia, Frieda, die Zwillinge Mildred und Pearl. Die Zwillinge starben als Babys an Diphtherie. Dann kam der letzte kleine Bruder, Irving. Nur sieben wurden alt.»

Sein Blick wandte sich von mir ab. Er erinnerte sich ohne mich, die Gedanken verborgen.

«Die Vergangenheit ist egal – es ist alles vorbei. Manchmal denke ich, es ist besser zu vergessen. Dann sage ich wieder – nein, es ist besser, sich zu erinnern. Jeder Mensch auf der Welt hat seine eigene Geschichte. Ich erzähle die Geschichte meiner Tochter, und du, Ruth, erzählst sie deinen Kindern. Dann ist kein Leben verloren, und alle erinnern sich an alle Menschen. So ist das Leben. Die Vergangenheit muß bekannt sein. Es hilft, das Leben zu leben. Es ist wichtig für die Kinder, die später zur Familie kommen, vielleicht hundert Jahre später. Mein Vater erzählte mir nie etwas von seiner Familie. Ich weiß nichts. Er ist auf der Erde nicht vorhanden. Ich kann mich kaum an ihn erinnern. Nur, daß er nicht viele Zeichen machte, nicht mit mir redete. Aber er half mir, nach der Schule einen Job zu finden. Und er liebte deine Mama Mary mehr als seine eigenen Töchter. Er sagte mit Zeichen zu mir, alle seine Mädchen sind widerlich, nur Mary nicht. Erinnerst du dich an meinen Vater?»

Ich erinnerte mich an ihn – groß, hager, grau. In meiner Erinnerung war er ein ungepflegter, schmutziger, wortkarger Mann. Als ich fünf war, nahm er mich an die Hand und führte mich in seine Wohnung im Erdgeschoß des Brownstone-Hauses, das wir mit ihm teilten. Er legte den Zeigefinger auf seine Lippen, womit er mich zum Schweigen ermahnte und ich Stillschweigen geloben mußte. Er führte mich vor einen großen Eichenschrank, zog einen riesigen Schlüsselring aus seiner ausgebeulten Tasche und öffnete die Tür. Ich stand vor seinen Schätzen. Jedes Regal war vollgestopft. Gläser voller Nahrungsmittel, orientalische Emaillevasen, Kupferschalen und altbackenes, in Zeitungspapier gewickeltes Roggenbrot lagen durcheinander auf dem obersten Regal. Eine halbe trockene Salami, Hering in Sahnesauce mit Zwiebeln in einem angeschlagenen Steinguttopf und ein kleines Faß mit sauren Gurken und sauren grünen Tomaten und Knoblauchzehen teilten sich das nächste Schrankbrett mit offenen Schachteln voller Knöpfe in allen Farben. Und auf dem untersten Regal lagen neben offenen Schachteln mit Nadeln und Zwirn glänzende Pappen, auf die er Knöpfe für den Schubkarren meiner Großmutter genäht hatte, und ein Paar gebrauchte Rollschuhe. Ehrfürchtig stand ich vor seinem angesammelten Reichtum.

Er reichte mir die Rollschuhe und einen Rollschuhschlüssel. Ich rührte mich nicht. War das für mich? Von einem Mann, der nie mit mir sprach? Schweigend bedeutete er mir, ich solle mich auf einen Küchenstuhl setzen. Er beugte sich über mich, drückte die Rollschuhe gegen meine Schuhe, nahm mir den rostigen Schlüssel aus der Hand und schraubte die Rollschuhe fest. Er hob mich vom Stuhl und hielt mich fest, damit ich auf den Rädern nicht das Gleichgewicht verlor. Er schubste mich sanft, und ich glitt über den unebenen Holzboden. Ich war überwältigt von meiner plötzlichen Geschwindigkeit. Er packte mich, als ich fiel, zog mich hoch und ging mit mir zur Tür. Die Treppe hinunter hielt er mich fest an der Hand, meine freie Hand legte er auf das eiserne Geländer, das zur Straße führte. Auf der Straße ließ er mich auf den Rollschuhen gehen. Dann ließ er mich los, drückte mir den Schlüssel in die Hand und schob mich weg. Sein Gesicht erhellte ein kleines Lächeln, als er davonging.

Wir sprachen nie miteinander. Ich bedankte mich nie. Hielt er mich auch für taub? Ich erzählte meinem Vater diese Erinnerung. Er sagte: «Seltsamer Mann – Morris, mein Vater. Dasselbe hat er auch mit deiner Mama Mary gemacht, als wir heirateten.»

«Er hat Mama Rollschuhe geschenkt?»

«Nein, er gab Mama Hering aus demselben Schrank, als die ganze Familie zur Arbeit gegangen war, als niemand zu Hause war. Mama sagte, es war der köstlichste Hering auf der ganzen Welt.

Bevor er alt wurde und nicht mehr arbeiten konnte, fand er einen Beruf für mich. Aber davor, als ich noch ein kleiner Junge war, mußte ich schwer für meine Familie arbeiten. Wir wohnten in der Water Street, und früh jeden Morgen, bevor die Familie um fünf Uhr wach wurde, legte ich Holz und Kohle in einen Ofen und machte im Winter für die Familie Feuer. Ich war ein guter Junge.

Ich half meiner Mutter Lizzie mit der Wäsche und fegte die Böden jeden Tag. Ich denke manchmal, ich war wie eine Schwester, wahrscheinlich ein Dummkopf, ohne Verstand. Haben die mich ausgenutzt? Meinst du, ich war ein Dummkopf?»

Ein Dummkopf? Nein, kein Dummkopf. Nicht Benny, nicht mein Vater.

«Ich helfe allen gern. Ich würde dir gern eine Million Dollar geben. Schwere, zu schwere Arbeit ist nicht gut. Wenn man Geld hat, ist man ein freier Mensch, kann das Leben genießen.

Als ich ein kleiner Junge war, brauchte ich Geld, um ins Kino zu gehen. Ich suchte Arbeit bei der Stadtreinigung – bei den Leuten, die die Pferdeäpfel und schmutziges Papier von der

Straße kehren. Der Chef gab mir ein Stück Papier, eine Liste mit den warmen Mahlzeiten, die ich für die Arbeiter im Lebensmittelladen holen sollte. Ich bekam Trinkgeld, manchmal zwei Cent. Ich hab dann nach hörenden oder taubstummen Jungen gesucht, die auch ein paar Pennies hatten. Wenn ein Junge drei Cent hatte und ich zwei, dann hatten wir einen Nickel, genug für zwei Jungs, um ins Kino zu gehen. Das hab ich oft gemacht, mit anderen Jungs geteilt, damit wir beide einen schönen Nachmittag im Kino hatten.

Als ich älter und größer wurde, hatte ich viel freie Zeit. Aber ich wurde erwachsen. Ich wollte mein eigenes Geld verdienen. Ich hörte mit sechzehn Jahren mit der Schule auf. Mein Vater sagte, ich solle in der Schule bleiben. Er sagte es mir mit Zeichen. Er hat alles versucht, damit ich in der Schule bleibe. Ich war sechzehn Jahre alt. Ich ging von der Schule, um das Leben draußen kennenzulernen, um mein eigenes Geld zu verdienen, richtiges Geld, kein Trinkgeld wie ein Botenjunge für Männer, die den Abfall zusammenkehren.

In der Nähe unseres Hauses war eine Polsterwerkstatt. Mein Vater brachte mich hin, damit ich ein Handwerk lernen konnte. Ich arbeitete zwei Monate dort, als Lehrling, ohne etwas zu verdienen. Viele Jahre später erzählte mir meine Schwester Anna, daß mein Vater dem Ladenbesitzer acht Dollar in der Woche gab, damit er mir einen Lohn zahlte. Ich habe ihn nie bekommen. Mein Vater war gut. Er mochte mich, aber er hat wenig mit mir geredet. Das tut mir leid. Ich weiß nicht, wer mein Vater war.

Die Arbeit gefiel mir, ich lernte ein Handwerk. Ich lernte schnell. Im dritten Monat zahlte mir der Besitzer selbst zehn Dollar die Woche. Im vierten Monat verdiente ich einundzwanzig Dollar. Ich arbeitete ein Jahr lang dort, bis jemand von der Gewerkschaft kam. Ich bekam eine Lohnerhöhung und verdiente dann sechsundzwanzig Dollar und fünfzig Cent pro Woche. Ich arbeitete gut, perfekt, machte nie einen Fehler, sehr sauber.

Es war immer noch nicht genug Geld. Ich bin dann selbst zur Gewerkschaft gegangen und hab auf einem Block mit Bleistift

für den Funktionär aufgeschrieben, daß ich eine bessere Stelle
suche. Ich hab einunddreißig fünfzig die Woche verdient, später dann fünfundvierzig Dollar in einer Werkstatt in New York
City. Ich kann für mich selbst kämpfen, kann besser als mein
Vater reden. Ich kriege, was ich will. Gehörlos, aber sehr schlau.

Die Leute bei der Arbeit haben mir eine Menge vorgeflun-
kert. Sie wollten, daß ich ihnen Geld leihe. Ich hab ihnen nicht
geglaubt. Nicht zugehört. Sollten die denken, was sie wollten.
Ich kenne die Welt. Ich habe jeden Tag dazugelernt, neue Wörter gelernt. Ich verstehe Sprache und Geld.»

Ich war nicht mehr für ihn vorhanden. Wie meine Mutter vertiefte er sich in seine eigenen Hände, nicht um mir, sondern sich
selbst seine Geschichte zu erzählen, um sich selbst daran zu erinnern, daß er Benny war.

TEIL DREI – Hörend aufwachsen

8   Versäumte Kindheit

An einem Wintertag im Jahr 1936 fuhr mein Vater Benny mit
dem Bus nach Philadelphia. Von der Wirtschaftskrise in die
Enge getrieben, fuhr er zu seinem hörenden Bruder Irving, um
sich Geld zu leihen. Irving, der noch jung war und keine Erspar-
nisse hatte, konnte nicht helfen und schickte meinen Vater wieder fort. Fast fünfzig Jahre später biß Benny leicht auf das Na-
gelbett seines Zeigefingers, um mir zu zeigen, wie er die Tränen
in Gegenwart seines Bruders bekämpfte. Mein Vater war drei-
unddreißig Jahre alt. Irving war noch keine zwanzig. Vielleicht
glaubte Benny, daß hören können gleichzeitig Geld haben bedeutete. Sein Haar war weiß, die Hände noch immer kräftig,
und er sagte: «Ich verließ sein Haus. Ich liebte meinen Bruder
Irving. Ich schämte mich, einen so jungen Mann zu bitten. Ich
weinte. Ich wußte nicht, was ich machen sollte, um die Familie
zu ernähren. Ich dachte an Ruben, der vom Dach sprang. Ich
nicht. Ich hatte eine Familie.»

Er berührte mich, machte eine Pause in seiner Erinnerung.
«Ich fuhr wieder mit dem Bus nach New York. Ich schlief die
ganze Nacht nicht. Am nächsten Morgen stand ich früh auf.
Du, Freddie und Mama – ihr habt alle noch geschlafen. Ich
ging hinunter, folgte dem Milchmann, und als er nicht bei seinem Wagen war, stahl ich zwei Flaschen Milch, damit meine
Kinder etwas zu essen hatten.»

Die Hände meiner Mutter sagten erschrocken: «Ben, diese
Geschichte hast du mir ja noch nie erzählt!»

«Ich habe dir nicht alles erzählt», sagte mein Vater und ließ
seine Hände in den Schoß sinken.

«Weißt du noch», deutete meine Mutter mit fliegenden Händen, «wie ich am selben Tag, an dem du aus Philadelphia zurückkamst, in einem großen Schneehaufen fünf Dollar fand?»

«Ja», nickte mein Vater, «wir hatten genug Geld, um für die ganze Woche Essen zu kaufen. Es blieb sogar noch etwas übrig.»

Pump ernährte unsere Familie. In jenen Jahren waren wir mit unseren Zahlungen an den Fleischer und den Lebensmittelhändler immer im Rückstand. Jeder Kaufmann bestimmte, wieviel Kredit gewährt, wann er gekündigt wurde. Wenn die Schulden beim Fleischer den unausgesprochenen Kreditrahmen sprengten, wurde der Kredit gesperrt. Es ging weiter, sobald Teilzahlungen eingingen.

Als wir von Brooklyn in die Bronx zogen, hinterließ mein Vater eine Schuld von vier Dollar und vierundvierzig Cent beim Fleischer. Ein Jahr später besuchten wir die alte Nachbarschaft, und mein Vater sah Mr. Roth. Er sagte in der Gebärdensprache: «Ich hatte Angst, daß der Fleischer mir einen Kinnhaken gibt. Ich trug dich deshalb schnell in die andere Richtung die Straße hinunter, Ruth.» Er lachte.

Ich lachte nicht. Als ich sieben war, wurde ich am Kreditritual beteiligt. Ich wußte Bescheid über abgezählte Pennies und kannte mich im Lebensmittelhandel aus. Es war nicht nötig, auf irgend etwas zu zeigen, handgeschriebene Notizen waren nicht erforderlich. Meine Mutter wußte nicht, daß meine kurze Reise zum Kaufmann gefährlich war – nur wegen einem Viertelpfund Butter.

Izzy, der Händler, hatte ein kleines Reich. Der Laden war vollgestopft mit Waren, die in jener Zeit, bevor die Supermärkte entstanden, die Leute ernährten. Seine Frau Sara und seine beiden Söhne führten das Geschäft, und wenn seine Familie da war, konnte ich den Laden unbekümmert betreten. Wenn Izzy allein war, wartete ich draußen, bis noch ein anderer Kunde kam. Das klappte aber nicht immer. Dann mußte ich allein hinein.

Ich mußte für meine Mutter handeln. Sie schleuderte mir

ihre Hände entgegen und bettelte: «Geh runter und sag ihm, wir brauchen Butter. Sag ihm, er soll es im Geldschuldenbuch aufschreiben.»

Beim Hinausgehen erinnerte sie mich: «Sag ihm, wir zahlen morgen oder Samstag, wenn Papa Ben seinen Lohn bekommt.»

Kostete die Butter achtzehn Cent? Unser Essen wurde täglich eingekauft, und das Geld wurde täglich von meinem Vater ausgeteilt.

Ich ging hinein. Die Butter saß cremig fettig in der Mitte des großen Kühlschranks hinter Glas. Da standen zwei Fässer, eins mit gesalzener, das andere mit süßer Butter. Ich konnte sie über den getrockneten Bohnen und Erbsen, die in aufgerollten Säkken auf dem Fußboden standen, und über dem mit bunten Ballons gesprenkelten Zellophan des *Wonder Bread,* dem Brot auf der Theke, riechen.

Izzy hatte schütteres Haar und dunkle Sommersprossen und trug eine große weiße Schürze. Ich beobachtete, wie seine Hände die Seite der Schürze anhoben und wie sich dann eine schmutzige buttrige Hand über den Bauch strich. Ich wurde steif vor Entschlossenheit und vor Angst und wollte ihm den Preis, den er sich für die herausgelöffelte süße Butter holte, nicht geben.

Still und ernst ließ ich mich von Izzy in den hinteren Teil des Ladens, einen kleinen dunklen Raum, führen, wo er seine Kontenbücher, Vorräte und frische Eier aufbewahrte. «Laß mich dir mal zeigen, wie man Eier durchleuchtet. Ich hab heute große.»

Der Laden war leer, seine Frau war nicht da und auch seine Söhne nicht. Starr und schweigend ließ ich es zu, daß er mich streichelte und mit seinen großen erwachsenen Fingern und Händen meine kleinen Genitalien fand. Hände waren zum Sprechen da, nicht zum Wehtun.

Eine Stimme rief hinter dem Vorhang. «Izzy, bist du da? Ich brauche ein Viertelpfund Schweizer Käse und zwei Zwiebeln. Izzy, wo bist du?»

Er legte mir warnend die Hände auf den Mund. Ich schwieg. Ich hatte Angst.

Als Izzy die Kundin bediente, schlüpfte ich hinter dem Vorhang vor und sagte: «Ich war vor Mrs. Garabedian da. Ich war nur schnell auf dem Klo.»

Ich wandte mich an Mrs. Garabedian. «Ich hoffe, es macht Ihnen nichts aus, aber meine Mutter hat's eilig.»

Mit fester Stimme sagte ich zu Izzy: «Haben Sie die Butter für meine Mutter noch nicht?»

Der Kinderbelästiger legte das Päckchen für meine Mutter in eine kleine braune Tüte und schickte mich weg. Er wußte, daß ich vor dem nächsten Zahltag meines Vaters wiederkäme. Aber für den Augenblick war ich mit der Butter und meinem Körper entkommen.

Zahlte meine Mutter den gleichen Preis? Schickte meine Mutter deshalb mich, anstatt selbst zu gehen? Oder schämte sie sich so ihrer Taubheit und ihres Geldmangels, daß sie ihren Mund und ihre Ohren – mich – schickte?

Oder war ich schlecht? Hatte ich etwas Schlimmes getan? Ich war nie sicher. Ich wandte mich trostsuchend meinem Füllhalter zu, und ein Jahr danach schrieb ich das Gedicht «Kein Selbst». Als ich jung war, wußte ich noch nichts von Freud. Vielleicht hätte er mir helfen können, als ich lamentierte:

Schielendes mürrisches kleines Mädchen
Trauriges, schlechtes kleines Mädchen
Mit Ohren hörendes kleines Mädchen
Gib mir dein Ohr
Gib mir deine Stimme
Gib mir deine Zunge, deinen Mund
Ich gab dir Leben
Dein Leben ist mein
Ich hatte keine Ohren
Ich machte ein Paar
Sei ich, sei ich, sei mein Traum
Sei ich, trauriges, schlechtes kleines Mädchen
Du bist verloren, und ich bin verloren
Ich liebe dich, denn du bist mein
Kleines Mädchen, kleines Mädchen.

Ich fand meinen eigenen Weg zu klagen. War ich allein, verschleierte ich meine Angst. Ich hatte ein leeres lebloses Gesicht. In der Öffentlichkeit glänzte ich. Als Izzy, der Händler, mit meinem Herzen und meinem Körper in Berührung kam, war ich schon längst zu einer Pose verfestigt, die mit jedem Jahr härter wurde.

Ich erlernte die Kunst des «So-tun-als-ob» und übte sie bis zur Perfektion. Ich las Märchen und nahm neue Charaktere an. Ich las Comics und stolzierte in meiner Phantasie mit geschwellter Brust einher. Ich wählte protzige Namen für mich aus. In einer einzigen Woche änderte ich meinen Namen von Dixie zu Russell und wieder zu Dixie. Ruthie war zu schlicht. Ruthie beschrieb jemanden, den ich von mir fernhalten wollte.

Ich machte aus Träumen Wirklichkeit und aus der Wirklichkeit Träume. Ich war eine Comic-Figur, eine kurvenreiche Blondine namens Dixie ohne Vergangenheit, ohne Zukunft, ein Strich, der bis in die Gegenwart hinein gezeichnet wurde, in die Tageszeitung hinein, der mit dem täglichen Abfall wegzuwerfen war. Ausgetauschte Worte erschienen in flüchtig gezeichneten Formen über den Köpfen der Cartoon-Heldinnen. Ich lehnte Dixie ab. Sie war albern. Vielleicht sollte ich die Drachen-Lady mit den schrägen Augen und den chinesischen Seidenbrokatgewändern sein, deren gefaltete Hände sich unter langen Ärmeln versteckten und die mit gebogenen Nasenlöchern grausame Befehle austeilte. Oder eine Detektivin.

Es war sicher, sich in eine andere Person zu versenken.

In der Klasse log ich ganz offen. Wenn wir über unsere Familie, unsere Eltern und Großeltern erzählen sollten, meldete ich mich kühn als erste. Ich war neun Jahre alt, als ich nach vorn ging und dreißig Kindern sagte: «Ich stamme von Indianern ab. Mein Urgroßvater kam aus England und war mit Daniel Boone zusammen ein Pionier in Kentucky. Dort lernte er meine Urgroßmutter kennen und heiratete sie. Deshalb habe ich so schwarze Haare.»

Ich war entzückt von meiner Charade. Meine Lehrerin verzog leicht spöttisch den Mund, aber sie sagte nichts. Und niemand erfuhr mein Gehörlosengeheimnis.

Die Tragödie des Taubseins wollte ich nicht erkennen. Ich redete nur von hübschen Dingen. Die Sehnsucht meiner Seele, wie andere Kinder zu sein, wies ich zurück. Ich glaubte, daß es nur eine Seite einer Medaille gab, die glänzende. Ich wagte es nie, sie umzudrehen. Ich wußte, die dunkle, lautlose Leere würde mich wahnsinnig machen. Wahnsinn konnte ich nicht dulden. Statt dessen wurde ich reizend und fröhlich. Mit der Leidenschaft meines Vaters für das Leben und dem guten Aussehen meiner Mutter gesegnet, ging ich für einen vollständigen Menschen durch. Niemand hatte Zutritt zur verdorrten Seite meines Wesens. Nicht einmal ich.

Meine Mutter ahnte meine Traurigkeit, und ihr Gegenmittel war Spiel. Sie hatte gern Spaß. Hoch, hoch gingen ihre Arme, die beiden Mittelfinger ihrer Hände klickten, von unsichtbaren dünnen Lederbändern umwickelt, die Kastagnetten zusammen, der Kopf wurde in Flamenco-Ekstase zurückgeworfen. «Komm, spiel mit – wir sind jetzt Zigeuner! Ich bring dir bei, wie eine Zigeunerin tanzt! Jetzt haben wir Spaß!»

Sie wirbelte auf Freddie zu und reichte ihm zwei Eßlöffel. Sie hob einen Finger in meine Richtung und sagte mit ihrer Stimme: «Eine Minute, du kommst gleich dran.» Sie nahm ein Tamburin vom Tisch und schüttelte es in der Luft. Es war der verbogene Deckel ihres Schmortopfes.

«Wir machen jetzt Musik. Du, Fred, bist der Junge, du trommelst mit den Löffeln auf dem Tisch, und du, Ruthie, singst mit deiner Mädchenstimme. Und ich tanze.»

Mit stolzer Geste hob sie den Rock bis zu den Knien, warf den Kopf wieder in den Nacken, schüttelte ihr Tamburin und dirigierte: «Fangt an!»

Freddie trommelte mit seinen Löffeln. Ich öffnete den Mund, um ein unmelodisches Lied zu singen. Ich konnte nicht singen, sagte es meiner Mutter aber nicht. Mary, meine Mutter Mary, war der Star. Sie schritt einher und stampfte mit spanischem Zigeunerfeuer in perfektem Rhythmus. Ihre überschäumende Fröhlichkeit löschte die nächtliche Stille aus, aber nicht die abscheulichen Hände von Izzy, dem Händler.

Ich ahnte die Einsamkeit meiner Mutter am Fenster. Nach getaner Hausarbeit saß sie ruhig und in Gedanken versunken da und schaute, das Gesicht auf die Hand gestützt, unbeobachtet hinunter zu den Menschen auf der Straße. Sie studierte ihre Gesichter, ihren Gang, ihre Kleidung mit gesteigerter Schärfe, bis ich in Sicht kam. Mama war immer am Fenster und wartete auf meine Heimkehr aus der Schule, auf den Beginn des Familienlebens.

«Mama, was siehst du jeden Tag auf der Straße?»

«Ich sehe Leute, ich verstehe ihr Leben, was sie machen, warum sie glücklich sind, wann sie traurig sind. Ich sehe gern Leben auf der Straße.»

«Heute regnet es, niemand ist auf der Straße.»

Sie sah mich überrascht an. «Man kann doch den Regen beobachten.»

Ich schaute mir mit ihr den Regen an, die Schulbücher noch in einer Hand, und hatte meine eigenen Gedanken . . .

– Es regnet. Und die Blitze zucken. Der Donner kommt, und niemand kann es hören, nur ich. Sie duckt sich nicht vor Angst. Sie liebt den Anblick des zackigen Lichts über dem Himmel. Ich will, daß sie's hört. Ich will, daß sie meinen Schock und meine sekundenlange Angst spürt. Mama hat ihr Gesicht zum Himmel gerichtet und wartet, daß das Licht noch einmal aufzuckt. Die Wände hallen vom Donner über uns wider. Ihre Unterlippe zittert, und ihre Augen leuchten mit dem Himmel auf. Sie sagt: «Ich spüre den Donner, ich höre den Donner.» Sie fürchtet ihn nicht. Spüren ist nicht hören. Es geht durch sie hindurch wie durch die Wände. Nur ich höre es, in mir selbst zusammengekauert.

Sie fing meine Gedanken auf. «Mach dir keine Sorgen, ich sehe genug. Es macht nichts, daß ich den Donner nicht hören kann. Es ist sehr aufregend, den großen Krach zu spüren.»

Sie hielt die Fenster blitzsauber. Als ich sie fünf Stockwerk hoch außerhalb des Fensters sitzen sah, wie sie sich mit einer

Hand am Fensterrahmen festhielt und mit der anderen den Stadtdreck wegschrubbte, hielt ich in stillem Gebet die Luft an: Bitte, lieber Gott, laß Mama nicht runterfallen!

Ich lief die Treppe hinauf und hatte Angst, sie zu erschrekken, wollte aber unbedingt in der Wohnung ihre Knie an die Mauer drücken. Sie schimpfte, wenn ich das tat: «Ich falle nicht, ich weiß, wie ich mich festhalten muß!»

Sie putzte die Fenster mit klarem Essig und Wasser und polierte sie mit einer alten *Daily News*. Wenn das Fenster glänzte, schob sie den Fensterrahmen in die Höhe und rutschte von ihrem ungesicherten Sitz auf dem Fensterbrett in die Wohnung. «Siehst du», sagte sie, «ich bin in Sicherheit.»

«Mama, warum putzt du die Fenster draußen? Innen reicht doch.»

«Nein, reicht nicht. Fenster sind meine Kunst, mein Gemälde der Welt. Um Kunst zu sehen, müssen die Fenster sauber sein.»

An Wintersonntagen mußten wir schnell unsere Mäntel und warmen Handschuhe anziehen. Sie bestand darauf, daß wir Mützen trugen. Und dann nahm sie uns zum Metropolitan Museum of Art an der Fifth Avenue mit. Wir hatten unsere Freude an Tintoretto und Canaletto, Rembrandt und Vermeer. Sie studierte die Namen der Künstler und Gemälde und vergaß sie von einem Sonntag zum nächsten. Sie wußte nichts von Kunstgeschichte, wanderte aber unfehlbar von Meisterwerk zu Meisterwerk.

Sie zog mich an der Hand durch einen Raum voller Schätze. «Komm», bat sie, «schau dir dieses Bild an – schau, wie der Künstler es gemalt hat.»

Als mein Vater jung war, hatte er keine Zeit zum Lernen. Er arbeitete sechzehn Stunden am Tag, wenn er Arbeit bekommen konnte, und wenn es keine Arbeit gab, durchstreifte er die Nachbarschaft und fand hier und da eine Gelegenheitsarbeit. «Schaut ihr mit Mama Kunst an. Erzählt mir später von den Schönheiten», sagte er.

Ich wollte ein Telefon haben, bat aber nicht darum. Wen würde ich anrufen? Trotzdem – es war mein Herzenswunsch. Ich haßte öffentliche Fernsprecher. Ich hinterließ nicht gerne Nachrichten für meine Mutter und meinen Vater, egal wie dringlich. An einem frühen Abend gab mir meine Mutter einen Nickel und bat mich, meinen Vater in der Polsterwerkstatt anzurufen, in der er vorübergehend Arbeit gefunden hatte. Ich ging in den Bonbon-laden an der Ecke, wo sich in der dunkelsten Ecke des Geschäfts drei Telefonzellen gruppierten. Als ich den Laden betrat und an den Zeitschriftenständen und dem sauren Geruch nach unauf-gewaschenen Eiscremeschalen vorbeiging, begrüßte mich der Besitzer des muffigen Etablissements mit seiner üblichen Be-merkung: «Immer noch kein Telefon daheim?»

Ich ging vorbei und wiederholte in Gedanken die kurze Mit-teilung meiner Mutter. «Sag bitte dem Chef deines Vaters, er möchte Papa Ben ausrichten, daß er heute früher nach Hause kommen soll, nicht später als zehn Uhr.»

Ich haßte es, die Zelle zu betreten, die Tür zu schließen und die Körper zu riechen, die vor mir drin gewesen waren. Der schwere schwarze Hörer, durch den ich lauschte, und die Sprechmuschel, durch die ich sprach, waren schmutzige Gegenstände. Ich wählte die Nummer, die meine Mutter auf einen Zettel geschrie-ben hatte.

Nach dem zweiten Klingeln sagte eine Männerstimme: «Hallo?»

«Ist dort die Polsterwerkstatt Westchester?»

«Ja, was wollen Sie?»

«Sind Sie der Besitzer?»

«Ja, was wollen Sie denn?» fragte die Stimme energisch. «Ich hab nicht den ganzen Tag Zeit.»

«Ich habe eine Nachricht für Mr. Sidransky von seiner Frau, meiner Mutter.»

«Ich kenn keinen Mr. Sidransky!» Er war verärgert.

«Er heißt Ben mit Vornamen. Es ist mein Vater.»

«Hör zu, Mädel, für so was hab ich keine Zeit. Ich hab zu tun.»

«Er ist taub.»

«Ach so», erwiderte er. «Du meinst den *Dummy*. Einen Augenblick, ich hol ihn. Warum hast du das denn nicht gleich gesagt?»

An den Rest des Gesprächs kann ich mich nicht erinnern. Nur an das Wort *Dummy*. Es drang in mein Ohr, in meinen Schädel, durch das schwarze Telefon.

Kein Hörender hatte dieses Wort bisher in meiner Gegenwart benutzt. Ich hörte während meiner ganzen Kindheit, wie meine Eltern als «taubstumm» beschrieben wurden. Ich gab mir die größte Mühe, jedem, der mir zuhören wollte, zu erklären, daß sie zwar gehörlos, aber noch lange nicht blöd und auch nicht stumm waren.

Ich wollte dieser gesichtslosen Stimme am Telefon entgegenschreien: «Du bist der *Dummy*! Du kannst hören und bist blöd!» Ich sagte nichts. Die Wut und die Scham, die mich in diesem Augenblick ergriffen, kristallisierten sich zu einem Entschluß. Ich beschloß, daß kein Mensch mich oder meinen Vater jemals wieder bei diesem Namen rufen würde. Ich lernte, soviel ich konnte, und lehrte meinen Vater, was immer ich konnte, wann immer ich konnte. Wenn andere Mädchen Mutter und Vater spielten, spielte ich Schule, und ich war immer die Lehrerin.

Am folgenden Tag fragte ich meinen Vater: «Warum läßt du es zu, daß dich dein Chef *Dummy* nennt?»

Er zuckte mit den Schultern, seine Nase war noch voller Baumwolle aus der Werkstatt. «Ich habe ihm gesagt, ich heiße Ben. Ich habe allen gesagt, ich heiße Ben, aber sie nennen mich *Dummy*. Es ist leichter für sie. Sie wissen, wer ich bin.»

Ich war wütend. «Du bist kein Dummkopf! Du bist mein Vater und ein kluger Mann. Sag ihnen immer und immer wieder, daß du Benjamin heißt.»

Er lächelte matt, müde von der Arbeit eines langen Tages. «Es ist schon in Ordnung. Ich weiß, daß ich kein Dummkopf bin, das reicht.»

Mir reichte es nicht. Ich wurde gierig. Ich las jeden Abend im Lexikon, nahm Sprache in mich auf und brachte sie meinem

Vater bei. Meine alten Phantasiewörter rangierte ich aus. Er war unersättlich. Er und ich hatten ein Ziel.

«Ich bin froh, daß du mich unterrichtest. Ich arbeite schwer. Neue Dinge lernen macht mich glücklich.»

Sein täglicher Kampf adelte ihn nicht. Er brachte ihm keine Vorteile. Es lag keine Freude, keine Schönheit, keine Erfüllung darin. Es war langweilige Arbeit, um uns satt zu bekommen, um uns zu kleiden und die Miete zu bezahlen. Und doch war er der geborene Handwerker, stolz auf seine Geschicklichkeit.

Ich ließ den Kopf nicht länger hängen. Ich ging mit festem Schritt, mit hoch erhobenem Kopf. Ich war elf Jahre alt.

Meine Phantasiewelt legte ich beiseite, lehnte meine Märchenexistenz ab. Ich wählte einen neuen Weg, den Weg akademischer Exzellenz. Diese Haltung entwickelte sich stillschweigend und hemmte Jahr für Jahr mein emotionales Wachstum. Ich bereitete mich darauf vor, der Welt zu zeigen, daß ich kein *Dummy* war. «Stöcke und Steine brechen mir die Beine, aber Namen tun mir nicht weh!» Diesen Refrain betete ich mir immer wieder vor, um das verhaßte Wort zu tilgen.

Wenn ich auf der Straße entlangging, schrieb ich DUMMY mit dem Zeigefinger auf rußige Autos, und mit einem raschen Schwung meiner Hand löschte ich es wieder vor meinen Augen. Ich schrieb das Wort mit Bleistift in mein Notizbuch, über die ganze Seite, riß sie raus und zerknüllte die Schmähung zu einem Ball.

Nach dieser Beleidigung saß ich tagelang im Klassenzimmer, ohne etwas zu lernen, bis mein Vater mich mit seinem Wissensdrang wieder anstachelte.

Er weckte mein Verlangen nach Sprache von neuem. In unserem gemeinsamen Hunger, den Wörter stillen sollten, nahmen wir unser Studium wieder auf. Seine Leidenschaft waren vor allem klares Denken und Verständnis. Wenn ich mir über einen Begriff oder ein Wort, das ich ihm beibrachte, nicht ganz sicher war, sagte er: «Du mußt die Lehrerin noch einmal fragen. Es muß klar sein.»

Das Zeichen für das Wort *klar* ist aufschlußreich. Die Fingerspitzen beider Hände sind geschlossen und bilden einen kleinen Kreis. Die beiden Kreise vereinen sich, wenn sich die Fingerspitzen berühren. Dann öffnen sich die Hände weit, um Licht eintreten zu lassen. Es ist ein Zeichen der Erleuchtung. Klarheit wird zur Epiphanie, zum Augenblick des Wissens. Es dauert nur eine Sekunde, um das Zeichen auszuführen.

Wissen allein war es nicht, was mein Vater suchte. Es war der Prozeß, nicht das Produkt, was ihn faszinierte. Er brachte mir die Kunst des Wissens und die Kunst des Fragens bei. Wenn ich die Antwort der Lehrerin auf eine Frage nicht verstand, hatte ich vermutlich die falsche Frage gestellt. Er sagte: «Du bist klüger als die Lehrerin, stell eine neue Frage und noch eine, bis du sicher bist, daß die Lehrerin weiß, was du fragst. Lehre die Lehrerin!»

Und so wurde ich – in der Kommunikation erfahren – eine Lehrerin. Die Kunst der Präsenz lernte ich von meinem Vater. Ich war präsent, wenn ich für mich selbst lernte und wenn ich ihn unterrichtete. Ich stellte meinen Lehrerinnen Fragen, bis ich jeden Aspekt ihres Unterrichts begriff. Es spielte keine Rolle, ob die Lehrerin ungeeignet oder eine Meisterin ihres Fachs war. Meine Lehrerinnen fühlten sich von meiner gespannten Aufmerksamkeit geschmeichelt und reagierten mit verbaler Aufmerksamkeit.

Ich liebte meine Lehrerinnen. Ich manipulierte mein eigenes Verhalten, um ihre nährenden Worte zu gewinnen. Jede Lehrerin war ein Elternteil für mich, der mich mit hörbaren Worten des Lobes streichelte. Ich liebte und haßte dieses Lob. Sie lobten meine Maskierung, nicht mich. Der Schmerz hatte mich wund gerieben, und ich hatte ihn nie beim Namen genannt. Meine Grundschullehrerinnen erkannten dies und gingen behutsam mit mir um.

Als ich auf die Oberschule kam, traf mich ein harter Schlag. Ich hatte so viele Lehrer an einem Tag – einen für Englisch, einen für Französisch, einen für Mathematik, einen für Geschichte –, daß ich nicht einen einzigen trostspendenden finden konnte. Ich war nur eines von vielen Gesichtern der siebten

Klasse. Im fünfzig Minuten dauernden Unterricht blieb keine Zeit, um mit einer Lehrerin-Mutter eine Beziehung aufzubauen.

Wenn wir die Klassen wechselten, durften wir nur schweigend den Korridor entlanggehen, sonst gab es Minuspunkte. Ich war entsetzt. Wie konnten sie jemanden strafen, nur weil er mit Leuten reden wollte, die hören konnten? Meine neue Welt war abscheulich. Ich ging die schwarzen Korridore entlang, die sich von Raum zu Raum, von einem alternden grauhaarigen Lehrer zum anderen wie lautlose Straßen wanden. Meine Englischlehrerin, eine winzige, verschrumpelte Zuchtmeisterin, terrorisierte meine Seele wegen einer Stilblüte oder einem inkorrekt zergliederten Satz. Was wußte sie von einer lebenden Sprache?

Zum Atmen war kein Platz, und ich verkroch mich in meinem emotionalen Versteck. Ich wurde krank. Im ersten Schulmonat zog ich mich ins Bett zurück und verbrachte eine Woche in Lethargie. Der Druck war zu groß geworden; ich konnte ihn nicht ertragen. Ich trat in meine Phantasiewelt zurück und hätschelte meine Kindheit mit märchenhafter Nahrung. Ich streckte meine Hände nach jemandem aus, der mich verstand, wie ich die junge Prinzessin verstand, die verbannt war, weil der König, ihr Vater, die Güte ihres Wesens nicht verstand. Nach jahrelangem Exil versöhnten sich die Prinzessin und der König. Es gab ein Happy-End wie in jedem Märchen, in dem die Menschen auf die Probe gestellt wurden, und ich wünschte mir ein Happy-End für mein eigenes Leben.

Die Wunden der vergangenen Woche heilten, und ich kehrte zur Schule zurück. Wieder einmal bahnte ich mir mühsam meinen Weg. Ich konzentrierte meine ganze Energie auf mein intellektuelles Leben. Es war eine gewaltige Anstrengung, die mich tagsüber vor mir selbst verbarg. Meine Furcht vor dem Unbekannten sorgfältig weggesteckt, stürzte ich mich in das zurückgezogene Leben der pflichtbewußten Schülerin, absorbierte die Worte der anderen, versagte mir aber eigene. Mein Geist war gierig und wucherte, aber ein Teil von mir blieb isoliert.

Meine Familie behandelte mich wie ein Wunderkind. Ich

hörte sie sagen: «Ist Ruthie nicht erstaunlich?» Sie tätschelten meinen Kopf wie einen klugen Hund, der fehlerlos Tricks zum besten gibt. Ich sagte nichts. Ich war unfähig, mich öffentlich zu identifizieren. Meine hörenden Tanten und Onkel sahen nur mein passives Lächeln.

Ich hortete weiter Wörter wie ein Geizkragen Gold. Ich sammelte Bücher und bewahrte sie auf, bewahrte die Wörter auf, die mich vollständig, wie den Rest der Menschheit machen würden.

Manchmal blieb ich als Kind hungrig. Mein Vater sagte: «Iß nicht alles auf, wir müssen etwas für morgen übriglassen.» Wir hatten immer zu essen, aber Benny lebte in Angst vor dem Tag, an dem nicht genug da sein würde, um uns zu ernähren. War das Essen erst verzehrt, war es weg. Die Wörter auf einer gedruckten Seite konnte ich nicht verzehren. Die Wörter konnte man aufheben, lesen und wieder lesen. Mein Hunger übertrug sich auf meine Bücher, und als Erwachsene transportierte ich Bücher über den Atlantik, mehrmals über den amerikanischen Kontinent, ohne sie wieder zu lesen. Ich stellte meine Bücher auf ein Regal, staubte sie ab und seufzte in Sicherheit. Ich hatte meine Wörter bei mir. Sie waren die Spiegelung meiner Kindheit. Sie verbannten meinen grotesken Spitznamen: Dumbo. Ich schreckte zurück, wenn ich das Wort hörte. Ich strengte mich ungeheuer an, es zu ignorieren, bis der Spott schlimmer wurde als der Klang des Wortes. Meine Haut kribbelte, und ich blickte dem Feind ins Gesicht und sagte mit gleichmäßig bestimmtem Ton: «Mein Name ist Ruthie.»

Und es hieß: «Flieg weg, Dumbo, nimm deine dummen Schlappohren und heb ab in den Himmel!»

Meine Ohren waren klein und wie winzige flache Teetassen geformt. Ich wollte sie außer Sicht und aus dem Bereich der verbalen Kränkung haben, die mich traf. Ich versteckte meine Ohren hinter meinem langen dunklen Haar und hoffte, daß sie eines Tages perfekt wären.

Noch mehr wollte ich ein eigenes Telefon haben. Ich wollte meine Freunde anrufen, und ich wollte, daß sie mich anriefen.

Ich bat meine Mutter um ein Telefon, und sie sagte: «Frag deinen Vater.» Und er sagte: «Wofür? Du brauchst kein Telefon. Geh runter in den Bonbonladen und ruf deine Freunde an. Ich gebe dir fünf Cent.» Ich erklärte, daß die Leute mich jederzeit anrufen könnten, daß ich ein Teil der Welt sein, mit jedem verbunden sein könnte. Er war unerbittlich und beendete die Diskussion. «Du brauchst kein Telefon. Zu viel Geld.»

Ich fühlte mich nackt, unfähig, ihm verständlich zu machen, was ich brauchte, und unfähig, den Hörenden verständlich zu machen, was ich brauchte. In der Stille der Ablehnung unterdrückte ich meine dringendsten Bedürfnisse und wartete auf ein Telefon, bis ich fünfzehn war.

Ich log, was mein Alter betraf, und bekam einen Teilzeitjob. Ich verkaufte Bücher bei Macy's am Herald Square, Ecke 34th Street und Broadway. Ich bestand ihre Version eines Bildungstests und war donnerstags abends und samstags von Büchern umringt. Ich verdiente sieben Dollar die Woche brutto und sparte das Geld für mein Telefon.

Als das Telefon in unserem Wohnzimmer angeschlossen wurde, sagte mein Vater: «Geht es? Ruf jemand an!»

Ich rief die Vermittlung an und fragte nach der Uhrzeit.

Meine Mutter lachte: «Kannst du nicht jemand Richtiges anrufen?»

«Ich hab von niemandem die Telefonnummer, aber ich werde sie bekommen und dann alle anrufen.»

Wir setzten uns zusammen, schrieben Postkarten an alle, die wir kannten, und gaben die Ankunft unseres Telefons bekannt. Nur Freddie und ich konnten es klingeln hören. Ich rieb leicht mit der Hand über das Telefon und spürte seine verbindende Energie. Ich konnte durch den Apparat sprechen und Mitteilungen durch ihn empfangen. Meine Mutter war von seiner Kraft begeistert.

Wenn sie das Telefon abstaubte, während ich außer Haus war, und es zufällig klingelte, nahm sie ab und sagte: «Ruthie ist nicht da, rufen Sie heute abend wieder an.» Wenn ich nach Hause kam, erzählte sie mir aufgeregt, daß jemand angerufen hatte.

«Zeig mir, wie du geantwortet hast», sagte ich.

Sie hielt die Sprechmuschel ans Ohr und die Hörmuschel an den Mund. Wir übten, bis sie es begriffen hatte. Entzückt über ihre neue Fertigkeit, sagte sie: «Schau, ich kann wie die Hörenden telefonieren.»

Erst mit dem Erscheinen des TTY war sie in der Lage, das Telefon zu benutzen und Mitteilungen entgegenzunehmen. Der TTY ist eine Telekommunikationseinrichtung, die sowohl ein Schreibterminal, das wie ein Spielzeug aussieht, auf dem Mitteilungen geschrieben und im Feld über der Tastatur abgelesen werden können, als auch den Telefonhörer benutzt, der auf dem Fernschreiber liegt. Jedesmal, wenn ein Buchstabe getippt wird, läßt der Impuls den Buchstaben auf beiden Anzeigen gleichzeitig aufleuchten. Etwa sechs Buchstaben passen jeweils auf eine Anzeige. Das Gerät ist einfach zu handhaben, sobald man die Tastatur beherrscht.

Nachdem ich zu Hause ausgezogen war, flehte ich meine Eltern jahrelang an, sich doch in ihrer Wohnung ein TTY installieren zu lassen. Sie argumentierten, sie wären ihr ganzes Leben lang taub gewesen und ganz gut ohne Telefon ausgekommen. Ich entgegnete, sie würden älter und könnten nicht mitten in der Nacht hinausgehen und einen Fremden beim Kragen packen und ihn bitten, im Notfall für sie zu telefonieren. Ich sagte, sie könnten mich und ihre Freunde anrufen, die bereits TTYs hatten. Widerwillig gaben sie nach.

Unser erstes Telefongespräch – Jahre später, 1978 – war ein besonderes Erlebnis. Sie stolperten über die Buchstaben der Tastatur und wechselten sich beim Reden mit mir ab. Sie tippten langsam und fehlerhaft, aber sie benutzten das Telefon. Ich empfing ihre Worte in aufleuchtenden grünen Buchstaben. Meine Mutter hackte mit einem Finger: «Ruthie, ich liebe dich.»

Ich tippte schnell zurück: «Nimm den Hörer ab und sag mir dieselben Worte, damit ich deine Stimme hören kann.»

Sie wiederholte: «Ruthie, ich liebe dich.» Und ich hörte drei deutliche Küsse über das Telefon. Mein Vater nahm ihr den

Hörer aus der Hand und sagte: «Hier ist Papa Ben, ich liebe dich sehr.» Auch er schickte mir Küsse ins Ohr.

Ich legte den Hörer wieder auf und tippte: «Eure Stimmen sind klar, ich verstehe eure Worte, und ich liebe eure Küsse.»

Meine Mutter tippte zurück: «Ich bin überrascht. Ich wußte nicht, daß man einen Kuß hören kann.»

Meine Finger jagten über die Tastatur. «Ja, man kann einen Kuß hören, ein Kuß klingt weich und süß, aber am süßesten klingen meine Mutter und mein Vater, wenn sie meinen Namen sagen.»

Meine Mutter tippte: «Warum hast du uns denn nicht schon früher gesagt, daß wir uns ein Telefon anschaffen sollen?»

Lange davor, noch vor der Zeit der elektronischen Verbindung, war ich das abgetrennte Kind. Tagsüber hatte ich mich in der Gewalt, aber nachts, in Stille gehüllt, hatte ich das Herz eines verängstigten Kindes.

Das Buch, das ich aus Miss Chanins Klasse mitgenommen hatte, war mit Feen und Elfen bevölkert, die verletzten Kindern Wünsche gewährten. Ich nahm einen Elf aus dem Buch und machte ihn mir zu eigen. Er trug spitze Stoffschuhe und hatte eine winzige braune Zipfelmütze, nicht größer als ein Fingerhut, auf dem Kopf. Er paßte in meine Handfläche. Er erschien mir nur einmal und bat mich, nach einem Zauberstein zu suchen. Dieser mußte bestimmten Anforderungen genügen. Er mußte flach, vollkommen oval und reinweiß sein. Es sollte ein Stein sein, der in die warme Mitte meiner Handfläche paßte. Er durfte mir nicht geschenkt werden. Ich mußte ihn finden.

Ich suchte diesen Stein, den Blick immer auf die Erde gerichtet, jedoch nicht auf Asphaltstraßen. Ich suchte in der Stille der Natur nach ihm und hoffte, ein Stück Erde zu finden, das nach meinen Maßen zugeschnitten war, einen flachen Stein, den ich im geheimen an mich drücken konnte, der mein Talisman, mein sprechender Stein war.

Ich fand den Elfenstein im Sand und fragte ihn, ihn fest in der Hand haltend und die braune Narbe auf seinem Bauch nicht bemerkend: «Kannst du sprechen? Kannst du mir dienen?» Ich sagte flüsternd zum Meer: «O mächtige See, kannst du mit mir reden?» Ich ging in den Park und fragte die Bäume: «Wollt ihr mit mir sprechen?» Die Blätter summten im Wind, die Vögel sangen ihr Lied, und die Insektenwelt bewegte sich ungesehen weiter. Aber Gottes Erde hatte keine Stimme für mich.

Mein Stein war so stumm wie die Monolithen von Stonehenge. Ich stand umringt von den Säulen, die von unbekannten Menschen in einem englischen Feld errichtet worden waren, und kannte das Geheimnis schweigender Steine. Mein Traum von Stonehenge war ein wiederkehrender Traum.

Die Steine waren Steine, und es waren hochragende Menschen, nah, nah beieinander, eng verbunden, die Köpfe gesenkt, auf mich herabblickend. Sie starrten mich mit ihren weit aufgerissenen Felsenaugen an. Sie starrten mich, Ruthie, das Kind in der Mitte, an. Einstimmig sagten sie «nein, nein» mit ihren Steinmündern. Bestürzt suchte ich nach einem einzigen gütigen Steingesicht, das mich an die Hand nehmen und sagen würde: «Ich tu's für dich. Du brauchst es nicht selbst zu tun, so ganz allein.»

Ich stand mit offenem Mund im gemeißelten Ring menschlicher Steine und sagte: «Sagt nicht nein, sagt ja!»

Die Steinköpfe antworteten nicht.

Ich brüllte: «Ich werde ja sagen!»

Die Steine hörten mich nicht. Sie waren taub. Sie starrten mich an. Meine Worte hatten keine Bedeutung. Sie hörten meine Bitte nicht und konnten auch meinen Schrei oder meinen Laut, mein Wehklagen und mein Lachen nicht hören.

Wieder brüllte ich, die kleine Faust hochgereckt: «Wie könnt ihr menschlich sein, wenn ihr aus Stein seid? Ihr seid entstellt und häßlich. Warum habt ihr mich menschlich, mit Gehör und Gefühl, gemacht – um allein zwischen Steinen herumzulaufen?»

In meinem Traum wartete ich auf Antwort. Es kam keine.

Ich setzte meine Tirade fort: «Ihr seid gesichtslos und formlos. Ich werde das Unkraut, das in dem zerkratzten Boden um euch herum wächst, nicht wässern, ich werde auch eure Steine nicht putzen und nicht auf den Eindringling achten, der euren Steinring durchbrechen kann. Steine seid ihr, und Steine werdet ihr bleiben. Ich habe euch nicht gemacht, ihr habt mich gemacht. Und ihr habt mich nicht aus Stein gemacht, also muß ich euch verlassen, ich sag euch adieu!»

Ich erwachte zornig, immer und immer wieder. Ich schob den Zorn von mir – ich kannte seine zerstörende Macht –, stand auf und sagte zu mir selbst: «Es war nur ein Traum.» Ich konnte den Ring der schweigenden Steine nicht verlassen. Sie waren taub. Mir blieb kein Ort, an den ich gehen konnte, außer der Phantasie.

Ich fingerte meinen beinah vollkommenen weißen, flachen ovalen Stein und hoffte, er würde mit jeder magischen Liebkosung Glück offenbaren. Ich war eine zum Schweigen gebrachte Nomadin, die auf der Suche nach Lauten umherwanderte. Ich kannte Frieden in der grünen Erde des Sommers. Ich lutschte am weichen süßen Ende eines Grashalmes und kannte das Wort *Hoffnung*. Mit der Zeit wurde ich eins mit der stummen Erde der Natur, fand Trost in großartiger Stille. Auch Gott ist still.

9 Als Morris starb

Der Tod war fern und verboten, doch er trat in Augenblicken in mein Leben, in denen ich am verwundbarsten war. Zu Hause sprachen wir nur ganz selten vom Tod. Aber wenn er in unser Leben kam, sahen wir ihn und schoben ihn bis zum nächsten Mal beiseite.

Meine Mutter sprach von ihrem erstgeborenen Kind, Fanny, nach meiner Großmutter genannt, die vorzeitig gestorben war. Sie schüttelte den Kopf und sagte: «Niemand sagte mir, warum mein Baby starb. So ein schönes Baby.»

Ich wurde dreizehn Monate später geboren. Während ich aufwuchs, verringerte sich die Angst meiner Mutter, daß ich sterben könnte, aber ihre Sorge um meine Gesundheit war immer da. Als ich Scharlach hatte, saß sie an meinem Bett und sagte, mein Freund Morris Merlis habe ebenfalls Scharlach.

«Es wird dir bessergehen, und Morris wird es auch wieder bessergehen», versicherte sie mir.

Morris und ich waren durch elterliche Taubheit miteinander verbunden. Er war dunkelhaarig und sah gut aus, hatte ein rundes Gesicht, sanfte braune Augen und eine dunkle Locke, die er mit feingliedriger Hand fortwährend aus der Stirn schob. Wir spielten Verstecken, hockten in den staubigen Ligusterhecken der Nachbarschaft. Meine Mutter und seine Mutter Rose wachten mit ihren Blicken über die Straßenbahnschienen hinweg über uns, während sie angeregt die Nachmittage verplauderten.

Der Trunkenbold unserer Straße schlurfte uns entgegen, und meine Mutter brüllte: «Vorsicht! Der böse betrunkene Mann kommt!» Wir reagierten sofort auf die schrille Stimme, aber taten, als ob wir nichts hörten. Seine Mutter brüllte eine weitere Warnung, und wir unterbrachen unser Spiel. Einen Moment lang trafen sich unsere Blicke, und die stille Traurigkeit war da. Wir schüttelten sie rasch ab, Morris ergriff meine Hand und zog mich unter die Hecke, aus dem Weg des schwankenden Säufers.

Morris flüsterte: «Besoffen ist schlimmer als taub.»

Wir mochten Leute nicht, die sich nicht unter Kontrolle hatten. Und die Laute, die unsere Mütter von sich gaben, waren für Hörende unkontrolliert. Ihre Laute störten uns nur in der Öffentlichkeit. Zu Hause fühlten wir uns mit den Äußerungen, die normales Sprechen imitierten, wohl. Wir verstanden instinktiv, daß unsere Eltern sich unter Kontrolle hatten, daß es der Rest der Welt war, der uns oder unsere Eltern nicht verstand.

Wir grinsten uns an, teilten unsere großartige Einsicht und spielten miteinander. Ich war sechs und Morris acht Jahre alt. Es war 1935.

Ich dachte an Morris, als ich im Bett lag und mich vom Scharlach erholte. Ich sagte zu meiner Mutter, die an meinem Bett saß und mit den Händen Kinderreime aufsagte: «Ich möchte Morris sehen, wenn es mir bessergeht.»

«Ja», versprach sie, «ihr werdet zusammen spielen.»

Eine Woche später, als ich wieder gesund, aber immer noch schwach war, legte sie mein rotes Lieblingskleid raus und sagte: «Heute trägst du dein Glückskleid. Morris mag Rot. Wir gehen aus.»

Aufgeregt zog ich mich schnell an und sammelte meine Krankenbettgeschenke ein, um sie Morris zu zeigen. Ich rannte den langen Korridor unserer Wohnung entlang zur Tür, aber als ich an der Küche vorbeikam, zog mich meine Mutter am Arm und schimpfte: «Warte! Erst mußt du noch deinen Orangensaft und Lebertran trinken, damit du stark wirst.»

Es war nur ein kurzer Fußweg zu Morris' Wohnung. Die warme Sonne kitzelte meinen Nacken. Ich war glücklich, draußen, weg von meinem Schlafzimmer zu sein. Ich war glücklich, meinen Freund Morris zu sehen. Meine Mutter hielt meine Hand und sagte nichts zu mir. Aber sie ging langsamer als sonst.

Wir bogen in Morris' Straße ein, und ich zog meine Mutter, wollte, daß sie schneller ging. Sie blieb stehen und begann, mit mir zu reden. Dann ließ sie die Hände sinken und sagte nichts. Ich rannte von ihr weg, als mich ihre Stimme aufhielt. Sie war scharf, und ich drehte mich zu ihren Worten um: «Ruthie, geh nicht ohne mich!» Ich wartete, bis sie mich erreicht hatte, und zusammen, Hand in Hand, gingen wir langsam zum Haus der Merlis. Wir standen auf der gegenüberliegenden Straßenseite in der Menge, die sich versammelt hatte, um zuzusehen, wie vier Männer einen kleinen Mahagonisarg die Steinstufen hinabtrugen.

Rose Merlis, ihr Mann und ihre Kinder liefen hinter dem Sarg her und weinten leise. Ich war verwirrt.

Ich stieß meine Mutter an. «Mama, wo ist Morris?»

«Nicht jetzt», sagte meine Mutter leise, «ich sag's dir später.»

Ich sah zu, wie die Männer den Sarg in den wartenden Leichenwagen schoben. Die Familienmitglieder nahmen in den schwarzen Limousinen Platz, und der kleine Leichenzug setzte sich in Bewegung und fuhr zur Synagoge. Die Menge zerteilte sich, und meine Mutter und ich standen allein auf der Straße.

«Mama, was ist passiert? Warum sind alle so traurig?»

«Morris lebt nicht mehr. Er ist gestorben. Er geht jetzt zu Gott.»

Ich verstand nicht, daß ein Kind gestorben war. Ich wußte, daß wir auf die Küchenschaben traten, die auf dem Küchenboden herumflitzten, wenn wir am Abend das Licht einschalteten, daß wir auf ihnen herumtrampelten, bis sie nicht mehr lebten, und daß wir sie dann in den Abfall warfen, froh, die Biester los zu sein. Ich konnte mir nicht vorstellen, daß Morris in den Abfall geworfen wurde. Ich konnte mir mein Leben ohne Morris nicht vorstellen – in Regenpfützen herumspritzend, einander die Straße entlang jagend, an der Ecke auf das Bimmeln der Straßenbahn wartend, die Fahrgäste zählend, die auf die Straße traten. Wohin war Morris gegangen?

«Mama», flehte ich, «warum lebt Morris nicht mehr?»

«Er war krank.»

«Ist er tot wie die Schaben? Ist Gott auf ihn getreten?»

«Niemand ist auf ihn getreten. Er war sehr krank, er hatte Scharlach. Er wurde mit einem schwachen Herzen geboren. Es war zu viel Krankheit für einen kleinen Jungen. Er war erst acht Jahre alt.»

«Ich hatte doch auch Scharlach. Ich bin nicht gestorben. Warum nicht?»

Sie hielt mich in den Armen, und dann befreite sie ihre Hände, um mir zu sagen: «Du bist nicht gestorben, weil es nicht deine Zeit war zu sterben. Du bist jetzt ein gesundes Mädchen.»

Ich verbarg meine Angst vor dem Tod, umklammerte fest die Hand meiner Mutter und fragte mit meiner linken Hand: «Mit wem werde ich jetzt spielen?»

Sie strich mir übers Haar und sagte: «Du wirst andere Kinder finden. Du spielst mit deinem Bruder Freddie.»

«Freddie ist zu klein zum Spielen. Er ist erst drei. Ich will einen Freund wie Morris haben.»

Ich fand keinen neuen Morris.

Ich fand nur die Tränen meiner Mutter. An grauen Novembernachmittagen und an sonnenerfüllten Maitagen fand ich meine Mutter, wenn ich aus der Schule kam, auf ihrem Bett ausgestreckt, von murmelndem Schluchzen gequält. Die bloßen Füße streckten sich mir entgegen, ihr Körper bäumte sich in angestrengtem Rhythmus. Es waren keine verständlichen Worte, nur schmerzvolle, im Hals erstickte Klagelaute zu hören.

Ich schrak zurück.

Aber sie war nicht tot, sie trauerte.

«Mama», sagte ich zu ihren Füßen, «Mama, weine nicht.»

Meine Mutter, tief in ihrem Verlust versunken, war sich meiner Gegenwart nicht bewußt. Ich sagte mir diese Worte selbst, um mich zu beruhigen. Ich hoffte, sie würde nicht in ihren Tränen sterben. Ich konnte ihre geschwollenen Augen nicht ertragen. Ich wandte mich von ihr ab und versteckte mich in der Küche, bis ihr Schluchzen aufhörte.

An anderen Nachmittagen, wenn ich stärker war und sie

allein den frühzeitigen Tod ihrer Mutter beklagte, wenn ich nach Hause kam, setzte ich mich auf ihr Bett und machte sie abrupt auf meine Gegenwart aufmerksam. Sie richtete sich rasch auf, drehte sich auf den Ellbogen um. Sie schämte sich vor mir. Sie nahm mich in die Arme und strich mir übers Gesicht. Ich hatte keine Tränen im Gesicht, sie trocknete sie trotzdem.

«Mama», fragte ich, «warum hast du nicht am Fenster nach mir geschaut?»

«Ich schaue immer nach dir, ich schau auf die Zeiger an der Uhr. Ich weiß, daß Ruthie bald kommt. Und ich fange an, an mein erstes Baby zu denken. Dann denke ich an meine Mutter. Zu viel Tod.»

«Mama, es war vor langer Zeit. Warum weinst du an so vielen Nachmittagen?»

Sie starrte über meinen Kopf hinweg in die unerkennbaren Sphären ihrer Seele und sagte langsam: «Ich vermisse meine Mutter. Sie war eine so gütige Frau. Sie ist zu jung gestorben.»

«Mama», fragte ich, «wie alt bist du?»

Sie ahnte meine Furcht und sagte mit ihrer schrillen Stimme: «Mach dir keine Sorgen, ich sterbe nicht. Ich werde dich nicht allein lassen.»

Sie kehrte aus der Vergangenheit zu mir zurück. Sie nahm meine Hände in die ihren und half mir vom Bett herunter. Ihr Gesicht veränderte sich. Sie war wieder meine Mutter Mary.

«Komm, ich brauche dich. Wir gehen einkaufen.»

Ich weigerte mich. «Nein, ich muß Schularbeiten machen.»

«Zu viele Schularbeiten. Wir kaufen ein Eis.»

Sie liebte Eiscreme, aber ich mochte den zuckrigen Geschmack nicht. Ich wollte Tee, Roggenbrot und Butter.

«Später gibt's Tee. Jetzt gehen wir hinaus, atmen die frische Luft ein, gehen spazieren. Wir laufen den Tränen davon. Wir lachen. Wir küssen das Leben.»

Ich lachte. Ich konnte ihrem Charme nicht widerstehen.

1939 lag ihr Vater Abraham im Sterben. Sein bevorstehender Tod wurde von meiner Mutter friedlicher akzeptiert als der Tod ihrer Mutter.

«Wir gehen heute meinen Vater besuchen. Er wird nicht mehr lange leben, und er möchte dich und Freddie sehen.»

Als ich an seinem Bett stand, forderte er mich auf, näher zu treten.

Ich rückte näher, paßte aber auf, dem Tod nicht zu nahe zu kommen.

Sein Ton war sanft. Er erinnerte mich daran, mich auch weiterhin um meine Mutter und meinen Vater zu kümmern, ein gutes Mädchen zu sein, und dann sagte er: «Du mußt lernen, Oliven zu essen. Spuck sie nicht aus.» Er sagte noch andere Worte, aber dieser Olivensatz blieb haften. Ich begriff nicht, was er damit sagen wollte.

Meine Mutter führte mich aus dem Raum und sagte: «Großvater ist jetzt müde, er schläft. Spiel mit Freddie im Wohnzimmer. Ich komme bald.»

Ich grübelte jahrelang über seinen rätselhaften Satz nach, und erst als ich erwachsen war, wurde mir klar, daß er den bittersüßen Teil meines Lebens kannte. Er wußte, daß ich geliebt wurde, er kannte meinen Schmerz, gehörlose Eltern zu haben. Er war der Vater dreier gehörloser Kinder.

Als er in jenem September starb, trauerte meine Mutter, aber ihr Kummer war beherrscht. Ich sah sie nie um ihren Vater weinen, wie sie um ihre Mutter geweint hatte.

Jahre später besuchte ich meinen Vater und meine Mutter unangemeldet. Ich betrat ihre Wohnung mitten am Nachmittag mit meinem Schlüssel, wie ich es als Kind immer getan hatte. Mein Vater, der siebzig war, saß auf einem Stuhl mit dem Rücken zur Tür. Er trug einen marineblauen Kimono. Er drehte sich benommen zu mir um, sein Arm war in einer Schlinge.

«Was ist mit deiner Hand passiert?» fragte ich.

«Meine Schwester Bessie ist in einem Motelzimmer gestorben. Die arme Bessie hatte ein so schweres Leben.»

Ich bedrängte ihn. «Was ist mit deiner Hand passiert?»

«Ich hab an meine Schwester Bessie und ihre arme Tochter gedacht – alle sind jetzt tot. Ich dachte an sie und paßte bei der

Arbeit nicht auf, und die Maschine hat mir den Finger abgeschnitten.»

Damals arbeitete er in der Vertriebsabteilung der *New York Times*. Als er einen Stapel Zeitungen vom Band nahm, um sie für die Lieferwagen fertigzumachen, wurde das oberste Glied seines rechten Zeigefingers abgeschnitten. Ein Teil seiner Stimme war amputiert worden. Es dauerte eine Weile, bis er sich an den Stummel gewöhnt hatte. Als der Finger schließlich heilte, mußte ich ihn aufmerksam beobachten, ich sagte ihm aber nie, daß ich Schwierigkeiten hatte, einige seiner Zeichen zu verstehen.

Sein Zorn auf seine Taubheit hatte nachgelassen. Statt dessen fürchtete er sich nun vor dem Tod. Er schaute mir ins Gesicht und sagte: «Mach dir nichts draus, dein Vater Ben, ich – mir geht es gut. Es war nur ein großer Schock. Bessie stirbt, Ruthie stirbt, und ich verliere meinen sprechenden Finger.»

Wir saßen still da. Er sah mich an und bedeutete mir mit seiner linken Hand: «Ich hab keine Angst mehr vor den Hörenden, ich fürchte mich nur vor dem Sterben.»

Als das Ende des Jahres 1941 näherrückte, erfüllte mich die
Kriegserklärung gegenüber den Japanern mit Entsetzen. Wie
konnte ich weiter zur Schule gehen? Wie konnte ich unsere
kleine Wohnung verlassen? Wer würde meine Eltern beschützen und ihnen sagen, daß die Sirenen des Fliegeralarms kreis-
chten? Ich gab dem Hausmeister Anweisungen. Ich riet meiner
Mutter, die den ganzen Tag allein in der Wohnung zubrachte,
oft aus dem Fenster zu sehen und die Bewegung der Menschen
auf der Straße zu beobachten. Ich sagte Nachbarn, sie sollten
ein großes Stück Papier unter die Tür, die immer verschlossen
war, schieben. Auf den Zettel sollten sie deutlich *Luftalarm*
schreiben. Meine Mutter, erklärte ich, würde dann wissen, was
zu tun sei.

Mit der Zeit ging das Leben wieder seinen normalen Gang.
Obwohl ich durch unverhoffte Luftschutzübungen in der
Schule immer wieder an eine drohende Katastrophe erinnert
wurde, glaubte ich nicht mehr, daß New York City bombardiert
werden würde. Aber an einem Samstagnachmittag, als ich mit
meinen Freunden draußen auf der Straße war, hörte ich eine
Sirene, deren Geheule mir durch und durch ging. Mitten im
Satz floh ich ohne Erklärung ins Haus und die fünf Stockwerke
hoch. Ich rannte, um meine Mutter zu beschützen. Mein Vater
arbeitete; er stopfte Sofakissen in einer Polsterwerkstatt. Nichts
passierte. Wir waren in Sicherheit. Aber ich zitterte.

Die Tage wurden zu Monaten und Jahren. Lange bevor die
Friedensverträge 1945 in Deutschland und Japan unterzeichnet
wurden, ging in Amerika die Kriegsangst zurück. Ich wurde er-

wachsen, und einmal wagte ich es sogar, einen Wunsch zu äußern.

Ich wollte von der East Bronx in die West Bronx, raus aus den Slums, ziehen. Der Trip von der East Bronx zur West Bronx war – aus finanzieller Sicht – eine lange Reise. Mein Vater fand nur sporadisch Arbeit. Meine Mutter arbeitete nicht. Aber ich hatte einen besseren Ort gesehen. Die Freundinnen, die ich im vorangegangenen Sommer im Camp kennengelernt hatte, wohnten in der ganzen Stadt verteilt. Eine wohnte in der West Bronx. Als ich das erste Mal mit dem Bus zu ihr fuhr, fiel mir auf, wie neu die Häuser waren. Statt der üblichen schmutz- und rußstarrenden roten Backsteine sah ich, daß die neueren Gebäude aus beigegelben Ziegeln gebaut waren, die abgerundete Jugendstilformen nachahmten. Goldene Freskomalerei. Die breiteren Straßen, schmalen grünen Rasen und Bäume, Büsche voller duftender orangefarbener Blüten machten mich noch sehnsüchtiger, in der Nähe des mächtigen Boulevard zu leben, der die East Bronx von der West Bronx trennte.

Ich flehte meine Eltern an. Ich behauptete, die Schulen seien besser. Ich bettelte, schmeichelte und forderte, bis meine Mutter schließlich nachgab. Gemeinsam fuhren wir mit dem Bus los, was uns an die Tage erinnerte, als wir für meine Mutter eine sonnendurchflutete Wohnung suchten. Weit unten, am Ende der Grant Avenue, die von eng zusammenstehenden fünfgeschossigen Backsteinhäusern gesäumt war, entdeckten wir die Nummer 1294, wo ein Schild mit der Aufschrift ZU VERMIETEN im Wind flatterte. Im obersten Stockwerk war eine Drei-Zimmer-Wohnung frei. Sie war perfekt, hell und luftig. Es gab Platz für uns alle.

Ich redete meiner Mutter zu, die Wohnung zu nehmen, und überzeugte sie mit dem Argument, daß Fred und ich zu Fuß zur High-School gehen und Fahrgeld sparen könnten.

Und so zogen wir um. In dieser Wohnung blieb ich bis zum Ende meiner Collegezeit. Ich verließ die Grant Avenue erst, als ich heiratete.

In jener Gegend der Bronx war ich eine Fremde. Es war nicht

die West Bronx, die ich mir vorgestellt hatte. Wir wohnten am Rande der West Bronx. Ich hatte nur eine Slum-Nachbarschaft gegen eine andere eingetauscht, deren Zustand des Verfalls noch nicht so weit vorangeschritten war.

Die Straßenecke war der Treffpunkt der Jugendlichen aus der Umgebung. Auf einer Seite befand sich ein Drugstore und auf der anderen ein stinkender Bonbonladen, der Limonaden, Zeitungen und billige Schokoladenriegel verkaufte. Die Nachbarschaft war jüdisch, aber unter die osteuropäischen mischten sich auch sephardische Juden, die aus der Türkei ausgewandert waren. Das waren Juden, deren Vorfahren am Ende des fünfzehnten Jahrhunderts der spanischen Inquisition entflohen waren und sich in Kleinasien niedergelassen hatten. Sie sprachen Ladino, die Sprache des spanischen Mittelalters.

Auf dem steilen Hügel befriedigten kleine dunkle Läden, die von einer einzigen Glühlampe beleuchtet waren, die gastronomischen Geschmäcker der sephardischen Bevölkerung. Der klebrigsüße Duft nach türkischem Kaffee, der in kleinen Messingkannen zubereitet wurde, überwältigte mich jedesmal, wenn ich vorüberging. Ich schaute hinein, wollte den Kaffee kosten, mit den Händen durch die Fünfzig-Pfund-Säcke mit roten Linsen, grünen Linsen und getrockneten dicken Bohnen fahren. Die schwarzen Oliven und der dicke Joghurt lockten. Ich trat aber nur ein, wenn meine Freundin Julia, deren Eltern aus der Türkei eingewandert waren, mitkam.

Die alten Leute versammelten sich auf der sonnigen Straßenseite und wärmten sich an den Schaufenstern. Arbeitslose junge Männer und Frauen und Jugendliche, die die Schule abgebrochen hatten, drifteten zur Straßenecke und warteten im Tageslicht auf nichts. Die Katzen durchstreiften die Gassen hinter den Häusern, wo die metallenen Abfalleimer klapperten und riesige Küchenschaben, die wir Wasserflöhe nannten, in heißen Sommernächten aus der Kanalisation kletterten.

Meine Mutter und mein Vater erneuerten ihre Freundschaften mit den Taubstummen, die in der Nähe wohnten. Ich war zu alt, um die Taubstummen als meine Familie anzusehen. Mein

Vater paßte sich dem Rhythmus der Nachbarschaft an. Jede Nacht sammelte er unsere Essensreste ein, packte sie sorgfältig in die *Daily News*, getrennt vom normalen Abfall in den braunen Tüten, und ging Katzen füttern. Nachdem er den Abfall beseitigt hatte, machte er seinen Abendspaziergang. Die Katzen gingen mit. Mit aufgerichtetem Schwanz stolzierten sie hinter ihm her. Manchmal waren es zehn Katzen, manchmal zwanzig, und manchmal konnte ich sie gar nicht zählen. Meine Mutter fühlte sich in der neuen Umgebung wohl. Sie kannte bald alle Ladenbesitzer, und innerhalb weniger Wochen konnte sie mit ihnen allein verhandeln.

Ich traf mich mit meinesgleichen an der Straßenecke und lernte dabei meine Freundin Julia kennen. Und mit ihr lernte ich auch meine erste Liebe kennen. Ich war fünfzehn und er sechzehn. Er wohnte nicht in der Nachbarschaft. Zu viele Jungen und junge Männer, die in der Gegend lebten, waren – selbst in jenen Tagen – drogenabhängig. Sie rauchten Marihuana, kippten «Goofballs» – Amphetamine – und spritzten sich Heroin. Es waren Junkies; man ging ihnen am besten aus dem Weg. Mit ihnen war man nicht sicher. Sicherheit war in meinem Leben von primärer Bedeutung, und ich hatte Angst vor diesen Leuten, die sich nicht unter Kontrolle hatten. Obwohl es intelligente Menschen waren und ich einer Gruppe angehören wollte, sagte ich jeweils nur hallo und ging weiter die Straße hinunter zu Julias Wohnung.

Gemeinsam planten wir unsere Tage nach der Schule, wir machten die Hausaufgaben zusammen und überlegten, wie wir die Wochenenden verbringen sollten. Eine Busfahrt weiter, schon wieder in der East Bronx, war ein Park – Crotona Park –, und gegenüber befand sich ein jüdisches Gemeindezentrum. In diesem Zentrum hielten wir nach Freundinnen und Jungen Ausschau.

Dort lernte ich Sammy kennen, der mit dem Rücken zu mir stand. Als er sich umdrehte, blickte er mir in die Augen und sagte: «Ich hab dich hier noch nie gesehen – ich bin Sammy. Und du bist . . .?» Sein Auftreten verblüffte mich, und seine Hand, die er ausstreckte, um meine zu schütteln, hemmte mich. «Ich bin Ruth», stammelte ich. Er war groß und hatte kurzes welliges Haar und eine Stimme, die tief und gleichzeitig sanft war. Mit seiner Größe von eins achtzig war er ausgewachsen, und doch war er schlaksig. Ich sah ihm an vielen Sommernachmittagen im schwindenden Sonnenlicht auf dem Gras im Crotona Park beim Spiel zu. Er war unschuldig und intelligent.

In jenem Sommer verbrachten wir unsere Abende zusammen, spazierten durch die Straßen seiner Nachbarschaft und meiner. Wir verliebten uns. Es war eine süße Liebe, so sanft wie Sammy. Er nannte mich «Sternenauge», nicht «Dumbo». Ich war glücklich in jenem Sommer, trotz der Hitze, die die Mietshäuser in ihre Gewalt bekam.

Nachts, wenn es in unserer Wohnung zu heiß zum Schlafen war, schleppten wir wieder Matratzen und Decken ein Stockwerk hinauf aufs Dach und campierten mit unseren Nachbarn im Freien. Mitten in der Hitzewelle jenes Sommers suchten wir, Sammy und ich und die anderen, paarweise kleine Hügel im Crotona Park, wo wir uns von den Freunden unbeobachtet ins Gras legen und im Wunder junger Liebe aneinanderklammern konnten.

Als wir eines Nachts im Gras lagen, der sternenlose blauschwarze Himmel über uns, streckte er die Hand nach mir aus und küßte mich. Wir lösten uns nicht voneinander. Er drehte sich langsam um, bis sein Körper auf meinem lag, und ich zuckte zusammen.

«Sammy, was hast du da Hartes in der Tasche? Eine Taschenlampe? Es tut mir weh.»

Er rollte sofort von mir herunter, reckte die Arme im Gras und sagte: «Ich liebe dich, Sternenauge. Laß niemand an dich ran, bis wir alt genug sind, um zu heiraten.»

Heirat. Ich war wie betäubt. Ich beschloß, Sammy zu erzählen, daß meine Eltern taub waren. Jetzt war er es, der zusammenzuckte, unmerklich zwar, aber er zuckte zusammen.

Mutig ignorierte ich seine Körperbotschaft und fuhr fort: «Du mußt sie kennenlernen. Sie sind wunderbar.»

Ich sah seine Grübchen, als er lächelte. «Ich würde mich freuen, sie kennenzulernen.» Seine Stimme schwankte kein bißchen, und ich war beruhigt. Sammy war anders.

Er lernte meine Eltern mit der üblichen Unbeholfenheit kennen, die jemanden überfällt, der mit menschlicher Behinderung nicht vertraut ist. Seine Hände hingen an den Seiten herunter, und er nickte freundlich, stumm, denn er wußte nicht, was er sagen sollte.

«Sag mir, was du sagen möchtest, Sammy, ich werde für dich dolmetschen.»

Er sagte Wörter zu mir, und ich tauschte sie gegen Zeichen aus, die, wie ich wußte, meiner Mutter und meinem Vater gefallen würden.

Meine Mutter deutete mir: «Sag ihm, daß wir uns freuen, ihn kennenzulernen. Er ist ein gutaussehender Junge.»

Als Sammy mich im Laufe des Sommers immer wieder besuchte, brauchte ich ihn nicht mehr an der Straßenecke zu treffen, wo sich die Drogensüchtigen der Nachbarschaft versammelten. Für den Rest dieses herrlichen Sommers gingen wir spazieren und redeten miteinander, gingen ins Theater, saßen ehrfürchtig vor der Filmleinwand und hielten uns an den Händen. Wir spielten und lachten, waren voller Hoffnung. Als im Herbst die Schule wieder begann, sahen wir uns an den Wochenenden. Wir waren gewissenhafte Schüler.

Der November kam. Die Bäume im Crotona Park hatten keine Blätter mehr. Wir trugen Mäntel und Handschuhe. Als die Nächte bitterkalt wurden, zogen wir uns die Mäntel über die Ohren, schmiegten uns eng aneinander und planten unsere Zukunft. Wir saßen auf der Parkbank und hielten uns eng umschlungen.

Als die Examenszeit nahte, sahen wir weniger voneinander. Wir brauchten unsere Zeit zum Lernen. Ich hatte kein Telefon zu Hause, damals noch nicht. Statt dessen schrieben wir uns. Wir trafen uns jetzt nur noch Freitag abends und sehnten uns nach dem nächsten Sommer.

Der nächste Sommer kam nicht für Sammy und mich. Und

meine Aufmerksamkeit richtete sich wieder ganz auf den Schutz meiner Familie.

Wir bekamen neue Nachbarn. Eines Tages, als ich in der Schule war, zogen sie ein. Meine Mutter begrüßte mich mit der Neuigkeit, sobald ich die Wohnung betreten hatte. «Neue Leute unten. Sie haben eine Tochter in deinem Alter. Du bekommst eine neue Freundin.»

Ina Levy war ein reizloser Teenager. Sie ging mit einem kleinen Witwenbuckel vornübergebeugt und hatte ein liebes einsames Lächeln im Gesicht. Sie war ein Einzelkind, und ihre Eltern waren alt. Mrs. Levy trug teure Kleider, die mindestens zehn Jahre alt waren.

Ihre Wohnung war vollgestopft mit Möbeln, die ein großes Haus geschmückt hatten. Die Möbel waren schwer, dunkel und zeugten beredt vom wirtschaftlichen Zusammenbruch der Familie. Es gab keinen Platz zum Durchgehen und kein Licht. Ich hatte das Gefühl, mich in einem überfüllten Möbelgeschäft aufzuhalten. Die Vorhänge waren immer zugezogen und verbargen die massiven Mahagoniteile vor der Sonne. Ihre Teppiche gefielen mir. Sie waren weich unter meinen Füßen. Zum ersten Mal kannte ich Leute, die in ihrer Wohnung einen Teppich hatten.

Ina und ich knüpften scheu erste Kontakte. Bevor unsere Freundschaft Gelegenheit hatte zu reifen, endete sie in bitterem Zorn.

Der Streit begann bald nach ihrer Ankunft. An einem frühen Abend, als wir bei unserem schweigsamen Mahl in der Küche saßen, klopfte es laut unter unseren Füßen. Mein Vater sprang vom Stuhl auf und sagte mit schnellen Zeichen: «Was ist das?»

Das Klopfen ging weiter. Ich wußte sofort, was es war. Jemand in Mrs. Levys Wohnung pochte mit einem Besenstiel gegen die Decke. Ich erklärte es meinen Eltern. Die Hände meiner Mutter eilten. «Ruth, geh runter. Vielleicht stimmt irgend etwas nicht. Geh runter und hilf!»

Ich ging eine Treppe tiefer und klingelte an Mrs. Levys Tür.

Sie öffnete, und als sie mich sah, fuhr sie mich an: «Wie könnt ihr es wagen, so viel Krach zu machen! Mein Mann ist krank! Hört mit diesem höllischen Lärm auf!»

Ich schaute sie entgeistert an. «Wir haben keinen Krach gemacht. Wir haben nur gegessen.»

Sie keifte: «Ihr haut immer auf den Boden! Fahrt ihr Rollschuh da oben?»

«Nein», antwortete ich leise und versuchte, meine Angst vor ihrem Toben zu verbergen.

Sie hörte nicht auf. «Ihr seid unmöglich! Hört mit diesem Krach auf! Das nächste Mal ruf ich die Polizei!»

Sie kreischte immer weiter, auch als ich schon wieder die Treppe hinaufging.

«Nun», sagte mein Vater, «was ist los?»

Ich hatte nicht das Herz, ihn aufzuklären. Ich sah ihn an und behielt meine Hände unten. Meine Mutter berührte mich an der Schulter und drehte mein Gesicht ihrem entgegen. Mit dem Mund formte sie: «Ruth, sag mir, was los ist!»

«Mrs. Levy sagt, wir machen zuviel Krach.» Ich machte die Zeichen eng an meiner Brust.

«Ach», hauchte meine Mutter.

Ihre Züge erschlafften. Diesen Blick kannte ich gut.

«Es ist, weil wir taub sind», sagte sie traurig.

Wir redeten uns nicht an, das ging nicht. Deshalb stampften wir automatisch mit dem Fuß auf den Boden und vibrierten unsere Mitteilung von Fuß zu Fuß. Sobald die Schwingung übertragen wurde, wandte sich meine Mutter oder mein Vater dem Rufer zu. Unter den Taubstummen ist diese Kommunikationsmethode üblich. Wir taten es, ohne zu überlegen. Wenn man mit dem Fuß stampfte, brauchte man nicht aufzustehen, um jemanden anzusprechen. Es war uns in Fleisch und Blut übergegangen, und die Verärgerung der Nachbarn, die unter unseren teppichlosen Fußböden wohnten, hatten wir nicht bedacht.

Wir blickten uns an, mein Bruder, mein Vater, meine Mutter und ich.

«Was sollen wir machen?» fragte meine Mutter.

Ich zuckte mit den Schultern und sagte nichts. Mein Bruder schwieg ebenfalls.

«Wir sind hilflos. Die Hörenden verstehen nicht, daß wir taub sind.» Die Zeichen meiner Mutter waren energisch. Sie war wütend über die Ungerechtigkeit, taub zu sein.

Wie würden wir uns in Zukunft ansprechen? Wie konnte uns jemand das Reden im eigenen Heim verbieten? Wir benutzten unsere Körper, Hände und Füße, Münder und Augen, um zu reden. Würden wir unsere jetzt schon eingeschränkte Unterhaltung noch mehr einschränken müssen? Ein Klumpen setzte sich in meinem Herzen fest. Mir wurde die Brust eng, während meine Mutter ihrem Zorn Luft machte. Unser Essen blieb stehen.

Meine Mutter weinte und senkte den Kopf auf den Küchentisch. Ich legte meine Arme um sie und sagte: «Mach dir keine Sorgen, Mama, wir werden uns antippen, unsere Schultern antippen, um uns anzureden. Versuchen wir es doch mal!»

Mein Vater, der bis jetzt teilnahmslos geblieben war, blies die Nüstern auf und sagte zu meiner Mutter: «Zum Teufel mit ihnen! Das ist unsere Wohnung. Wir werden jetzt unser gutes Abendbrot fertig essen.»

In den folgenden Tagen lauschte ich dem Öffnen und Schließen von Wohnungstüren, bis ich die Tür der Levys heraushören konnte. Ich prägte mir ihre Gewohnheiten ein und ging ihnen aus dem Weg. Zu Hause gaben wir uns die größte Mühe, unseren natürlichen Sprachrhythmus zu beschneiden. Im Laufe der Wochen hörte das Besenpochen auf, und wir fielen wieder auf unser bequemes Anreden per Fuß zurück.

Mrs. Levy fing wieder an, den Besen gegen die Decke zu stoßen – jedesmal, wenn wir sie ignorierten und nach alter Gewohnheit lebten. Wenn wir uns im Flur begegneten, starrte sie mich wütend an, und ich grinste höhnisch. Meine Beine waren schnell, und ich rannte an ihr vorbei, wenn ich konnte, und vermied ihre grauen Augen. Sie knurrte. Ich rannte in unsere Wohnung, schloß die Tür hinter mir und hielt die Luft an, bis ich ihre ätzenden Worte abschüttelte.

Eines Nachmittags lief ich die Treppe hinauf, ohne an Mrs. Levy zu denken, und hörte furchtbares Geschrei. Ich hörte meine Mutter. Auf dem Treppenabsatz des dritten Stockwerks stand sie am Fenster, das von zwei Eisenstäben geschützt war, die Hände an Mrs. Levys Hals, und kreischte mit ihrer hohen Taubstummenstimme: «Du Drecksau, Drecksau – hau ab!» Niemand außer mir hätte sie verstehen können. Ihr schönes Gesicht war verzerrt und mit roten Zornesflecken bedeckt.

Ich näherte mich rasch und trennte meine Mutter von ihrer Beute. Noch nie hatte ich sie gewalttätig gesehen. Nie erhob sie ihre Hand gegen mich oder meinen Bruder. Von den kräftigen Händen meiner Mutter befreit, brüllte Mrs. Levy in einem fort: «Ihr Verrückten – ihr seid alle Verrückte! Ihr verdient es nicht, mit normalen Menschen zusammenzuleben! Ihr gehört in eine Anstalt für verrückte Irre!»

Mich schauderte. Ich packte meine Mutter am Arm, während Mrs. Levy in ihre Wohnung flüchtete und die Tür verriegelte.

Meine Mutter, die immer noch wütend war, schüttelte mich ab. Ihr Zorn wogte. «Warte!» Sie stieß die Hände in die Luft. «Ich bin noch nicht fertig!»

Ich wartete, bis sie sich beruhigt hatte. Den Kopfkissenbezug voller nasser Wäsche hatte ich nicht bemerkt. Sie bückte sich und hob die Wäsche auf die linke Schulter.

Sie sagte: «Komm, wir gehen rauf. Jetzt geht es mir wieder besser.»

Sie stieg rasch die Treppe hinauf. Der Ausbruch hatte ihr neue Energie gegeben. Sie steckte den Schlüssel ins Schloß und öffnete die Tür. Gemeinsam nahmen wir Hemden und Unterwäsche, Socken und Blusen aus dem Kissenbezug und hängten sie in dem kleinen Bad zum Trocknen auf.

Meine Mutter sagte: «Ich mache uns jetzt Tee, und dazu essen wir Plätzchen. Geh in die Küche.»

Ich saß an unserem grauen Holztisch und sah ihr beim Teekochen zu. An den Nachmittagen tranken wir immer Tee, um das Ende des Tages zu feiern. Sie füllte die verbeulte Teekanne mit Wasser, machte den Gasherd an und stellte die Kanne auf die Flamme. Sie schob die ungeöffnete Plätzchenschachtel auf den Tisch.

«Du öffnest!» befahl sie.

Ich wollte ihr sagen, daß sie vergessen hatte, den Hahn zuzudrehen, und daß das Wasser in den Ausguß floß. Das passierte oft, weil sie das Wasser nicht hörte. Wenn sie mit dem Rücken zum Spülstein stand, wußte sie nicht, ob das Wasser aus dem Hahn schoß oder tropfte. Diesmal sagte ich es ihr nicht. Laß es laufen, dachte ich. Jetzt war nicht der Augenblick, sie auf ihre Taubheit aufmerksam zu machen. Statt dessen riß ich die Hülle von der Schachtel mit den süßen Mürbeteigplätzchen und hörte dem Knistern des Zellophan-Crescendo zu. Und ich dachte, nicht einmal das kann sie hören. Mir gefiel das Geräusch des Papiers zwischen meinen Fingern. Ich war froh, nicht taub zu sein.

Nach dem ersten Schluck Tee mit Zitrone sagte meine Mutter: «Du weißt, Mrs. Levy ist eine Verrückte. Sie schrie mir ins Gesicht, machte den Mund auf und zu und schubste mich mit den Fingern. Sie machte das Zeichen für *verrückt* und zeigte auf mich. Sie hat mir weh getan. Ich bin nicht verrückt. Ich bin eine empfindsame Frau. Ich versuchte, auf der Treppe an ihr vorbeizugehen. Sie drängte sich an mich heran. Ich kam nicht vorbei. Ich kann nicht reden. Ich hab sie gepackt. Ich war so wütend. Ich hab sie gewürgt, damit sie aufhört, mich zu beleidigen.»

«Es ist schon in Ordnung, Mama. Ich verstehe.»

«Es ist schwer, in einer hörenden Welt taub zu sein.»

«Ich weiß», antwortete ich und versuchte, meinen eigenen Ärger zu unterdrücken. Ich verbarg meine Wut vor ihr und vor mir. Es war zu gefährlich, wütend zu sein. Ich mußte ihre Verbindung zur verständnislosen, gefühllosen Welt sein, die sie mit Abscheu anstierte. Ich war ihre Brücke zur Normalität.

Als wir fertig waren, ging ich zum Spülbecken und drehte den Hahn zu.

«Warum hast du mir nicht gesagt, daß das Wasser noch läuft?»

«Es machte ein hübsches Geräusch, Mama.»

«Sag mir», fragte sie mit kindlicher Neugier, «wie klingt Wasser?»

«Es klingt, wie es sich auf deinen Händen anfühlt, weich und sauber. Es spült den Schmutz weg. Es spült Mrs. Levy weg.»

Das gefiel ihr. Sie lachte, und wir umarmten uns. Es ging ihr besser.

Zwei Tage später, um vier Uhr nachmittags, klingelte es an der Tür. Ich öffnete und fragte: «Wer ist da?»

«Wohnt hier die Familie Sidransky?»

«Wer ist da?» wollte ich wissen.

«Ich habe eine Vorladung für Mrs. Sidransky.»

Ich öffnete die Tür, so weit es die Kette zuließ. Ein fremder Mann stand draußen.

«Was wollen Sie?»

«Wer bist du?» fragte er freundlich.

«Ich bin Mrs. Sidranskys Tochter.»

Er schob mir einen Umschlag in die Hand und sagte: «Gib das deiner Mutter. Sie muß in zwei Wochen vor Gericht erscheinen. Es steht alles in den Unterlagen.» Er drehte sich um und ging.

Verdutzt hielt ich das Dokument in der Hand, bis meine Mutter zur Tür kam und fragte: «Was ist los mit dir?»

Wir gingen ins Wohnzimmer, setzten uns auf das dunkelrosa Sofa und öffneten den Umschlag. Es war eine Vorladung. Mrs. Levy war die Klägerin und meine Mutter die Beklagte. Mit Gerichtsverfahren kannte ich mich nicht aus. Meine Kenntnisse beschränkten sich auf das, was ich aus Gerichtsszenen im Kino wußte.

Meine Mutter regte sich auf. Als Betreuerin der Familie versicherte ich ihr, daß ich die ganze Sache in die Hand nehmen würde. Wieder einmal wurde mir die Rolle der Allmächtigen zuteil. Das Machtgefühl war überwältigend. Ich erkannte nicht, daß diese Macht ein Mißbrauch meiner Kindheit war. Aber niemand war schuld an diesem Mißbrauch. Es war einfach so.

Und es ging weiter, als meine Mutter flehte: «Wer wird uns helfen?»

«Ich», sagte ich.

Ich las die Vorladung genau durch, nahm jedes Wort auf. Ich war fünfzehn und das zweite Jahr auf der High-School. Ich mußte mich konzentrieren, um den unverständlichen juristischen Jargon zu begreifen.

«Muß ich ins Gefängnis?» fragte meine Mutter mit ängstlichen Fingern.

«Natürlich nicht, niemand muß ins Gefängnis!»

Die einzige Sorge meines Vaters, als er nach Hause kam, waren die Kosten für einen Rechtsanwalt, um meine Mutter gegen den Vorwurf der Gewaltanwendung und Ruhestörung zu verteidigen.

«Wir haben kein Geld. Wir können keinen Anwalt bezahlen. Wir kennen keinen Anwalt.»

«Ich werde der Anwalt sein», sagte ich zu meinem Vater.

«Du kannst in zwei Wochen Anwalt sein?» Er lachte mich aus.

«Ich werde in der Schule fehlen und in die Bücherei gehen und lernen, Anwalt zu sein.» Meine Zeichen waren distinguiert.

Ich bezweifelte meine Fähigkeiten, alles lernen, und zwar schnell lernen zu können, nicht im geringsten. Mein Vater verstand und wollte schon nachgeben, als er über die Ungeheuerlichkeit meiner Aufgabe den Kopf schüttelte. Ich ließ ihn nicht weich werden. Ich forderte: «Vertrau mir! Helfe ich dir und Mama nicht immer? Ich kann es wieder tun.»

Er nahm meine Hände, küßte mich auf die Stirn und sagte mit seiner Stimme: «Gutes Mädchen Baby Ruth.»

Es war also abgemacht.

Ich ging in meine geliebte Bibliothek, um mir in zwei Wochen eine juristische Ausbildung zu verschaffen. In der Bücherei gab's keine Gesetzesbücher, nur Bücher über Gesetze. Ich blätterte Buch für Buch durch, überflog die Überschriften von Kapiteln und suchte Antworten zu meinem gerichtlichen Dilemma. Ich fand keine. Ich durchforschte mein Gedächtnis nach den filmischen Gerichtsszenen, an die ich mich erinnerte, und beschloß, wenn ich schon keine Anwältin sein konnte, wenigstens zu lernen, mich wie eine zu verhalten.

Der Tag kam, und wir gingen die eindrucksvollen Steinstufen zum Bezirksgericht der Bronx hinauf. Mein Vater, meine Mutter und ich waren zusammen. Mein Vater hatte sich an diesem Tag frei gemacht, um bei uns zu sein. Es bedeutete, daß er an diesem Tag nichts verdiente. Wir waren makellos gekleidet. Ich hatte meine Kleidung am Abend zuvor mit großer Sorgfalt ausgewählt – einen schwarzweiß karierten Wollrock und eine gestärkte weiße Baumwollbluse.

Als ich mich am Morgen im Spiegel betrachtete, fand ich, daß ich zu alt aussah. Ich wollte, daß ich dem Richter leid täte, daß wir ihm alle leid täten. Ich haßte das Mitleid, das ich in den Gesichtern von so vielen Menschen gesehen hatte, aber dieses Mal würde ich es zu meinem Vorteil nutzen. Ich flocht meine langen dunklen Haare zu zwei dicken Zöpfen und umwickelte die Enden mit weißen Seidenbändern. Ich war bereit, es mit dem Gerichtswesen der Bronx aufzunehmen.

Wir fanden den uns genannten Gerichtssaal und stießen die Schwingtüren auf. Er sah aus wie die Gerichtssäle im Kino. Der Richter saß auf der Richterbank, und der Protokollführer saß davor. Die amerikanische Fahne und die Fahne des Staates New York hingen direkt vor uns. Es gab zwei lange Tische, einen für jeden Anwalt. Ich seufzte erleichtert. Der Gerichtssaal war mir vertraut.

Ich zeigte dem Wachposten die Vorladung, und er geleitete uns zur ersten Reihe der langen braunen Holzbänke. Mrs. Levy und ihr Mann trafen nur Augenblicke nach uns ein. Sie wurden von ihrem Anwalt begleitet und setzten sich hinter uns. Wir warteten über eine Stunde, bis wir aufgerufen wurden.

Ich erklärte meinen Eltern die Bagatellsachen, über die vor uns verhandelt wurde, wobei ich meine Hände im Schoß versteckt hielt. Dann hörte ich die Namen Sidransky und Levy. Mrs. Levys Anwalt erhob sich und ging nach vorn. Ich folgte ihm.

Der Richter war ein freundlich aussehender Mann. Seine Bifokalbrille saß ihm auf der Nasenspitze, und sein dickes Gesicht hatte tiefe Lachfalten. Ich mochte ihn. Seine Stimme war fest, sein Verhalten fair. Ich hatte keine Angst vor ihm.

Mrs. Levys Anwalt stellte sich vor. Der Richter blickte auf mich hinunter und fragte: «Und wer bist du?»

«Ich bin Ruth Sidransky, und ich bin hier, um meine Eltern zu vertreten.»

«Wo ist euer Anwalt?»

«Wir haben keinen Anwalt. Wir können uns keinen leisten. Ich werde gleichzeitig Anwalt und Dolmetscher sein.»

Er nahm mich ernst. «Wo sind deine Eltern?»

«Dort drüben.» Ich drehte mich um und zeigte auf sie.

«Sag ihnen, sie sollen vortreten und für sich selbst sprechen.»

«Sie können vortreten, Euer Ehren, aber sie können nicht für sich selbst sprechen. Sie sind gehörlos.»

«Gehörlos?»

Ich bedeutete meinen Eltern, näher zu kommen, und sie traten vor. Mr. und Mrs. Levy folgten hinter ihnen. Wir standen alle in Habachtstellung da, meine Eltern hinter mir und die Levys hinter ihrem Anwalt. Der Anwalt brachte seine Sache vor. Er berichtete von unserem fortgesetzten Stampfen und Klopfen. Mrs. Levy unterbrach ihren Anwalt, und mit lautem Flüstern klagte sie, daß der Krach seit der Zustellung der Vorladung schlimmer geworden sei.

Ich sagte nichts, aber jede Nacht, wenn meine Eltern schliefen, hatten Freddie und ich hinter unserer geschlossenen Schlafzimmertür einen schweren Schuh genommen und ihn mit Macht auf den Boden fallen lassen.

Ich blieb während der Verhandlung still, bis Mrs. Levy brüllte: «Das ist eine Schlampe, schauen Sie sich die doch mal an! Tut so, als ob sie so unschuldig wäre! Jungs gehen ständig in der Wohnung ein und aus. Verdammte Prostituierte!»

Ich spürte, wie ich über ihre ungeheuerlichen Äußerungen rot anlief.

Der Richter sagte ruhig: «Das hat mit der Sache nichts zu tun, Mrs. Levy. Um sie geht es nicht. Ihre Mutter ist angeklagt.»

Meine Mutter blickte mich an. Ihre Augen flehten mich an, die Worte, die gesagt wurden, zu übersetzen. Ich hob meine Hände nicht zum Sprechen.

Mrs. Levys Anwalt begann von neuem. Dieses Mal beschrieb er den Versuch meiner Mutter, sie zu erwürgen.

Ich unterbrach. «Euer Ehren, darf ich reden?»

«Ja, du darfst reden.»

Mit lauter klarer Stimme erzählte ich, wie meine Mutter Mrs. Levy angegriffen hatte. Während ich sprach, redete ich gleichzeitig in der Gebärdensprache. Es war schwierig, denn die Worte meines Mundes mußten mit den Worten meiner Hände übereinstimmen. Ich redete langsam und überlegt und erklärte, wie Mrs. Levy meine Mutter gereizt hatte, wie sie sie beleidigt hatte und wie meine Mutter in ihrer Angst und Wut versucht hatte, Mrs. Levys unverständliches Keifen zum Schweigen zu bringen. Ich unterbrach mich und sah, wie meine Mutter und mein Vater zustimmend nickten.

Dann senkte ich meine Hände und redete nur noch mit dem Mund weiter und wiederholte Mrs. Levys Behauptung, daß wir Verrückte seien und von normalen Leuten wegziehen sollten. Meine Stimme wurde leiser, so daß der Richter sich vorbeugte, um mich hören zu können. Ich fuhr fort: «Wir sind eine Gehörlosenfamilie. Wir sind anders, aber wir sind keine Verrückten, und wir wollen niemandem etwas Böses tun. Wir sind still, wenn wir miteinander reden, aber laut, wenn wir uns gegenseitig ansprechen.»

Der Richter blickte mich mitfühlend an.

Ich schwieg. Der Richter saß aufrecht auf seiner Bank und wandte sich an Mrs. Levys Anwalt. Mit leiserer Stimme verlangte dieser, das Gericht solle uns auferlegen, für die ganze Wohnung Teppiche zu kaufen, um den Geräuschpegel zu senken. Ich wandte mich meinen Eltern zu und übersetzte die Worte des Rechtsanwalts. Mein Vater machte ein entsetztes Gesicht. Das konnte er sich nicht leisten.

Ich sagte zum Richter: «Wir sind arme Leute. Wenn wir uns schon keinen Anwalt leisten konnten, können wir uns erst recht keine Teppiche kaufen.»

Der Richter ignorierte meine Bemerkungen und fragte: «Wie hast du die Gebärdensprache gelernt?»

«Ich lernte die Gebärdensprache als Baby, lange bevor ich richtig sprechen konnte. Als ich in die Schule kam, lernte ich so zu sprechen wie Sie.»

Er bedeutete dem Anwalt von Mrs. Levy und mir, näher zu kommen. Als wir nah genug waren, daß uns kein anderer hören konnte, sagte er: «Das ist ein ungewöhnlicher Fall, der nicht in einen Gerichtssaal gehört. Ich werde die Klage abweisen und einen Sozialarbeiter zur Familie Sidransky schicken.»

Er klopfte mit seinem Hammer und erklärte: «Klage abgewiesen.»

Ich lächelte und sagte: «Danke, Euer Ehren.»

«Ruth Sidransky, du bist ein bemerkenswertes Mädchen.» Solche Worte hatte ich schon oft gehört und gehaßt, aber dieses Mal freute ich mich riesig.

Meine Mutter fragte, als ich mich von der Richterbank abwandte: «Was bedeutet das?»

Ich antwortete mit kleinen Zeichen, die linke Hand an meiner Seite: «Wir haben gewonnen. Ich erzähl dir alles draußen.»

Wir gingen zusammen durch die Schwingtür. Mrs. Levy und meine Mutter streiften sich an den Schultern, machten aber keinen Versuch, miteinander zu reden. Ich sagte großmütig: «Mrs. Levy, wir werden versuchen, ruhig zu sein, wenn Sie versuchen, mit uns Geduld zu haben.»

In der großen Halle erklärte ich meinen Eltern, was geschehen war. Mein Vater sagte begeistert: «Dann bist du jetzt also doch eine Rechtsanwältin!»

«Nein», antwortete ich, «ich bin eure Tochter Ruth.»

Ich dachte an Sammy und wollte meinen Sieg mit ihm teilen. Es war Dienstag, und ich mußte bis Freitag warten, um ihn zu sehen. Der Freitag kam, und die Nachtluft kündigte den Frühling an.

«Ich muß dir was erzählen, Sammy», sagte ich, als wir uns auf unserer Parkbank niederließen.

«Okay, sag's mir, ich warte.»

Langsam erzählte ich ihm von der Sache mit Mrs. Levy. Er unterbrach mich nicht.

Er war nachdenklich und sah traurig aus.

«Sammy, was ist los? Freust du dich nicht mit mir?»

Er schluckte. «Ich muß dir etwas sagen.»

Ich wartete, bis er weitersprach.

«Ich weiß nicht, wie ich es sagen soll.»

Ich wartete.

«Ruthie, mein Sternenauge, ich kann dich nicht heiraten. Ich will keine taubstummen Kinder haben.»

Ich saß wortlos da.

11 Benny, mein Prüfstein

Benny hob mich aus der Dunkelheit. Er sprach. Er brachte mir Laute. Silvester ließ er Papiertrompeten in die Nacht hinaus tuten. Er schlug sich mit der Hand auf den Mund und imitierte indianisches Kriegsgeschrei, wie er es im Kino gesehen hatte. Er erhob seine Stimme und ahmte einen Sänger nach. Angestrengt versuchte er, sich an eine Melodie zu erinnern, an eine Arie, ein Lied. Die Liebe zu den Lauten war da, eine Erinnerung in irgendwelchen inneren Tiefen. Wenn ihm etwas einfiel, schrie er es freudig mit seiner Taubstummenstimme hinaus. Sein Gedächtnis holte seine Stimme, seine eigenen Laute hervor. Er spielte mit dem Faden der Erinnerung.

«Gefällt dir meine Stimme?» strahlte er.

Ich warf meine Arme um ihn, um ihn zu küssen.

Er schubste mich weg. «Ich kann dich jetzt nicht liebhaben, zu viel zu tun – ich singe, wir machen Krach. Es ist Neujahr. Neues Leben beginnt. Ein Glück, mit der Stimme sprechen zu können.»

Mit Zeige- und Mittelfinger bildete er ein V, legte das Zeichen an seinen Hals an, und mit seinen Fingernägeln strich er leicht am Hals nach oben. Er sprach mit dem Mund, sprach und machte gleichzeitig Zeichen: «Ich mache eine Stimme.»

Meine Mutter hatte keine Erinnerung an ihre Stimme. Die Möglichkeit erinnerter Laute hob ihre Stimmung nicht. Ihre Stimme war anderswo.

«Sei still, Ben. Hör auf, in die Trompete zu blasen. Die Nachbarn schlafen.»

«Sollen die Leute doch aufwachen! Alle sollen heute zusammen spielen, am ersten Tag des Jahres Geräusche machen.»

Sie streckte die Hand aus und nahm ihm das silberne Papphorn weg, aber seine trompetende Stimme konnte sie nicht abschalten.

Schneeflocken tanzten am Fenster. Wir standen feierlich da und beobachteten die Zeiger der Uhr, die dem neuen Jahr entgegentickten. Um Mitternacht küßte meine Mutter uns alle.

Sie sang, und ihr Lied war melodisch. In diesem Augenblick verlor sie ihre taube Stimme. Ich bewunderte ihre Melodie, war begeistert von ihrer fußstampfenden Freude.

Dann – plötzlich – unterbrach ich sie. «Stampf nicht mit den Füßen, Mama. Denk an die Nachbarn. Ich will nicht wieder vor Gericht gehen.»

Mein Vater lachte laut. «Du wirst immer gewinnen, Baby Ruth. Du bist ein sehr kluges Mädchen!»

Tränen schossen mir in die Augen bei seinen Worten. Als ich vom Fenster ins Badezimmer ging, um mein nasses Gesicht zu verstecken, rief mir mein Vater mit deutlicher Stimme nach: «Wo gehst du hin? Ich sehe, daß du weinst. Weine hier mit Mama und Papa Ben. Weine nicht allein. Das ist nicht gut.»

Er sah mit diesem Blick von außen, der mit dem Instinkt sieht. Alles wurde durch die Augen meines Vaters lebendig. Er nahm die kleinste Nuance einer zufälligen Bewegung wahr. Andere Eltern sprechen vielleicht gebrochenes Englisch, meine sprachen in gebrochenen Lauten.

Benny erklärte mit seinen Händen: «Komm, wir spielen ein Spiel!»

Ich ignorierte ihn, verärgert. Ich las.

Er ließ nicht locker, berührte leicht meine Schulter und meinen Scheitel, und ich wandte noch wütender mein Gesicht ab. Er ging um mich herum, kreiste mich ein, als ob ich seine Beute wäre und er die sprungbereite Katze. Er spielte Katze und Maus, und ich ließ mich darauf ein. Ich spielte mit in seinem Drama. Ich sprang weg, hockte auf den Knien und versuchte, meinen Kopf unter das Wohnzimmersofa zu stecken. Er packte mich am Arm, küßte mich und sagte: «Du bist keine Maus, du bist ein Mensch. Jetzt gehen wir raus und spielen richtige Spiele.»

Ich war sechzehn Jahre alt, und es war wieder Sommerzeit. Ich war immer noch seine Beute, immer noch seine kleine Maus, und er streichelte mich genauso, wie er die Mäuse gestreichelt hatte, die er im Laufe der Jahre gefangen hatte – sanft gegen den Strich über das graue Fell.

«Fühlst du dich besser?» fragte er. Der Mittelfinger seiner rechten Hand strich zweimal über sein Herz. Sein Gesicht sprach. Er machte das Zeichen für *fühlen* mit tiefem Empfinden.

Ich nickte.

«Gut. Jetzt gehen wir an die Arbeit. Wir erfinden eine neue Sprache. Neue Wörter für die Hände. Du und ich, wir machen Wörter.»

Ich kannte dieses Spiel. Es war ein kreatives Spiel, ein Spiel, das Kinder spielen, eine Phantasiewelt mit Phantasiesprache. Ich spielte dieses Spiel auch allein, ohne seine Ausgelassenheit.

«Du suchst dir eine Person aus, oder ich such eine Person auf der Straße raus, und dann geben wir ihr mit Zeichen einen neuen Namen. Wir müssen den Namen buchstabieren. Und dann erfinden wir ein neues Zeichen für den Namen.»

Das war ein leichtes Spiel für mich. Und es machte mir Spaß.

Er zeigte auf jemanden. Es war immer eine dicke Frau, mit der wir unser Spiel begannen. «Siehst du die Frau im blauen Kleid mit den weißen Blumen, den kleinen Füßen und den kleinen dünnen Sandalen? Ich buchstabiere den Namen für dich – heißt Minnie. Du machst Zeichen für das neue Wort.» Minnie ging schnell vorbei, und ich mußte das Wesentliche erfassen. Ich beugte mich zu ihr hin, und ihre frei schwingenden Brüste streiften meine Schulter, dann war sie weg.

Es gab eine Regel: Wir durften keine bereits bestehenden Zeichen benutzen, sie konnten aber verändert werden.

Mein Vater sagte: «Ich warte. Du bist langsam, du bist auch dumm!» Er lächelte, stachelte meine Geschicklichkeit an. Ich hob die Arme an die Brust, ballte die Hände zu Fäusten und machte eine kreisende Bewegung. Ich melkte eine Kuh.

Er klatschte in die Hände. «Gut! Jetzt bist du dran – du findest jemand, für den ich ein Zeichen machen muß!»

Ich blickte die Straße hinunter und sah einen sorgfältig gekleideten Mann, blond, eine Aktentasche unterm Arm, der zur U-Bahn eilte. Ich zeigte auf ihn und buchstabierte den Namen Alexander in die Augen meines Vaters. Er schloß seine Augen, hob den Kopf, und zierlich Daumen und Zeigefinger in der Form des Buchstabens *a* zusammenkneifend, pickte er zweimal einen unsichtbaren Fussel vom Revers seiner Jacke. Er öffnete die Augen, neigte mir seinen Kopf entgegen und sagte: «Ein guter Name für einen so pingeligen Mann!»

Seine Sprache war unfehlbar. Mit einem einzigen Strich seiner Hände teilte er mit, was Worte nicht vermitteln können.

Samstag morgens aß er sein Frühstück schnell und trieb mich an, meine Tasse Kakao auszutrinken.

«Willst du noch was zum Frühstück?» fragte er.

«Nein, ich bin fertig.»

«Okay», sagte er mit Schwung, «wir gehen jetzt eine *Daily News* kaufen.»

Das war das Morgenritual. Er kaufte jeden Morgen seine Zeitung, und an diesem Samstag nahm er mich mit.

Er reichte mir den dicken blauen Pullover, den meine Mutter für mich gestrickt hatte, nahm sein schweres Schlüsselbund aus der Tasche, setzte sich die Mütze auf den Kopf und sagte mit seiner Stimme: «Fertig! Sag Mama, wir sind bald wieder da.»

Ich hob die Hände, um mit meiner Mutter zu reden, aber sie unterbrach mich: «Ich weiß, ihr geht eine Zeitung kaufen, um nachzusehen, ob seine Pferde gewonnen haben. Er wettet nicht mit Geld, aber er findet es aufregend zu sehen, ob er gewonnen hätte.»

Es machte mir Spaß, mit meinem Vater unterwegs zu sein. Sein Schritt war fest. Er grüßte jeden, den er traf, mit einem fröhlichen Lächeln. Die Männer klopften ihm auf den Rücken. Er redete, und sie verstanden ihn. «Das ist meine Tochter Ruth», sagte er. Und ich lächelte offen über seinen Stolz. Ich blieb an seiner Seite, bis wir am Zeitungsstand ankamen.

Die Zeitungen waren hoch gestapelt. Die *New York Times*, die *Daily News*, der *Daily Mirror*. «Früher kostete die Zeitung einen Cent, jetzt sind es zwei Cent, aber sie ist es wert. Weltnachrichten sind wichtig, jeden Tag bekommen wir neue Informationen über die Welt, lernen Neues.»

Zu Hause saßen wir auf der Couch, und die Zeitung wurde aufgeteilt. Er bekam den Teil mit den Rennergebnissen und die Titelseite, meine Mutter die Mittelseiten mit den Bildern, und ich bekam, was übrigblieb. Fred war wie immer in seinen eigenen Büchern versunken. Wir lasen jeden Tag. Wir teilten Sprache, gedruckte Sprache, Zeichensprache, gesprochene Sprache miteinander.

Am Eckkiosk war die Sprache kein Problem. Ich beobachtete meinen Vater, wie er den Wortschwall, der aus dem Mund eines Hörenden strömte, nachahmte. Der Mund des Hörenden verlangte, daß er die Worte, die von schmalen Lippen lauter und lauter gebrüllt wurden, verstand. Der Mund verlangte, daß er verstand, was er nicht begreifen konnte. Mein Vater konnte nicht vollkommen Lippen lesen. Der fordernde Fremde wußte nicht, daß jeder Mund, jedes Lippenpaar mit einer ihm eigenen Muskelspannung spricht. Ben, der vollkommen taub war, konnte unmöglich die Mundbewegungen jeder hörenden Person kennen. Taub ist taub, unsichtbar, unverständlich für diejenigen, die glauben, daß Brüllen und Anstarren meinen Vater schließlich dazu bringen würden, abgehackte Sätze zu verstehen. Er verstand nicht jedes Wort. Manche erfaßte er mit dem Blick, aber die meisten Sätze, die er beobachtete, übermittelten keinen kompletten Gedanken. Zu viele Wörter entgingen ihm, während er sich noch bemühte, das vorausgegangene Wort zu verstehen.

Ich beobachtete meinen Vater, wie er dann oft einen Bleistiftstummel und den kleinen weißen Notizblock, den er immer mit sich führte, aus seiner Brusttasche zog und die Worte notierte: «Schreiben Sie auf, was Sie sagen. Ich verstehe nicht alles, was Sie zu mir sagen.» Die Reaktion der Sprechenden variierte. Einige waren irritiert, anderen war es peinlich, und manche nahmen seinen Stift und schrieben die Worte für ihn auf, waren bereit, sich die Zeit zu nehmen, um sich mit ihm zu unterhalten.

Mike, der Zeitungsverkäufer, und mein Vater hatten ihre eigenen Berührungspunkte. Am Samstagmorgen, wenn ich meinen Vater zum Eckkiosk begleitete, um die Tageszeitung zu holen, verlangte Mike mit seinen in Winterhandschuhen steckenden, an den Fingerspitzen freiliegenden Händen Block und Bleistift, so daß sie die Ereignisse des vorangegangenen Tages auf der Rennbahn besprechen konnten. Sie schrieben Nummern statt Wörter auf und gaben die Summen an, die sie gewonnen hätten, wenn sie es gewagt hätten, zwei Dollar einzusetzen.

Anschließend begannen mein Vater und Mike mit dem Sprachunterricht. Benny war der Lehrer. Er zog das schmale Büchlein aus Seidenpapier heraus, das er immer dabei hatte, und reichte es Mike. Gemeinsam studierten sie die in dem Heft für jeden Buchstaben dargestellte Hand. Mein Vater zeigte ihm geduldig, wie sie geformt wurden, bis Mike alle sechsundzwanzig Buchstaben nachahmen konnte, aber er hatte Schwierigkeiten, aus den Buchstaben Wörter zu bilden.

Mein Vater berührte meine Schulter und sagte: «Mike kann nicht buchstabieren. Warum kann ein hörender Mann keine Wörter buchstabieren? Hat er keine Bildung?»

«Doch», antwortete ich, ohne meine Lippen zu bewegen, damit Mike meine Worte nicht verstand. «Mike ist nur bis zur fünften Klasse zur Schule gegangen. Er kann nicht so schnell buchstabieren wie du.»

Enttäuscht sagte er: «Warum er? Ich finde einen hörenden Mann, der die Gebärdensprache lernen will, und dann kann er nicht mit meinen Zeichen sprechen, weil er nicht buchstabieren kann.»

Mike und mein Vater hatten ihre eigene Sprache, ein Ausländer, der sich mit einem Ausländer unterhielt, in einer Sprache, die mehr war als das bloße Verbinden einzelner Wörter zu Sätzen. Gemeinsam schufen sie ihren eigenen Satzbau, eine Körper- und Augensprache mit einem gelegentlich mit dem Mund geformten Wort.

«Ich lasse das Gebärdensprachenbuch von L'Epée bei Mike. Ich werde ihm das Buchstabieren beibringen. Ich bin für ihn ein guter Lehrer. Ich bin wie der französische Priester, der die Zeichensprache erfunden hat. Sag Mike, ich gebe ihm das Buch, und er kann es für immer behalten.»

«Sag es ihm selber. Du brauchst mich nicht. Mike versteht dich immer.»

Mein Vater reichte ihm das Buch und sagte mit seiner Stimme: «Mike, behalte es, lern daraus.»

Sie schüttelten sich die Hände, ihre Augen lächelten.

Er nahm meine Hand, und mit der aufgerollten Zeitung unterm Arm sagte er: «Ich erzähle dir eine Geschichte. Hör zu. Sie ist interessant. Über den Priester L'Epée. L'Epée war ein wunderbarer Mann.» Er schüttelte staunend den Kopf über diesen Mann, der den Taubstummen vor langer Zeit die Welt der Sprache eröffnet hatte.

Ich fragte ihn mit Zeichen: «Warum haben wir so viele L'Epée-Bücher zu Hause?» Es standen Kartons voll herum, unter den Betten, in den Schränken.

«Als Mamas Bruder Jack zwanzig Jahre alt war, kaufte er viele dieser Bücher. Er wollte Amerika sehen und gleichzeitig Geld verdienen. Er nahm kleine Bücher mit. Er war ein Tippelbruder, fuhr durch ganz Amerika mit dem Zug, hat nie dafür bezahlt. Er sprang auf, fuhr in Güterwagen. Wenn er an einem Bahnhof ausstieg, hat ihn niemand belästigt. Er war taub und hat nichts gehört – ein guter Witz. Aber er hat Bücher verkauft, sich damit ernährt und hat umsonst im Zug geschlafen. Es war eine schöne Zeit für ihn. Als er nach New York zurückkam, gab er mir seine Bücher zum Aufbewahren. Jack braucht sie jetzt nicht, deshalb habe ich viele Bücher im Haus. Ich gebe sie hörenden Menschen, die interessiert sind, das Alphabet der Gebärdensprache zu lernen.»

Wir gingen spazieren, und die Geschichte der Zeichen entfaltete sich.

Im achtzehnten Jahrhundert besuchte ein Franzose, Charles Michel, der Abbé de L'Epée, einmal eines seiner Gemeindemitglieder und lernte die beiden taubstummen Kinder des Hauses kennen. Die Mutter der Mädchen flehte den Geistlichen an, die Ausbildung ihrer Töchter zu übernehmen. Irgendwie begriff er, daß die natürliche Sprache der Taubstummen die Gebärdensprache war.

Er spürte noch andere taubstumme Pariser auf, studierte ihre Zeichen und fügte seine eigenen hinzu. Er schuf neue Zeichen und kodifizierte das Alphabet. Und seine Sprache wird bis zum heutigen Tag benutzt. Er entwickelte eine mit Zeichen wiedergegebene Version der französischen Sprache.

Trotz allem erkannte er nicht, daß die Taubstummen in Paris über mehr als die Zeichen verfügten, die sie verwendeten. Sie hatten ein unabhängiges Vokabular und eine Grammatik. Er bürdete den Menschen eine Gebärdensprache auf, die manchmal unbeholfen war. Aber er begeisterte seine Landsleute und gebildete Europäer mit seiner Arbeit. Er machte die Behauptung von Aristoteles zunichte, daß Taubstumme nicht sprechen lernen können, eine Behauptung, die ihnen jahrhundertelang die Sprache verwehrt hatte. Er brachte den Taubstummen auch Fremdsprachen bei: Italienisch, Spanisch und Lateinisch. Sein Ruhm verbreitete sich, und Gelehrte aus Holland, Polen, Schweden und Irland gründeten Schulen für die Taubstummen, die auf seinen Lehren beruhten.

1817 wurde eine Taubstummenschule, die von Thomas A. Gallaudet, einem Geistlichen, gegründet wurde, in Hartford, Connecticut, eröffnet. Gallaudet hatte fünf Monate in Paris verbracht und die vom Abbé de L'Epée entwickelten Methoden studiert. Heute trägt die einzige Universität in der Welt für Taubstumme seinen Namen. Sie befindet sich in Washington, D. C.

«Es tut mir wirklich leid, daß ich nicht aufs College gegangen bin, um mehr zu lernen, aber ich lerne immerzu in meinem Alltagscollege – auch ohne Bücher. Vielleicht gehst du eines Tages auf ein College und wirst gescheit, vielleicht gescheiter als Ben.»

Die Stimme der Zeichen war für Benny nicht genug. Das

Sprachgeschenk des Abbé de L'Epée machte meinen Vater unvollständig, sehnsüchtig. Er wollte mit seiner eigenen Stimme sprechen, mit seinem Mund. Er wollte mit Mike reden, mit mir, mit irgend jemandem. Er wollte reden wie andere Menschen.

Und so übten wir Lippenlesen. Er kannte meinen Mund gut, die Form und das Muster meiner Worte. Er konnte meine Aussprache der Buchstaben *b* und *p* unterscheiden, was bei schnellem Sprechen für das ungeübte Auge nicht wahrnehmbar ist. Er erfaßte meine Mundbewegungen schnell. Aber andere Münder verwirrten ihn.

Er brachte mir die Aussprache der Wörter bei, die ich in die erste Klasse mitbrachte, Wörter, die er lautlos gelernt hatte, Wörter, die wie Geplapper klangen, wenn ich sie nachahmte. Und dann, später, übten wir meine Wörter. Als ich in der zehnten Klasse war, saß ich ihm gegenüber und sagte: «Paß auf – schau meinen Mund an! Ich sage Wörter, und du sagst mir mit Zeichen, was ich sage.»

Einige Wörter und Sätze waren einfach. «Papa Ben, ich liebe dich.» Er grinste, und ich grinste, und er sagte in der Gebärdensprache: «Nicht fair – zu leicht.»

Ich versuchte etwas anderes. «Morgen schreibe ich in der Schule eine Geschichtsarbeit.» Er verstand *morgen* und *schreibe*. *Geschichtsarbeit* bekam er nicht mit. Aber *Schule* war ein altbekanntes Wort.

«Zu schwer, ich verstehe nicht alles. Ich muß lernen, besser zu sehen, was die Leute sagen.»

Bei einigen Leuten gab er auf, bei anderen zwang er sich, sie zu verstehen, aber seine eigenen Worte, die für manche nicht zu entziffern waren, waren für mich klar und vermittelten mir immer seine Gedanken.

Ob er in Wörtern dachte, fragte ich mich. Dachte meine Mutter in Wörtern? Wie wurden ihre inneren Gedanken ausgedrückt? Waren ihre Gedanken Schriftzeichen? Sah sie Hände in ihren Gedanken, Buchstaben, Zeichen? Oder wurden die Gedanken ganz, visuell ausgedrückt? War das Bild grau oder schwarz oder kam Licht durch? Gab es irgendwelche Farben?

Ich fragte ihn, als ich auf der High-School war: «Papa, wie denkst du?»

«Ich denke, ich möchte im Pferderennen eine Menge Geld gewinnen und der ganzen Familie geben.»

«Ich hab dich nicht gefragt, *was* du denkst. Ich hab dich gefragt, *wie* du denkst.»

«Wie?» fragte er. «Du stellst mir komische Fragen, schwer zu überlegen.»

Ich wiederholte das Wort *wie*, buchstabierte es.

«Ich denke im Ganzen, verstehe alles auf einmal. Manchmal denke ich mit Zeichen, die ich immer wiederhole, bis ich weiß, worüber ich nachdenke.»

«Denkst du immer in Wörtern?»

Er antwortete schnell: «Nein, ich habe eine innere Sprache, meine eigene Sprache.»

Ich legte fragend den Kopf zur Seite.

«Alle Menschen haben eine eigene innere Sprache, eine Sprache, die sieht und nicht spricht.»

Er wartete auf meine Reaktion. Es kam keine, und er fuhr fort: «Ich weiß, daß du deine eigene Sprache hast. Ich sehe dich allein, wenn du ein Buch liest, etwas verstehst. Dann lächelst du, deine Augen verändern sich. Niemand spricht mit dir, du sprichst mit dir selbst, keine Wörter, du siehst nur alles zusammen, verstehst alles auf einmal. Das ist die ‹innere Sprache›, die alle Menschen ganz für sich haben. Auch dumme Leute, selbst geistig Behinderte haben ihre eigene Sprache. Auch die Taubstummen haben ihre eigene Sprache. Ich rede mit mir selbst, und mit den Menschen spreche ich eine andere Sprache. Ruth, du verstehst meine Sprache. Du verstehst die Sprache der Hörenden, und du verstehst die Sprache des Lesens. Du verstehst die ‹innere› Sprache. Du sprichst viele Sprachen.» Er freute sich über sein linguistisches Manöver. «Siehst du, Ben, dein Vater, weiß vieles. Er ist taub, aber nicht doof.»

Ich wollte Antworten. Ich verstand die Botschaften nicht, die in meinen Kopf sickerten. Warum machte die kleine Ameise kein Geräusch, das ich hören konnte? Wo war der Freudenschrei des östlichen Sonnenaufgangs? Und wo war das süße Murmeln des Sonnenuntergangs, des Tages, der sich ausruht? Lag in dieser umfassenden Stille ein Geheimnis?

Lag die Bedeutung im Laut selbst? Im Flattern einer Flagge gegen den Wind? Im Ton der menschlichen Stimme? In der Melodie von Münzen, die in die bunte Kaugummimaschine klirrten? Alles waren Laute. Ich wartete. Ich hielt eine Muschel an mein Ohr und hörte nicht das Rauschen des Meeres, wie versprochen.

In Noten konnte ich keinen Sinn erkennen. Wie schrieb Mozart die lyrischen Töne der Musik auf, die in seinem Kopf widerhallte?

Ich legte meine Fragen zur Seite. Die Antworten waren vorläufig verschwommen, irgendwo verborgen.

Ich war das erste Jahr auf der High-School, und ich hatte neue Welten zu entdecken. Musik zum Beispiel war für alle Schüler der Walton-High-School ein Pflichtfach. Ich hörte keine Musik, ich hörte etwas anderes.

Ich hörte die Bäume flüstern, die warmen Steine singen, den Regen plätschern. Manchmal fällt er in eine Pfütze. *Pling.* Manchmal schlittert er über eine Fensterscheibe. Ich höre den Regen auf dem Dach. Ich höre strömenden Regen auf dem Straßenpflaster. Regen ist zu hören und – o ja – auch zu sehen.

Ich hatte der Musik den Zutritt zu meiner Seele verboten.

Meine Eltern konnten sie nicht hören, deshalb schob ich die Musik beiseite. Und hier stand ich nun in der Aula mit dreihundert singenden Mädchen und Miss Schein.

Sie teilte den Saal in Gruppen von dreißig Mädchen ein, wandte sich zuerst meiner Gruppe zu und signalisierte uns mit ihrem Taktstock zu beginnen. Ich sang mit lauter Stimme. Sie trabte über die Bühne.

«Du!» Sie zeigte mit dem Finger auf jemanden. Ich blickte über meine Schulter, um zu sehen, wer die anstößige Stimme hatte. «Dreh dich nicht um! Du!» Sie stieß ihren Taktstock unter meine Nase. Sie zitterte.

«Du hast keine Stimme! Sing nicht! Sei still, öffne deinen Mund und tu, als ob du singst, aber laß mich deine häßlichen Töne nicht hören!»

Ich wurde blaß und schloß den Mund.

Ich klammerte mich an Miss Scheins Augen, als ich meine Stimme tonlos erhob und meine Lippen die Nationalhymne formten. Ich sang ohne Ton. Darin war ich Expertin. Ich hatte Worte für die Taubstummen mit stiller Stimme geformt. Meine Lippen sprachen eine deutliche Sprache, und jetzt sang ich tonlos ein deutliches Lied.

Ich hatte keine gute Fee, die mich beschenkte. Ich hatte meine Stimme, und obwohl sie von Miss Schein zum Schweigen gebracht worden war, sang ich. In der folgenden Woche sang ich lauthals, schrie die Musik fast hinaus. Ich trotzte meiner Furcht vor Miss Scheins Zorn und meiner Blamage.

Und ich lauschte einem anderen Lied, dem Wiegenlied meiner Mutter. Ich hatte andere Musik, Taubstummenmusik. Ich war in einer anderen Erinnerung, die mich vor Miss Scheins Grausamkeit schützte.

Ich murmelte das tonlose Wiegenlied meiner Mutter. Mama wiegte mich, und ich sang. Sie summte, und ich tat, als ob ihre Stimme meine war, und keine war hübsch. Ihre Worte waren «Ascha, ascha», Silbe für Silbe in der Kadenz der Taubstummenstimme aneinandergereiht. Sie versuchte «Hushabye Baby, hush, hush to sleep» zu singen. Ich lernte die Worte dieses Liedes, als ich selbst ein Baby hatte, und bat meine Mutter, die Worte ihres Wiegenlieds zu buchstabieren.

Miss Schein kam näher. Ich sah ihr ins Gesicht, sah mit meinen dunklen Augen in ihre schwarzen und wankte nicht. Sie redete nie wieder mit mir, und ich wußte, daß sie jedesmal meine Stimme hörte, wenn ich laut sang.

Ich hörte noch ein anderes Lied, als sie mit schwingendem Taktstock wütend auf mich zu brauste und erwartete, daß ich verstummte.

Es war «Bäh, bäh, schwarzes Schaf, hast du etwas Wolle?», das erste Lied meiner Mutter, das Gedicht, das sie aufsagen lernte, als sie sechs war. Es war mein erster Kinderreim. Ich summte leise die Melodie meiner Mutter, als mich Miss Schein erneut lächerlich machte. Ich frohlockte mit meinem geheimen Lied, hielt es unter meiner Zunge fest, spuckte es ihr fast entgegen, als sie ihre Anschuldigungen auf mich niederprasseln ließ. Ich strahlte in meinem eigenen Lied. Sie starrte mich an. Und ich lächelte das Lächeln meiner Mutter über ihre Beschimpfungen. Ich war unberührbar. Ich zog mich wieder einmal in mein stilles Heiligtum zurück. Undurchdringlich. Ich hörte nicht zu. Ich tat, als ob ich taub wäre, und sah nur ihren roten Mund, während ich meinen Mund öffnete und sang. Ihre Stimme war fortgeblasen, in den Hintergrund der Aula. Sie drang in die hölzernen Sitze ein, nicht in mich. Meine Zaghaftigkeit wurde zu Stärke, zu Stein.

Es war der Anfang. Der Anfang meiner Stimme, meiner eigenen. Einer Stimme, die ich hörte, einer Stimme, die fest und ohne Sentimentalität sprach. Eine fast brutale Entdeckung. Mir war es gegeben zu hören, aufzupassen. Es war die Eisscholle, auf der ich ankerte. Nicht ganz, noch nicht. Ich war ein Ganzes, und ich konnte wie die anderen ein Ganzes sein. Im Übergang bahnte ich mir meinen Weg, nun nicht mehr nackt, zögernd meiner Bestimmung, mir selbst entgegen.

Mittags aß ich im Speisesaal und tankte mit meinem Essen, dem durchweichten Thunfischsalat-Sandwich, den meine Mutter am Morgen gemacht hatte, auf.

Ich ging zum Französischunterricht. Miss McClintock, hager, mit verkniffenem Gesicht und dem herunterhängenden Unterkiefer einer alten Jungfer, die auf die Sechzig zuging, verdrehte ihre Zunge und Kiefer zu Vokalen, die wir imitieren sollten.

«Sprecht alle nach – sagt *oui*.»

Wir antworteten «wi».

«Nein, nein», sagte sie immer wieder, «spitzt eure Lippen, macht mit dem Mund ein O, schiebt den Mund vor, schiebt den Hals nach vorn und sagt *oui*.» Sie war nett und lächelte über unsere Grimassen.

«Versucht es nochmals – sprecht mir nach!»

Einstimmig übten wir den neuen Laut.

Spanisch war leichter. «Sí, sí!» Das bedeutete alles ja. Wenn ich zu Hause ja sagen wollte, buchstabierte ich das Wort. Ein Nicken mit dem Kopf war in jeder Sprache dasselbe. Alle diese Worte mit der gleichen Bedeutung.

Woher kam das alles? Ich lauschte den fremden Tönen und lernte Sprache wie ein Baby. Ich mied das Auswendiglernen, die Listen von Substantiven und Pronomen, die konjugierten Verben, maskulinen und femininen Geschlechter und den Konjunktiv. Was war das – Konjunktiv? Es war Sprache.

Wer legte den Menschen Sprache in den Kopf? Wer gab den Kindern orale Sprache? Es war angeboren, leicht. Wer legte Sprache in die Hände der Gehörlosen? Damals wußte ich noch nichts von Linguistik. Ich kannte Sprache. Ich verstand ihre Präsenz und konnte ihre Wörter sprechen, Wörter, die auf Wellen von Tönen vorwärtsströmen, sich in kürzester Zeit durch die Luft bewegen, Wörter, die Verbindungen herstellten von Mensch zu Mensch, von Kind zu Kind.

Ich lernte wieder sprechen, zu *reden*. Ich war kein Stein. Ich konnte meine Sprache und noch eine und noch eine sprechen. Wenn ich die Bedeutung mancher Wörter nicht erfaßte, hörte ich meinen Vater: «Macht nichts. Du wirst verstehen. Hör zu. Hör einfach zu. Schau in das Gesicht, das redet. Die Bedeutung kommt im Kopf.»

Ich machte mich für das Ritual der Sprache frei. Es war meine

Lektion fürs Leben. Und ich driftete in Wörter ab, die ich als Kind erfunden hatte – *bertuple, sidible, larin*: Gottes Worte, eine andere Sprache, meine eigene Fremdsprache.

Miss McClintocks Stimme war scharf. «Ruth, träum nicht! Ich habe dich etwas gefragt.»

Ich kam wieder zu mir und kehrte in meine Französischstunde zurück.

«Steh auf und konjugiere das Verb ‹sein› – *être*.»

Ich konjugierte.

«Gut. Paß auf. Schweif nicht wieder mit den Gedanken ab.»

Ich war ganz aufmerksam, wartete, lauschte, um die Bedeutung zu erfassen. Mechanisches Auswendiglernen war eine Beleidigung der Sprache. Es sagte nichts aus.

Sprache floß. Das verstand ich. Ich hatte die Klasse als Kind betreten, vielleicht als Säugling, bereit, neue Laute, neue Bedeutung zu absorbieren. Warum sollte ich Unsinn rezitieren? «Redet doch einfach», wollte ich schreien, «ich werde schon verstehen.» Ich schwieg.

Ich war wütend und konnte meiner Wut keinen Namen geben. Sprache war präsent. Überall. Steine konnten sprechen. Flüsse sprachen. Sand hatte Worte. Das Meer klatschte gegen die Küste und erzählte Geheimnisse. Sprache war in allem.

Französisch war die letzte Unterrichtsstunde des Tages. Ich ging hinaus, um das Gras hinter den Backsteinmauern der Schule zu berühren. Ich suchte nach einem vierblättrigen Kleeblatt. Vielleicht würde es Sprache erklären. Ich fand nie eines. Ich pflückte einen Grashalm und quetschte seine Säfte in meine Hand. Er würde wieder wachsen. Ich hatte seine Wurzeln nicht ausgerissen. Ich ging nach Hause und suchte nach Sprache. Ich ging ins Schlafzimmer und sah meine Mutter.

Sie saß vor ihrem Spiegel und machte sich schön. Sie schaute tief in den Spiegel, starrte sich an. Sie drehte den Kopf nach links, nach rechts. Sie strich sich liebevoll übers Gesicht. Ich betrachtete sie, wie sie sich selbst betrachtete, und wunderte mich über ihren Mut. Ich verbrachte nie Stunden vor dem Spiegel, um in meinem Gesicht zu forschen.

Sie spürte meine Anwesenheit und drehte sich zu mir um. «Schau dir diesen schönen Spiegel an. Schau dir dein Gesicht im Spiegel an.» Sie reichte mir den Spiegel, der zu ihrer Toilettengarnitur aus hellblauem Perlmutt mit Rheinkieseln und winzigen Glasrubinen gehörte. Auf dem Tablett lagen Kamm und Bürste und zwei ovale Kästchen mit Puder und Haarnadeln. Ich zuckte zurück, als sie mir den Spiegel reichte. Ich schaute mich nicht an. Wenn ich in einen Spiegel blickte, sah ich mein Gesicht, bemerkte, daß mein Haar nicht gekämmt war, und schaute weg. Ich blickte nicht in meine Seele. Ich legte den Spiegel sofort wieder zurück und verschloß mich vor mir selbst. Ich konnte das Ich, das ich war, nicht berühren.

«Du schaust dir dein hübsches Gesicht nicht oft genug an», tadelte sie.

«Was sehe ich schon, Mama? Nur ein sechzehnjähriges Gesicht. Ich hab Hausaufgaben zu machen.»

«Laß die Hausaufgaben. Leg die Bücher auf mein Bett und schau dich an!»

Ich ging nicht auf ihre Aufforderung ein, aber sie blieb hart.

«Weißt du, meine Mutter, deine Großmutter, hat diese Garnitur berührt, bevor sie starb. Sie hat sie mir geschenkt – ein Geschenk, bevor ich Ben heiratete. Bitte, schau selbst hinein!»

Ihre Diplomatie entging mir nicht. Ich sollte mich selbst sehen, und ich weigerte mich.

«Es ist wichtig, daß du dein Gesicht kennst, deine Augen, daß du siehst, wie dein Mund lächelt. Es verrät dir etwas über dein Inneres.»

Ich wollte nichts über mein Inneres wissen, damals noch nicht. Ich wollte zu meinen Hausarbeiten fliehen.

«Du brauchst die Aufgaben jetzt nicht zu machen. Hör meinem Gesicht zu.»

Wir unterhielten uns in vollkommener Stille, ohne Hände. Ihre Augen stellten eine Frage. Ich senkte meine, ihre lächelten mich an, und in diesem Augenblick des Austauschs waren Verständnis und Fragen da, ein Lachen, eine sekundenlange Traurigkeit, ein Plan und ein Versprechen.

«Mama», sagte ich.

Sie schüttelte den Kopf.

Die Hände hoben sich, und sie sagte: «Wir sind fertig mit dem Augen-Reden, Gesicht-Reden, ich weiß, du weißt. Jetzt müssen wir etwas tun. Wir schneiden dir ein neues Kleid zu und nähen es. Wir gehen jetzt aus und kaufen neuen Wollstoff, eine hübsche Kakaofarbe für den kommenden Winter. Ich mache ein Kleid für meine hübsche Tochter!»

Als wir mit drei Metern Wollstoff, der in einer weißen Papiertüte zusammengefaltet lag, aus dem Laden traten, fragte meine Mutter: «Dir gefällt der Stoff? Soll ich das Kleid heute nachmittag zuschneiden?» Ich antwortete mit einem zustimmenden Lächeln.

Im späten Licht des Nachmittags gingen wir nach Hause. Wir gingen wortlos, unsere Arme berührten sich beim Ausholen. Wir erreichten die Straßenecke, und der Himmel stand unseren Blicken offen. Die Frühlingssonne schien durch, die Wolken teilten sich, und die Sonne sandte blasse Strahlen, fast in der Farbe des Mondes, auf die Dächer der Stadt. Sie zog mich energisch am Ellbogen. «Schau», sagte sie mit ihrer Stimme, «schau in den Himmel! So etwas habe ich noch nie gesehen!»

Ich blickte hinauf und sah, was sie sah. Das Weiß der Sonnenstrahlen. Der Himmel hatte sich geteilt. Wir blickten hinein.

Sie fragte: «Verstehst du, was wir sehen?»

«Ich glaube schon.»

Sie öffnete die Wohnungstür mit rasselndem Schlüssel. Ich eilte zu meinem Englischbuch, um Coleridges Ballade «Der alte Matrose» zu lesen. Ich rollte mich auf der Couch zusammen, knipste die Lampe an und begann zu lesen.

Das Licht wurde ausgeknipst.

«Mama», fragte ich, «was machst du? Ich muß lernen.»

«Nicht bei elektrischem Licht. Schlechtes Licht zum Lernen, zum Lesen.»

Ich protestierte verärgert.

«Hör gut zu – was ich dir zu sagen habe! Das Licht von der Sonne ist warm. Das Licht aus einem blauen Himmel ist auf den Seiten, die du liest, klar. Dein Kopf lernt besser bei Tageslicht. Das Licht geht ins Gehirn, scheint wie die Sonnenstrahlen, die wir vorhin auf der Straße gesehen haben. Es hilft dem Gedächtnis. Das Gehirn versteht so besser, was du liest.» Sie stand da und wartete auf meine Reaktion.

Ich rollte mich auseinander, stand auf, und zusammen gingen wir in die Küche, den hellsten Raum der Wohnung.

«Setz dich noch nicht, bleib stehen und schau dir das Licht an. Sieh, wie das Licht auf den Tisch fällt. Lern im Kreis des natürlichen Lichts. Das ist Gottes Licht.»

Ich setzte mich und stützte meine Bücher ab, öffnete mein Schulheft und konzentrierte mich auf die gedruckte Seite.

Sie unterbrach mich wieder. «Hör nicht auf meine Kochgeräusche. Ich mach das Essen für die Familie. Du paßt auf das Licht auf. Wenn das Licht ausgeht, wenn es dunkel wird, hörst du auf zu lernen. Es ist genug für deinen Kopf.»

Ich las weiter bis in den frühen Abend hinein. Meine Mutter langte über den Tisch und schloß behutsam meinen Gedichtband. «Ich hab dir gesagt, du sollst jetzt nicht lesen. Licht ist nicht gut.»

Ich war sichtbar verärgert. Ich war in den alten Matrosen und seine Geschichte vertieft gewesen.

«Ich bin rasch!» brüllte sie mich mit ihrer Stimme an. «Hör, wenn ich was sage!»

Ich wollte ihrer «Eile» nicht in die Quere kommen. Ich schloß meine Bücher und fragte mich, was sie meinte. Vielleicht war es eines der Taubstummenwörter, die sich nicht übersetzen ließen. Ich ging der Sache nicht weiter nach.

Am selben Abend besuchte uns eine Freundin meiner Mutter, die klar artikulieren konnte, und ich beobachtete, wie sie sich im Wohnzimmer unterhielten. Ich hörte, wie sie von Ärger und Wut redeten, von Missetaten, und dann hörte ich ihre Freundin die Worte sagen: «Laß dich nicht in Rage bringen, Mary, es lohnt sich nicht.» Sie sprach die Worte aus, während sie die Zeichen dafür machte.

Ich lächelte in mich hinein und korrigierte danach nie die

Aussprache meiner Mutter, wenn sie von *Rage* sprach. Ich wußte ja jetzt, was sie meinte.

Sie wußte über Beleuchtung Bescheid. Das genügte.

Sie sagte: «Du willst immer noch lesen – okay. Aber der Geist ist nicht so wach, wie wenn du bei richtigem Tageslicht liest.»

Ich lächelte sie an. Sie winkte mich von sich weg. «Geh und lern! Geh und lese! Wörter hast du ja am liebsten. Aber vergiß nicht, daß wir morgen nach dem Lernen ins Kino gehen. Denk dran, was ich dir übers Licht gesagt habe. Weißt du noch, wie du als kleines Mädchen, als ich dich zum ersten Mal mit ins Kino genommen habe, Angst hattest vor dem Licht, dem Feuerlicht?»

Ich erinnerte mich.

An einem Samstagnachmittag, als ich sechs war, ging ich mit meiner Mutter ins Kino. Das riesige Quadrat weißen Kinolichts schlug mir gegen die Nase. Ich *roch* das Licht und schauderte. Der staubige Strahl schoß quer durch das Kino und warf bewegliche sprechende Bilder an die Wand. Ich war verwirrt. Und dunkles Feuer ergoß sich aus der Wand. Ich packte die Hand meiner Mutter und schrie: «Mama, Feuer, lauf!»

Sie konnte meine Angst nicht besänftigen. Ich sprang wie wild herum und wollte sie vor der alles verschlingenden grauen Flamme an der Wand schützen. Dieses Mal beschützte und beruhigte sie mich. «Es ist nicht echt», bedeutete sie im dunklen Saal. «Es ist ein falsches Bild auf einer Leinwand. Schau hoch ins Licht! Die Kamera schickt ein Bild zur Wand. Schau nur!»

Ich beruhigte mich und hörte die Schauspieler sprechen, hörte Stimmen, die aus der Wand strömten. Sie hielt meine Hand fest, beruhigte meine kleine Gestalt, beobachtete mich, bis das Zittern in meinen Armen nachließ.

Sie tätschelte meinen Kopf und sagte: «Erzähl mir die Geschichte.»

Wieder in der Rolle der Dolmetscherin, beruhigte ich mich, weil sie mich brauchte, lauschte den Stimmen, und mit meinen jungen Händen übersetzte ich die Worte auf der Leinwand. Unsere Finger verbanden uns. Es war ein Muster, daß sich meine ganze Kindheit hindurch an Samstagnachmittagen wiederholte.

Ich ging lieber allein oder mit Freunden ins Kino. Wenn ich meine Mutter begleitete, stieß sie mich fortwährend an: «Was sagen sie jetzt?» Und ich übersetzte dann jedesmal Laute in die Sprache meiner Hände, ließ dabei manchmal einen wichtigen Satz, mal eine ganze Szene aus. Ich schaute mir dann oft den Film noch einmal allein und ungestört an. Wenn ich mir einen Film ansah, den sie bereits ohne mich gesehen hatte, stellte sie Fragen. Wie immer hatte sie ihr eigenes Drehbuch geschrieben. Meine Erklärungen waren überflüssig. Sie erfand ihre eigene Story zur Handlung des Films.

«Mir gefällt meine Geschichte besser, deine Geschichte ist traurig. Meine ist glücklich, ein besseres Ende für den Mann und die Frau, die sich lieben.»

Ich lachte über ihre Auslegung und stimmte ihr zu. Sie wünschte sich ein glorreiches Ende und schrieb die Drehbücher nach ihrem Geschmack um.

«Stummfilme sind am besten», sagte sie. «Ich weiß alles, was in den alten Filmen passiert. Die Schauspieler bewegen ihre Gesichter und erzählen mir so, was ihnen geschieht. Es ist leicht, in den Gesichtern zu lesen, und die Sprache ist sehr einfach. Leicht für mich zu verstehen. Ja, die alte Zeit war am besten.»

Wenn ich schulfrei hatte und lernen wollte, lud mich Mama oft ein, mit ihr ins Kino zu gehen.

«Komm heute mit, sie verschenken heute Teller im Kino. Heute können wir neue Teller bekommen. Wir kaufen zwei Eintrittskarten, eine für dich und eine für mich, dann bekommen wir zwei Teller.»

Es gab keinen Film, den ich sehen wollte. Aber ich ging mit. Nach der Vorführung saßen die Frauen gespannt da und warteten auf die Geschenke, einen Teller pro Besucher.

Sie hatten sich den Nachmittag frei genommen, um ein farbenfrohes Leben zu genießen. Da saßen sie nun, Reihe für

Reihe, in ihren Stoffmänteln über bedruckten Baumwollhauskleidern, die Haare dauergewellt, krisselig von den scharfen Chemikalien. Es war *Armistice Day*, der Jahrestag des Waffenstillstands von 1918, und wir hatten schulfrei.

Der Kinobesitzer kam auf die Bühne und sagte: «Heute, meine Damen, veranstalten wir wieder unser Mittwochs-Bingo. Es gibt drei großartige Preise! Ein Bücherregal aus Mahagoni, einen Satz weißes Geschirr und einen elektrischen Toaster.»

Ich wollte das Bücherregal haben. Eine eigene Bibliothek. Die Bingokarten wurden mit kleinen Bleistiften von den Platzanweisern die Reihen rauf und runter verteilt.

Meine Mutter war aufgeregt. «Gut, daß du dabei bist. Ich kann nicht allein Bingo spielen, wenn du mir die Nummern nicht sagst. Es ist dumm, daß er die Nummern so schnell ansagt – ich konnte bisher nie mitspielen. Er schreibt sie nicht schnell genug auf die Tafel.»

Während die Nummern aufgerufen wurden, wiederholte ich sie für meine Mutter mit Zeichen. Schnell markierte sie ihre Kästchen mit einem X. Ich war so mit meiner eigenen Karte beschäftigt, daß ich verblüfft war, als sie schon nach fünfzehn Nummern aufstand und mit ihrer hohen Stimme «ich gewinne» schrie. Es war mir peinlich. Aber ihre Freude war groß, sie wurde rot, und dann wich die Röte wieder aus ihrem Gesicht. Ich stand automatisch auf, um die Stimme meiner Mutter zu sein.

Der Kinobesitzer dröhnte: «Gut, meine Dame, kommen Sie auf die Bühne und holen Sie sich den ersten Preis!»

Sie wandte sich zu mir und fragte: «Was hat er gesagt?»

«Komm, Mama, wir müssen auf die Bühne gehen und nachschauen, ob deine Nummern stimmen.»

«Die Nummern stimmen, ich bin sicher. Ich hab deine Hände beobachtet. Hast du alle Zeichen richtig gemacht?»

«Ja, ich habe alle Nummern richtig gesagt.» Ich war nicht ganz sicher, aber ich wollte ihr die Freude nicht verderben.

Sie scheute sich davor, auf die Bühne zu gehen, ihre Karte vorzuzeigen und sich von den namenlosen Gesichtern anstarren zu lassen.

«Nein, Ruth, geh du allein. Ich warte hier auf dich.»

«Nein, Mama, du gehst. Ich gehe mit dir. Es ist deine Bingokarte. Du gewinnst den Preis.»

Wir gingen zur Bühne, die Stufen hinauf. Ihre Bingokarte wurde geprüft, die Nummern stimmten. Sie hatte gewonnen. Und sie hatte das Bücherregal gewonnen.

Vor allen Zuschauern fragte sie mit wunderschönen Zeichen: «Wie kriegen wir dieses schwere Regal bloß nach Hause?»

«Tut mir leid», sagte der Kinobesitzer, als ich die Frage für ihn übersetzte, «wir können es bis vors Kino tragen, aber nach Hause transportieren müssen Sie es schon selbst.»

Wir verließen die Bühne und folgten zwei Platzanweisern, die das Bücherregal in die Lobby trugen. Wir blickten uns an.

Sie lachte und sagte: «Wir sind stark. Wir tragen es zusammen nach Hause. Ich schiebe, du schiebst. Wir ruhen uns aus. Wir werden Papa Ben und Freddie überraschen.» Sie machte große exaltierte Zeichen.

Wir manövrierten das Bücherregal fünf Häuserblocks weiter, bis wir vor unserem Haus ankamen. Im Flur blieb ich stehen. «Ich kann das Ding nicht die Treppe hochtragen.»

«Sei kein Baby – wir schaffen es. Wir können alles tun, du mußt bloß deinen Kopf benutzen. Es wird schon gehen.»

Wir hoben und schoben, schubsten und schoben weiter und polterten mit dem Regal die Treppe hinauf. Mit letzter Anstrengung schoben wir es in mein Zimmer. Ein großartiges Bücherregal ohne ein einziges Buch, aber bereit für Tausende, Millionen von aneinandergereihten Wörtern ganz für mich.

Ich ging zum Englischunterricht und hörte die Laute der Meister. Wir lasen der Reihe nach vor. Die schlechtesten Leser konnten die Worte von Coleridge und Shakespeare, Maupassant und O. Henry, die Musik von Poe und Whitman, das Lachen von Twain und die Traurigkeit von Dickens nicht schmälern. Ich sog es auf, das alte Englisch und das neue, das geschriebene und das gesprochene Wort.

Ich dachte an den afrikanischen Buschmann, der seine Sprache mit einem Klacken spricht, ich hörte die Tonalität des Chinesischen, ich spürte die Fremdheit der hebräischen Liturgie, die ich in der Synagoge hörte, ich absorbierte das Jiddische, das ich auf der Straße vernahm, ich bewegte mich nach italienischem Trällern, ich richtete meine Konzentration auf das Ladino, das meine sephardischen Freunde zu Hause sprachen, ich hörte die Laute der Einwanderer, die im Englischen herumtappten. Das war Mund-zu-Mund-Sprache, und ich hörte zu. Und Sprache war gedruckt. Ich wollte alles haben.

Ich betrat die Bibliothek. Ich ging zwischen den Bücherstapeln auf und ab und strich über dicke Ledereinbände, die Einbände, die Menschenwissen zwischen stabilen Deckeln hielten, Bücher über Astronomie, Geographie, Geschichte – die Geheimnisse des Universums und des menschlichen Geistes, alles da für mich. Aber wie könnte ich alles lesen, wie würde ich auswählen, wie würde ich die Autoren finden, die mich ansprachen? Wie würde ich wenigstens ein Geheimnis des Universums aufdecken können? Es gab so viele Bücher, und ich mußte wählen.

Ich schlüpfte in die Stille zurück und fragte mich: Kann ich von einer Welt in eine andere übertreten? Würden *sie* nicht wissen, daß ich eine Hochstaplerin bin? Würden *sie* nicht wissen, daß ich Wörter stahl, die mir nicht gehörten?

Meine Wörter waren Bennys und Mamas Wörter. Und die konnten nicht die Literatur mit mir bereisen. Ich wußte, wenn sie wie ich lesen könnten, würden sie mit klarsten, einfachsten Begriffen die tiefsten Bedeutungen der größten Schriftsteller erklären.

Aber es war ja gerade ihre Stummheit, die mich zur Sprache, zur Literatur brachte. Ich warf die Grammatik beiseite. Ich sprach Englisch, wie ich es hörte. Ich schrieb, wie ich es las.

Ich öffnete mich den Geräuschen. Das Geräusch einer Seite, das Geräusch der Straße war jetzt hörbar. Ich hielt es fest. Ich hörte den Verkehr, das Rumpeln der Untergrundbahn. Taxis vermischten sich mit Lastwagen und schubsten und trieben die Menschen vor sich her. Die Stadt war für mich gelb, laut, taxigelb. Ich übte jeden Tag. Ich übte, der Musik der City zu lauschen, jede Note zu erkennen.

Ich entkam der Stille.

Ich wartete geduldig im zweiten High-School-Jahr. Meine Lehrer leierten ihren Unterricht in die Trägheit der Klasse hinein. Ich hörte die Worte, ich konnte die Lektionen wörtlich wiedergeben, aber ich war abwesend, mein Blick war draußen vorm Fenster. In jedem Raum achtete ich darauf, neben dem Fenster zu sitzen – am Fenster meiner Mutter. Mit den Ohren hörte ich auf das geübte Geplapper meiner Lehrer, aber innerlich war ich in den Anblick des ersten Spatzes des Frühlings im Schulhof versunken.

Walton-High-School war eine typische Schule ihrer Zeit, den späten vierziger Jahren. Dreitausend Mädchen aus dem Bezirk verbrachten ihre Tage eingesperrt in diesem strukturierten, langweiligen und veralteten Unterricht. Mein Wissensdurst hatte nicht nachgelassen, aber meine Aufmerksamkeit schwand.

Es war Mai, und ich schwänzte die Schule. Ich nahm die U-Bahn allein zum Central Park und spazierte unter Frühlingsblüten. Ein New Yorker Polizist hielt mich an, stellte mir Fragen, schrieb meinen Namen auf und jagte mich vom Rasen. Am Morgen, bevor der Unterricht begann, rief mich die Direktorin zu sich ins Büro und ratterte etwas von Schwänzerei und Gesetz, Betragen und schlechten Noten herunter. Ich schaltete sie aus.

Woche für Woche saß ich Stunde um Stunde ab und lernte und behielt im Gedächtnis. Woche für Woche blickten meine Augen aus dem Fenster und beobachteten, wie der Frühling zum Sommer wurde. Bis ich endlich vom starren Stundenplan befreit war und wieder meinem eigenen inneren Ohr lauschen konnte.

Die Schule war absurd, eine Sammlung auswendig gelernter Fakten, eine Verweigerung von Fragen. Lernen, schreiben, kopieren. Frag so wenig wie möglich! Mein Vater war ein besserer Lehrer. Er fragte und hakte nach, bis er alles genau verstand. Meine schulischen Fragen wurden mit Stirnrunzeln quittiert, gehemmt. Die Sommerzeit war also eine gute Zeit. Gemeinsam lasen wir die Straßen, die Gesichter der vorübergehenden Leute, erfanden Zeichen für ihren müden Gang und lachten. Wir beobachteten wie meine Mutter durch ihr Fenster, aber wir waren nicht still, wir plauderten unaufhörlich mit unseren Händen, gestikulierten wild, bewegten uns jetzt mühelos, das Starren der anderen nicht beachtend, die uns aus den Augenwinkeln schnelle Blicke zuwarfen oder sich frech umdrehten, um voller Staunen auf dieses Zweiergespann, Vater und Tochter, vertieft in einen Gedankenaustausch – und alles mit den Händen! – zu starren. Der Dialog brauchte unsere Körper. Unser Lernen war großartig.

«Jetzt», sagte er, «verstehe ich, verstehst du?»

Das war immer seine letzte Frage. Wenn ich seine Nachforschungen nicht auf der fundamentalsten Ebene beantworten konnte, versprach ich, nach der Antwort zu suchen, Bücher und Leute zu Rate zu ziehen, bis ich seine Verwunderung zufriedenstellen konnte.

Er strebte nach dem Licht; Dunkelheit war inakzeptabel. Und Wissen war Licht.

«Mach dir nichts draus, wenn du die Antwort nicht finden kannst. Gott kennt alle Antworten. Eines Tages, später, werden wir es herausfinden, du wirst lernen und mich lehren.»

Ich fragte ihn staunend: «Wie kannst du so sicher sein, daß Gott alles weiß?»

Er erwiderte: «Ich weiß, daß Gott es weiß. Er ist mein Freund. Wir müssen geduldig sein.»

Er nahm meine Hand, und mit seiner dunklen rauhen Stimme sagte er: «Jetzt gehen wir, wir gehen weit, atmen frische Luft, trainieren unseren Körper. Jetzt wird nicht mehr nachgedacht. Die Erdgeheimnisse werden später studiert. Wir fahren mit der U-Bahn an einen schönen Ort.»

Wir gingen Hand in Hand zum Central Park, ein Paar, das einander liebte, lächelnd, mein Vater und ich. Er lachte laut. Ich stieß ihn mit meinem Ellbogen an und formte mit dem Mund: «Warum lachst du?»

«Komisch. Ich denke an etwas Komisches.»

«Was denn?» fragte ich. «Sag's mir.»

«Ich lache, weil Gott dich hörend gemacht hat und mich taub nach meiner Hirnhautentzündung. Ich will wissen, warum, und dann sage ich zu Gott – laß nur! Ich weiß, er wird's mir nicht sagen. Ich weiß, du hast meine Stimme, meinen Verstand. So lernen wir eben zusammen. Ich lache, weil es komisch ist, was Gott mit den Menschen macht.»

Jede Entdeckung bereitete ihm Vergnügen. Mit murmelnden Händen gestand ich meine Flucht in New Yorks grüne Oase, meine Konfrontation mit dem Polizisten und meinen Verweis durch die Direktorin.

Über seinem Gesicht machte sich ein strahlendes Lächeln breit. «Das ist gut, Gott versteht, daß du nach Frühlingsblumen Ausschau gehalten hast. Dummer Polizist, dumme Lehrerin. Sie verstehen nicht den Geist, der an allem interessiert ist. Central Park ist ein besseres Klassenzimmer.»

Ich knuffte ihn, rüttelte ihn aus seiner Philosophie.

«Papa», sagte ich, «hör mal! Hör das Gras.»

Er legte den Kopf auf die Erde, sein Ohr aufs Gras und sagte: «Ich kann die Erde reden hören.»

«Papa, hör auf. Die Erde redet nicht im Central Park.»

«Nein – wirklich! Ich mache keinen Blödsinn. Die Erde spricht. Komm her und hör!»

Ich legte meinen Kopf auf den Boden, wie er befahl, und jetzt hörte ich die Insekten und den Wind im Gras, und die Elfen erzählten mir von Zauberei, und ich atmete den dumpfigen süßen Geruch der Erde ein.

«Du hörst die ganze Welt. Kannst du China in dem großen Loch auf der anderen Seite der Welt hören?» fragte er mich, neben mir auf dem Bauch liegend und lauschend.

Ich rückte von ihm weg.

«Steh nicht auf. Bleib und hör den Erdstimmen zu. Sag mir, wie die Erde spricht. Du hörst besser als ich.»

«Es ist albern, mit der Erde zu reden.»

«Ich verlange nicht, daß du mit der Erde redest, ich verlange von der Erde, daß sie mit dir redet. Ich bin taub wie alte Schuhe und höre nichts. Du bist nicht taub. Du hörst. Lerne die Sprache

211

der Erde. Antworte der Erde mit der Stimme, mit deiner Stimme.»

Er kannte das Lied der Erde und hob mich in ihre Musik hinein. Die Stille war doch nicht wertlos.

Wir gingen von der U-Bahn schweigend nach Hause. Unsere Stille blieb undurchbrochen, bis wir die Wohnung betraten. Meine Mutter und ihre Freunde redeten laut miteinander und machten gleichzeitig Zeichen. Es klang wie ein wild gewordener Weihnachtschor. Es gab keine gedämpften Phrasen oder ruhigen Sätze. Sie stritten über ihr Pokerspiel, brüllten, daß jemand kein Geld in den Topf gesteckt hätte. Stühle kratzten über den Küchenboden, Hände waren hoch in der Luft, und jede einzelne Stimme mündete in einen tosenden Fluß freimütiger Laute.

Oh, ich wünschte mir meine Stille zurück. Ich schlüpfte in mein Zimmer und öffnete mein Biologiebuch. Ich schloß die Tür, aber die Laute der Gehörlosen drangen zu mir durch. Endlich gingen sie. Es war still. Angenehm. Ich war zu Hause. Schweigend, mit meiner Stimme. Meinen Worten.

13 Loslösung

In der Wärme meines Bettes kämpfte ich wieder mit den Lauten. Ich strengte mich an, Klang zu sehen, irgend etwas zu sehen. Ich zog mir die Daunendecke über den Kopf, schob die Nachtgeräusche in die Ecken, in die Spalten, aus denen sie kamen. Sie kamen unbarmherzig durch die dicke Steppdecke, durch das Kissen über meinem Kopf.

Ich hatte einen Traum.

Celeste kam, eine Freundin, und sie war wie ich sechzehn Jahre alt. Und ebenso schwarzhaarig wie ich. Sie trug einen lavendelfarbenen Mohairpullover und einen feinen auberginenfarbenen Wollrock. Sie war geschmeidig. Ihre Arme waren lang und schlank, und sie waren hoch erhoben, und ihre Hände grabschten nach der Luft. Ein Zeichen. Aber das Zeichen war verschwommen, umwölkt. Es war nicht ihre Gestalt oder ihr weicher lilafarbener Pullover oder ihre helle weiße Haut, die mich fesselten. Es waren ihre Augen. Sie hatte drei. Ihr drittes Auge saß in der Mitte über ihrer feingemeißelten Nase. Es war mandelförmig und kleiner als die tiefliegenden braunen Augen, die sich rechts und links ihrer Nase befanden.

Nachdem ich diesen Traum wochen-, monatelang geträumt hatte, wußte ich, daß Celeste ich selbst war. Wir hatten das dritte Auge gemeinsam. Ich konnte sehen, was andere nicht sehen konnten. Ich sah andere ohne Wirrwarr und Geschnatter. Ich wurde ruhiger, der Druck ließ nach. Und ich akzeptierte die Gabe der Stille: meine erste Sprache, eine visuelle Sprache der Hände. Ein feingeschliffener Blick.

Ich schlief, und Celeste kam Nacht für Nacht, stand neben

mir und sagte nichts. Sie tröstete mich mit ihrer Gegenwart. Die ganze Nacht hindurch durchflutete ein gleichmäßiges Summen den Raum, ansteigend und abebbend, ein immer gegenwärtiges Geräuschspektrum ... willkommen. Ich sah einen Regenbogen, ein Kaleidoskop pastellfarbener Töne wölbte sich über den Himmel, Klang fiel wie Regentropfen. Ich streckte die Hand aus und streichelte den Regenbogen aus herabfallendem Klang, der in leuchtende Farben zerfiel.

Mein Vater zog meinen Arm herunter und sagte: «Es ist Morgen. Was hast du mit deinem lächelnden Gesicht geträumt? Was hast du da oben im Himmel berührt?»

Es war Morgen. Die Sonne schien. Die Nachtgeräusche waren fort. Ben stand da und streichelte meinen Arm.

«Hattest du einen schönen Traum? Erzähl mir deinen Traum. Kannst du dich daran erinnern?»

Ich streckte die Hände nach ihm aus, ließ meinen Regenbogen mit einem Zeichen, das ich im Schlaf erfunden hatte, in den Himmel ragen und beschrieb die Farben. Ich sagte ihm nicht, daß es ein Regenbogen aus Tönen war.

«Was hast du noch geträumt? Willst du mir nicht alles erzählen?»

«Ich hab es vergessen. Tut mir leid. Ich kann mich nicht an alles erinnern. Aber ich habe im Traum eine neue Freundin gefunden.»

Ich erzählte ihm nicht von meiner Angst vor den unsichtbaren Nachtgeräuschen, damals nicht und später nicht. Ich erzählte ihm nicht, was mein junger Geist nicht in Zeichen fassen konnte. Ich sagte ihm nicht, daß ich eine Silhouette war, dunkel vor dem Licht um mich herum, ein Schatten ohne Substanz, allein. Ein Nicht-Wesen. Ich erzählte ihm nichts von der lautlosen Schale, die mich umgab, von meinen Versuchen, sie zu durchbrechen. Ich erzählte ihm nichts von den Winternächten, wenn leiser Schnee so scharf durch das abgedichtete Fenster sickerte, daß ich ein altes Handtuch nahm und ihn gegen den Riß stumpfer Winterluft schob. Ich erzählte ihm nichts von meinen Versuchen, das Schweigen abzudichten, die Geräusche auszusperren.

Ich sagte: «Papa, ich hatte einen schönen Traum, einen glücklichen Traum mit einer Freundin. Ich fühle mich besser.»

Er schaute auf mich herunter. Ich lag immer noch unter der Steppdecke, die er für mich gemacht hatte, als ich noch klein war. «Auf, auf!» bedeutete er mir. «Raus aus dem Bett! Wir beginnen einen neuen Tag, ein neues Leben!»

Bei seiner Berührung war ich wieder ein kleines Kind, das zu ihm gehörte, während er mir übers Haar strich. Ich war glücklich. Ich hätte, wenn ich gewußt hätte, wie, die Arme ausstrekken und die Erde umarmen mögen. Ich hörte meinen Vater sagen: «Die Erde ist gut, die Sonne warm.» Ich sehe Benny mit Zeichen ausdrücken, wie er die Einheit von Seele und Erdboden verstand, sein Verständnis, das sich nach Gott streckte.

Die schwarzen Augenblicke zerstreuten sich. Aber es gab andere Momente. Einsame. Die Einsamkeit bildete sich, als sich mein «Ich» bildete, als ich erkannte, daß ich ein einmaliges, separates Wesen war. Ich lief ihm davon. Ich fuhr mit dem Bus bis zur Endhaltestelle. Ich wartete mit anderen Fahrgästen an der Ecke auf den Bus, der mich ans äußerste Ende der Bronx fuhr, und ich saß da und starrte aus dem Fenster, bis meine Einsamkeit verschwand. An jeder Haltestelle atmete ich die Geräusche und Düfte der Stadt ein, während namenlose Menschen ein- und ausstiegen und ihren Zielen zustrebten. Sobald der Abstand zwischen den Bushaltestellen länger wurde, wurden die Bäume höher, wichen die Mietshäuser zurück, und ich sah Häuser mit Rasen und Blumen, und die Einsamkeit verflüchtigte sich. Ich sah einen Schmetterling und war mit dem Universum vereint.

Ich preßte den Kopf gegen die Scheibe und war der einzige Fahrgast im Bus. «Fliege frei!» sagte mein Vater und flatterte mit den Armen, einen Schmetterling bei seiner weichen Landung auf dem Blütenblatt einer Rose nachahmend. Obwohl er mich auf meiner Busreise nicht begleitete, hoben seine Hände den weißen Schmetterling durch die schmutzige Fensterscheibe auf meinen Handrücken.

«Endstation, Mädelchen!»

Ich blickte zum Busfahrer hoch, dessen Worte sanft waren, und sagte: «Ich fahr wieder zurück, ich wollte nur Bus fahren. Soll ich die Rückfahrt jetzt bezahlen?»

«Nee – schon okay. Aber ich mach fünf Minuten Pause, 'ne Zigarette rauchen.»

«Kann ich im Bus warten?»

«Klar.»

Ich blickte aus dem Fenster, und der Schmetterling war weg.

Der Bus fuhr zu seinem Ausgangspunkt zurück, und ich hatte auf der ganzen Strecke nach Hause das Bild des Schmetterlings vor mir. Ich betrat wieder die Stille, starrte sie an, ignorierte sie, wollte eine Antwort auf mein Rätsel. Ich löste die Knoten in dem weißen Baumwollfaden, der mich mit mir selbst verstrickte. Ich glättete den Faden mit meinen Händen und hielt mich für den Augenblick, in dem ich mich ganz neu strickte, frei wie der weiße Schmetterling, frei wie Celeste. Ich schob die alte Last der Stille von meinen Schultern und schüttelte mich frei. Ich betrat einen neuen Tag.

Ich stellte mich um. Ich dachte, ich muß die Stille, die mich wie ein Liebhaber festhält, loslassen. Und ich kann nicht, nicht ganz. Der Zwang lockert sich, und die Stille ist friedlich, fast melodisch, eine trällernde Harmonie, die mir Ruhe und Gelassenheit gibt. Es ist der Anfang der Akzeptanz.

Und die Liebe kam.

Ich bewegte mich zögernd in diesen neuen Kreis hinein. Mein Körper veränderte sich, meine Brüste schwollen an, mein Bauch rundete sich, meine langen dünnen Glieder nahmen Form an, und ich verliebte mich. Für lange Zeiträume in jenem Jahr legte ich die Stille beiseite, legte Bedeutungen und Schrecken weg. Ich verliebte mich in Saul, den ich im Sommer nach Sammy kennenlernte. Ich kritzelte Sauls Namen auf jeden Zoll meines blauen Loseblattordners. Mit dem Bleistift ließ ich seinen Namen Pfade über die linierten Seiten winden, fühlte ein neues Gefühl. Unsere Verbindung gedieh auf der Grundlage unausgesprochenen Kindheitsschmerzes. Er war ein Scheidungskind und ich das Kind von Taubstummen. Aber wir sprachen nie darüber, nicht einmal, als unsere eigenen Kinder später in fremden Ländern geboren wurden, wo die Menschen in fremden Lauten sprachen.

Es war Juni, und Julia, meine beste Freundin, die mir gegenüber wohnte, bat mich, mit ihr per U-Bahn nach Bensonhurst, einer entfernten Ecke von Brooklyn, zu fahren. Sie hatte einen goldenhaarigen Rettungsschwimmer in Coney Island kennengelernt, hatte seine Adresse und wollte ihn finden, ihn noch einmal wiedersehen. An jenem Samstag fuhren wir unterirdisch und oberirdisch von der Bronx durch Manhattan, bis wir unser Ziel erreichten. Ich erkannte die Station aus meiner Kindheit wieder. Die Straße lag im Schatten der Hochbahngleise. Es war sehr laut, als der Zug, der aus Manhattan kam, kreischend auf dem gegenüberliegenden Bahnsteig hielt. Ich schob den Lärm beiseite. Dies war ein Tag der Freude, keine Zeit für meine Fragen über Laute und Stille.

Wir suchten die vier Ecken der Kreuzung an diesem fremden Ort ab, drehten unsere Köpfe und wußten nicht, wohin wir gehen sollten, um Julias blonden Bademeister zu finden.

Sie sagte: «Hier muß irgendwo ein Bonbonladen sein. Da hängen die Jungs doch bestimmt rum.»

Ich zeigte auf einen, den ich auf der anderen Straßenseite entdeckte. Wir hielten uns an den Händen und rannten über den von der Hochbahn verdunkelten Asphaltstreifen hinein ins Licht und sahen niemanden.

«Wir können hier warten, eine Limo trinken. Jemand wird schon kommen.»

Der Ladenbesitzer beugte sich über die Theke und fragte: «Was wollt ihr Mädchen denn?»

«Eiercreme, bitte.»

Ich sah zu, wie er sich genau an das Ritual hielt, das ich in der Bronx beobachtet hatte: Schokoladensoße, Milch und ein schaumiger Schuß Selters wurden mit einem langen scheppernden Löffel verrührt. Ich wollte ihn fragen, ob er den Bonbonmann an meiner Ecke der Bronx kannte, aber Julias Gegenwart hielt mich davon ab.

«Das wäre jeweils ein Nickel, Mädchen.»

Während ich den Dime über die Theke schob, stieß Julia ihren Ellbogen in meine Taille und flüsterte: «Da kommen ein paar Jungs. Sag was – ich will nicht wie ein Idiot aussehen.»

Da sah ich Saul zum ersten Mal. Er war siebzehn Jahre alt, groß, über eins achtzig, schlank und dunkelblond. Er bewegte sich anmutig, redete und fuhr sich mit den kräftigen Händen durch die nach hinten gekämmten Haare. Er war mit Freddie, dem Rettungsschwimmer, gekommen. Sie blieben stehen, nahmen ihr Stück Eckterritorium ein, warfen uns einen Blick zu und setzten ihre Unterhaltung fort. Unsere Gegenwart ignorierten sie.

Julia stieß mich an und sagte tonlos mit Grimassen und zusammengekniffenen Augen: «Sag was zu ihnen – sag irgend etwas!»

«Verzeihung ...» Ich wandte mich an Freddie. «Wir sind aus der Bronx – beim Yankee Stadium –, wir suchen einen Freund an dieser Adresse – Augenblick, ich hol sie.» Ich nahm den zusammengefalteten Zettel aus Julias Hand und las ihm seine eigene Adresse vor.

Fred reagierte sofort. «Aber, das ist ja meine Adresse, und ich wohne in einem Einfamilienhaus. Wen sucht ihr denn?»

Julia nannte schnell den Namen einer Tante, die in Coney Island wohnte.

«Da muß irgendwas falsch sein.»

Ich wandte mich an Julia, und mit vorgespieltem Ernst sagte ich: «Soll das heißen, daß wir die ganze Strecke umsonst gefahren sind? Na ja, dann gehen wir eben spazieren und schauen uns die Nachbarschaft an, bevor wir wieder das ganze Stück nach Hause fahren.»

Fred sagte: «Wir kommen mit. Wie heißt ihr?»

Nachdem wir uns vorgestellt hatten, gingen wir spazieren, bis es Zeit war, wieder in die Hochbahn zu steigen.

In jener Nacht und in allen folgenden Nächten im Laufe unserer Telefonromanze hatte ich Sauls Bild vor Augen. Meine Sehnsucht nach ihm und unsere sich entwickelnde junge Liebe in den Jahren vor unserer Heirat zerstreuten einen Teil meiner krampfhaften Suche nach der Bedeutung der Stille.

In den Celeste-Träumen ahnte ich, daß zur unpassenden Zeit gesuchte Stille zu menschlicher Trennung führen kann, liebevoll gesuchte dagegen aber Trost und Frieden in sich barg. Ich verwarf diese Einsicht wie viele andere. Ich war verliebt und hatte jetzt einen Halt. Einen zuhörenden, sprechenden – für mich ganz allein. Jemand wie ich, jemand, mit dem ich meine mündlich ausgesprochene Liebe teilen konnte.

Ich war im Besitz meiner selbst, weg von der Taubstummenschwelle. Transponiert aus der Enklave der Stille, die verlangte, daß ich mich in einem mir fremden Rhythmus bewegte, erlebte ich eine Sinnesänderung. Ich wanderte in mein eigenes Königreich, lauschte und interpretierte meine eigenen Geräusche. Ich war nicht länger losgebunden, lose und allein.

Ich plante lange Abwesenheiten von zu Hause. Ich kam zu den Mahlzeiten, lernte und ging früh zu Bett. Ich erwachte vor dem Morgengrauen, um zu beobachten, wie das Licht durch die Dunkelheit sickerte, um den Morgengeräuschen ohne Unterbrechungen durch Taubstumme zu lauschen. Es war meine Zeit, ruhig und doch angefüllt mit dem Geräusch der erwachenden Stadt. Ich hatte die Augenblicke der Dämmerung für mich, ich konnte unbelastet von der Notwendigkeit, Erklärungen abzugeben, nachdenken. Ich hatte meine Lebensgeräusche inzwischen identifiziert. Und ich lockerte die Fesseln der Angst.

Ich hatte den großen Wunsch, wie mein Vater in vollkommenem Besitz meiner selbst zu sein. Er war ganz. Ich war immer noch angeschlagen. Bedürfnisse meldeten sich. Da waren Menschen, um die man sich kümmern mußte, es gab Aufgaben zu erledigen, die Schule abzuschließen. Ich wollte in Celestes Nacht hineinziehen, wo mich niemand brauchte. Statt dessen schrieb ich Saul Liebesbriefe und wartete auf den Postboten, der mir seine Antworten in klarem Englisch, in perfekter Syntax geschrieben, brachte.

Gemeinsam begaben Saul und ich uns auf eine Phantasiereise. Wir würden Amerika nach dem College verlassen, zurück nach Europa fahren, von wo unsere Vorfahren gekommen waren, uns und unser Leben neu definieren. Wir planten unser Leben, schufen es aus den Verletzungen der Kindheit heraus neu. Aber das lag alles in der Zukunft, und die Gegenwart war jetzt, und ich war trotz Celestes Gegenwart immer noch von meiner Frage nach der Bedeutung der Stille gefangengehalten.

Ich träumte von Flucht in fremde Länder, zu neuen Sprachen, um mich gegen meine Muttersprache, die Sprache der Hände, abzuschirmen. Es sollte eine Flucht vor der Sprache der Hände in die alleinige Sprache der Stimme sein, wo mich niemand bitten würde, mit meinen Fingern zu reden, wo ich statt dessen mit meiner Stimme nach der Bedeutung neuer Wörter fragen könnte.

Ich verleugnete meine eigene Sprache. Meine Hände drückten eine Universalsprache aus. Eine Übersetzung war nicht erforderlich, sie war überflüssig. Die Sprache der Hände hat ihre eigenen Gefühle, ihre eigene Klangfarbe. Sie war und ist auserlesen. Aber ich war nicht vollkommen bereit, ihre Schönheit zu akzeptieren. Ich wär in mir selbst versiegelt, das Wachs noch warm, das mich an meiner Ursprache festhielt. Es war die Berührung, die mich mit den Menschen, mich mit mir selbst verband. Die Zeichensprache war reich und meine Versuche, sie abzuschütteln, vergeblich und dumm.

Und ich denke an Ben, meinen Vater, der wiederholt sagte: «Ich bin kein Dummkopf.» *Ich* war der Dummkopf.

Ich ging durch die Straßen der Bronx und hörte seine Stimme: «Hände sind jedermanns Sprache. Sie helfen allen Menschen, die andere Sprachen aus dem Mund nicht verstehen. Man muß nicht hören.»

Ich sah die Wölbung seiner Hand, die mich aufforderte, einen anderen zu berühren, wie er mich berührt hatte. Ich brachte Saul Zeichen bei, und wir spielten in einer anderen Sprache. Seine Zeichen waren jung, linkisch, beinahe komisch. Ich aber brauchte meine Muttersprache, meine Hände.

14 College

Die Worte, die ich gehortet hatte, Träume, die ich vor mir selbst versteckt hatte, sollten verraten werden. Mein Vater wollte mir nicht erlauben, aufs College zu gehen.

«Du bist jetzt siebzehn. Jetzt mußt du arbeiten, mich und die Familie unterstützen. Ich bin müde. Ich arbeite schwer. Jetzt bist du an der Reihe.»

Ich starrte ihn entgeistert an. Die Bürde, die er in seiner Seele trug, ging mich nichts an, ich verstand sie nicht. Auch er wollte das Gewicht loswerden. Und er wollte, daß ich ihm half. Ich wollte schreien: «Laß mich in Frieden! Hab ich nicht genug getan? Ich will studieren. Ich will jemand sein, ich will *ich* sein.»

Ich drehte mich ohne ein Wort, ohne ein Zeichen um und ging mit der festen Absicht aus der Tür, niemals zurückzukehren.

Ich war wütend. Und Wut war eine verbotene Empfindung. Das Wort *nein* war ebenso verboten. *Nein* bedeutete Mißfallen zu erregen, und ich war großgezogen worden, um zu gefallen und Gefühle zu hegen.

Dieses Mal wollte ich, was ich wollte.

Ich lief davon. Nicht weit. Nur über die Straße zu meiner Freundin Julia. Dort blieb ich, bis die Nacht hereinbrach. Ich wollte aufs College gehen, wo es keine Elternabende und keine mitleidigen Blicke und aus tiefstem Herzen kommende Seufzer von Lehrern gab, die über die Taubheit meiner Eltern schockiert waren. Ich wollte keine zarte Behandlung durch meine Lehrer, ich wollte nicht, daß mich meine Klassenkameraden anstarrten.

Meine Mutter suchte mich. Sie klopfte an die Tür meiner Freundin, und ich hörte, wie ihre Stimme fragend meinen Namen nannte, als die Tür geöffnet wurde.

Als sie mich sah, sagte sie mit ihrer Stimme: «Nicht rasch jetzt, Ruth.»

Ich lächelte. Ich dachte daran, wie ich die Bedeutung ihrer Worte entdeckt hatte.

«Du bist sonst nie böse, warum jetzt? Hör auf. Es ist nicht nett, so böse zu sein. Komm heim. Du gehst aufs College, ich versprech es dir.»

«Ich bin ein Mädchen. Und für Mädchen ist es nicht wichtig, daß sie studieren, nur für Jungs. Das hat Ben gesagt. Ich hasse ihn. Er versteht nicht. Ich will lernen. Ich will Lehrerin werden.»

«Komm, wir erklären deinem Vater alles. Es tut ihm leid. Er hat mir gesagt, es ist okay, wenn du studierst. Sag deiner Freundin Julia auf Wiedersehen.»

Wir gingen langsam die Straße hinunter. Mein Vater kam uns entgegen. Ich wich ihm aus. Er berührte meine Schulter und sagte mit ernsten Zeichen: «Sei Ben nicht böse. Ich hab dich lieb, Tochter Ruth. Du machst die High-School fertig, und im September studierst du auf dem College. Tu, was du am liebsten magst – immer studieren, um zu lernen. Ich geh mit dir aufs College. Du lehrst mich.»

Seine Zeichen waren die eines Schreibers alter Zeit. Die Zeichen waren gestochen scharf, die Sprache akkurat. Er sah, was ich hörte, ich hörte, was er sah, und wir verstanden einander. Und wir verstanden nicht. Unser Sprachsinn teilte uns, trennte uns. Und ich sollte sein Lehrer sein.

Auf dem College las ich viel. Ich las das von anderen Geschriebene, las über Stille, die Beschreibungen tiefer Stille, und wunderte mich, wie Schriftsteller das Wort benutzen konnten.

Was meinten diese Schriftsteller, wenn sie von Stille sprachen? Wußten sie überhaupt, was es bedeutete, nie und nimmer einen Laut, irgendeinen Laut, zu hören? Jahre um Jahre der Stille, ewige Stille. Wußten sie von langen Augenblicken der

Stille, wenn kein Wunder geschah? Oder war die Stille selbst das Wunder? Hatte sie ihre eigenen Lehren? Ich wartete auf eine Antwort, auf eine Antwort für meinen Vater.

Ich las John Keats' «Ode an eine griechische Urne», und er schrieb «Vernomm'ne Melodien sind süß, doch unvernommene sind süßer noch», und ich brüllte innerlich: «Kannnst du die Unendlichkeit der Stille quantifizieren? Keats, wie überwindest *du* die Stille und findest sie so süß? Der Laut der Laute ist der süßeste von allen. Hörst du mich, Keats?»

Ich war wütend auf die Gesamtheit der Literatur, die romantisch mit Klang und Stille spielte, mit Rede und Sprache. Zorn stieg auf, und mit jedem Ausbruch begann ich zu gesunden, begann ich, meinen hörenden Pfad, mein hörendes-sprechendes Selbst zu finden.

Ich kehrte zu meinen Büchern zurück. Ich suchte zu Hause nach Büchern, und da waren keine, die wir besaßen, außer der Weltalmanach, den mein Vater jedes Jahr kaufte, um seine Faktensammlung zu befriedigen. Es gab keine Kochbücher für meine Mutter, keine Geschichtsbücher für meinen Vater. Im Schrank lag ein aus der Kindheit übriggebliebener Stoß Comichefte, im Wohnzimmer die letzte Ausgabe von *Life*. Meine Lehrbücher stapelten sich auf dem Tisch im Korridor. Mein Vater schüttelte den Kopf über all diese Bücher – im Flur, auf den Couchtischen, auf meinem Nachttisch, in der Küche hinter der Spüle aufgerichtet – und sagte: «Zu schwer, diese Bücher alle zu lesen – so viele Wörter zusammen. Lange, lange Seiten.»

Seine begrenzte geistige Bildung brach mir das Herz. Er sehnte sich so sehr nach dem Vergnügen der Sprache, Gedankenfluß der Sprache.

«Sag mir», fragte er mich, «wer ist der beste Schriftsteller der Welt?»

Verblüfft las ich ihm mit Zeichen einen Absatz vor – Wort für Wort. Er beobachtete meine Hände, ich beobachtete seine Augen, bis seine Konzentration nachließ. Ich sprach nicht in der Gebärdensprache, ich sprach nicht unsere Sprache. Meine Hände trübten einen Fluß von Worten, der in der Sprache meines Vaters nicht aufzuhalten war. Ich verdolmetschte die Worte Mark Twains, schmälerte den Schliff des Schriftstellers, und der Tenor seiner Musik ging mir verloren.

Ich rezitierte Worte, auch einzelne Gedichte.

Mein Vater schob mich beiseite. «Zu viele Wörter. Sie fallen überall hin, wie Steine, die einen Berg runterrollen, zu schnell. Hören wir jetzt zu lesen auf. Du erklärst es mir besser.»

Geschlagen senkte ich den Blick, und er sagte mit seinen Fingern in der Luft, den Abstand zwischen Daumen und Zeigefinger vergrößernd und verkleinernd: «Das nächste Mal lesen wir ein dünnes Buch, nicht so dick – dann verstehe ich bestimmt jedes Wort.» Sein Grinsen war riesig.

Er brachte mich wieder zum Lachen. Mit seinen Fingern versetzte er mir den Hieb meiner Kindheit: meine Sprache war mein und seine war sein, und ich allein überschritt die Grenze, hinüber und wieder zurück.

Die Studienjahre waren wunderbar und erfüllten das Versprechen, das mir mein Vater gab, als ich als Kind in die Schule kam. Er fragte mich: «Was hast du den Professor heute gefragt?» Immer noch forderte er einen forschenden Geist – für mich, für ihn.

Aber ich bekam zu viel zu tun, um seine Fragen beantworten, ihn lehren zu können. Die Arbeit, die Studien und meine Liebe zu Saul nahmen mich in Anspruch.

Ich gab meine Arbeit in der Buchabteilung von Macy's auf und bekam einen Job in Uninähe. Jeden Nachmittag stand ich vier Stunden neben der Kasse eines Kaufhauses und schob Damenunterwäsche, Büstenhalter in Übergrößen und kleine Spitzenhöschen, Pullover und Röcke in dünne braune Papiertüten. Ich lauschte dem Klack der Registrierkasse, ließ mir den Lehrstoff durch den Kopf gehen und ignorierte die Welt, während ich Tüten zuklebte, Päckchen packte und Mäntel in Schachteln steckte. Ich reichte jeder Kundin die Ware mit einem eingefrorenen Dankeschön, einem Lächeln, und wartete, daß die Stunden verstrichen, damit ich nach Hause zu meinen Büchern und zu meiner Post zurückkehren konnte.

Weihnachten kam, und die Schlangen wurden länger, der Druck beim Verpacken stärker, und ich wurde kräftiger, war von meinem Buchleben völlig gefesselt, las, bis ich eine neue Brille brauchte, strebte jetzt nach Wörtern in Büchern, die nicht länger nur Wörter waren, die ich als Kind aneinandergereiht hatte. Benny spürte meine Konzentration und hörte auf, mich nach der Bedeutung dieses und jenes Wortes zu fragen. Er spürte mein Glück und sagte: «Vielleicht hörst du jetzt auf zu arbeiten, nimmst dir frei. Dann hast du mehr Zeit zum Lesen, zum Lernen. Später bringst du es mir bei.»

Ich war dankbar, weil er es akzeptierte, weil er mich liebte, und arbeitete weiter und wartete auf Sauls Briefe aus der Ross-See. Er war bei der Marine und befand sich mit Admiral Richard E. Byrd auf einer Expedition in der Antarktis. Die Briefe trafen mit großen Abständen ein. Manchmal kamen überhaupt keine, und dann wieder staken gleich drei auf einmal im Briefkasten, wo meine Mutter sie für mich liegen ließ.

Meine Träume waren jetzt süßer. Celeste kam nicht mehr.

Ich träumte einen anderen Traum. Wir fuhren in einer «Tin Lizzie» Jahrgang 1932. Das Auto war grau und hatte rundum einen dicken weißen Strich. Saul, ich und unsere Freunde fuhren fröhlich zu einem Picknick. Das Auto war voll geladen, und die Weinflaschen klirrten in jeder Biegung. Das Picknick-Gelächter stoppte abrupt, als wir ausschwenkten, um einer Reihe von Vögeln auszuweichen. Sie waren weiß, hatten gelbe Schnäbel und watschelten wie Kaiserpinguine. Der Fahrer fuhr einen Vogel an. Wir kletterten aus dem Wagen. Jemand, ein Mann, beugte sich über den starren Vogel, der am Boden lag. Gemeinsam hoben wir den Vogel auf und breiteten sachte, ganz sacht seine riesigen Flügel aus. Die Augen des Vogels öffneten sich. Ich strich ihm über den Kopf. Er rührte sich nicht. Und dann schüttelte er sich, stand auf seinen Schwimmfüßen, machte ein paar watschelnde Schritte und gesellte sich zu der Vogelkolonie auf ihrem würdevollen Marsch die Pappelallee hinunter. Es war ein Albatros – befreit, lebendig.

Ich erwachte lächelnd – befreit, lebendig.

Saul, zu Hause auf Urlaub, bat mich, ihn zu heiraten und ihm bis zu seiner Entlassung von Flottenstützpunkt zu Flottenstützpunkt zu folgen. Ich wollte meinen Traum, mein College-Leben, nicht vor meinem Abschluß aufgeben.

Aber im letzten Studienjahr, nach seiner Dienstzeit, heirateten wir heimlich. Wir waren uns einig, es niemandem zu erzählen und bis zu meinem College-Abschluß getrennt zu leben.

Am *Armistice Day*, einem Freitag, fuhren wir nach White Plains. Ich hatte keine Vorlesungen und nahm mir frei. In einer Telefonzelle suchten wir in den Gelben Seiten nach einem Friedensrichter, der uns trauen würde. Als wir an diesem frühen Novembernachmittag bei ihm eintrafen, weigerte er sich, die Eheschließung durchzuführen, obwohl unsere Papiere in Ordnung waren. Er sagte: «Nur ein Pfarrer, Priester oder Rabbiner kann die Trauung vornehmen, wenn Sie minderjährig sind.» Ich war erst zwanzig.

Der Nachmittag dunkelte. Bald würde die Sonne untergehen. Es war der einzig mögliche Tag für uns, und kein Rabbiner würde uns am Sabbat nach Sonnenuntergang trauen.

Wir gingen zum Auto zurück und beschlossen, es noch einmal mit den Gelben Seiten zu versuchen. Der erste Rabbiner, den wir anriefen, lud uns in sein Haus auf einem Hügel ein und versuchte, uns von unseren Plänen abzubringen. Als wir versprachen, uns nach meinem Abschluß in Anwesenheit unserer Eltern noch einmal von ihm trauen zu lassen, willigte er ein. Und ein Jahr später, im Dezember 1950, traute er uns tatsächlich zum zweiten Mal.

«Also, dann schnell!» sagte er. «Wir müssen uns beeilen, bevor die Sonne untergeht.»

Seine weißhaarige Mutter, schlank und elegant, spielte Klavier, während er die Gelübde rezitierte, die wir ihm nachsprachen. Seine Frau war meine Brautjungfer. Nach der Zeremonie schenkte er Wein ein, und wir tranken auf unsere aufgeschobene Zukunft.

Wir fuhren nach New York zurück, Saul zu seinem Abendjob als Platzanweiser in Rosoff's Restaurant am Times Square, und ich ging nach Hause, um meine Hochzeitsnacht mit meiner Mutter in einem Kino zu verbringen und wieder einmal die Liebesgeschichte des Films zu interpretieren.

Wir lebten das Jahr über getrennt, und obwohl wir uns an den Wochenenden sahen und täglich miteinander telefonierten, nahm mein Leben seinen normalen Rhythmus wieder auf – Arbeit und Studium.

Dreizehn Monate später feierten wir zum zweiten Mal Hochzeit, und unsere Eltern waren dabei. Über die erste Feier hatten sie nie etwas erfahren.

Einen Monat nach unserer ersten Trauung eilte ich voller Freude nach Hause. Ich wollte die U-Bahn schieben – schneller, schneller zur Bronx vom Hunter College in Manhattan. Ich mußte etwas erzählen, und dies war kein Geheimnis, aber niemand war zu Hause. Meine Mutter stand nicht am Fenster.

Ich sehe sie vor mir. Jünger. Sie betritt das Zimmer in ihrem Schutzwall aus Stille, und ich stehe ehrfürchtig vor ihrer schweigenden Schönheit. Sie ist meine Mutter, immer meine Mutter. Ihr Teint ist makellos, zart und vollkommen. Das weiche kastanienbraune Haar ist im Nacken zu einem Knoten zusammengefaßt. Die Dezembersonne beleuchtet ihr Gesicht. Ich bin hingerissen von ihrer Schönheit. Sie sieht mich, bricht den Zauberbann und sagt mit Sopranstimme meinen Namen: «Ruth, Ruth – du bist zu Hause. Gut. Ich brauche nicht am Fenster auf dich zu warten.»

Ich lächle sie an, wie immer. Ich gehe nicht auf sie zu, um sie zu küssen.

«Warum bist du so früh zu Hause?»

«Ich hatte heute Prüfungen und bin schnell fertig geworden.»

«Warst du zuerst fertig?»

«Ja, Mama, ich war zuerst fertig.»

«Immer bist du zuerst fertig. Wirst du auch einmal durch eine Prüfung fallen?» Sie lachte, neckte mich mit ihren Händen.

«Nein, Mama, ich falle nicht durch. Ich muß dir etwas erzählen.»

«Vom College?»

«Setz dich, und ich werde dir alles erklären.»

Als sie saß, strich sie sich den Rock glatt, richtete ihre Augen auf meine, suchte in meinem Blick nach einem Hinweis und sagte: «Ich warte. Erzähl mir alles. Ich bin jetzt bereit, deine Neuigkeit zu hören.»

«Ich habe einen Preis gewonnen, Mama. Ich habe für meine Arbeit einen goldenen Schlüssel bekommen. Der Schlüssel heißt *Phi Beta Kappa*.» Ich buchstabierte jeden einzelnen griechischen Buchstaben für sie. Für die Buchstaben des griechischen Alphabets gibt es keine Zeichen.

«Ein wichtiger Preis? Das ist eine Ehre für unsere Tochter!»

Unsere Augen trafen sich in einem langen Lächeln.

«Du hast viele Jahre hart gearbeitet. Ich bin stolz auf dich.»

Und in einem seltenen Augenblick langte sie über den Tisch, nahm mein Gesicht in ihre Hände und küßte mich.

«Heute abend sagen wir es Ben, deinem Papa Ben. Er wird stolz sein, auch sehr stolz sein.»

Meine Mutter, die ihre Freude nicht für sich behalten konnte, zog meinen Vater ins Wohnzimmer, sobald er die Tür öffnete. Sie flatterte ihm ihre Hände entgegen.

«Ben, ich habe eine Überraschung.»

«Ich zieh den Mantel aus und den Hut – warte.»

«Nein, nicht warten! Ich sag's dir gleich. Ruth hat *Phi Beta Kappa*.»

«Komische Wörter, hab ich noch nie gehört. Was erzählst du mir da, Mary?»

Ich sah ihren Händen von der Tür her zu, der Rücken meines Vaters gerade genug gebeugt, um seine Frage zu sehen. Meine Anwesenheit spürend, drehte er sich um und fragte: «Mama buchstabiert nicht richtig. Komische Sprache. Was erzählt sie denn?»

«Sie hat die Wörter richtig buchstabiert.» Ich wiederholte sie Buchstabe für Buchstabe.

«Okay, okay, ihr seid beide klüger als ich. Sagt mir, was die Wörter bedeuten!»

«Es sind Buchstaben des griechischen Alphabets. *P*, *b* und *k*. So heißt eine Ehrengesellschaft für die besten Studentinnen am College.»

Er begriff sofort und brüllte mit seiner Stimme und seinen Händen gleichzeitig. «Wir haben Glück! Sag mir noch mal, wie die Ehrenclub-Wörter buchstabiert werden.»

Wieder buchstabierte ich die Wörter, und er ritzte sie sich in die Hände.

«Wie weiß ich aber ganz bestimmt, daß du einen Preis gewonnen hast?»

«Zieh deinen Mantel aus, Papa, deine Mütze, und ich werde es dir erklären.»

«Der Mantel kann warten. Sag's mir gleich!»

«Ich werde einen goldenen Schlüssel bekommen, auf dem auf der einen Seite mein Name und auf der anderen Phi Beta Kappa auf griechisch geschrieben steht. Es wird bald eine Feier geben, und Mama wird kommen und zuschauen, wie ich den Schlüssel in Empfang nehme.»

Er setzte sich aufs Sofa, zog mich zu sich herunter und rieb mir den Schnurrbart übers Gesicht. Dann packte er meine Schultern mit beiden Händen und sagte: «Herzlichen Glückwunsch meiner Tochter Ruth!»

Wir lachten. Und die Schrift seiner Hände pries mich, als er sie hob und segnend über den Kopf strich.

«Ich hab Hunger. Jetzt zieh ich meinen Mantel aus. Jetzt essen wir. Mama holt Wein, und wir trinken auf Gott und danken Gott für die Ehre unserer Tochter.»

Obwohl mein Vater es zuerst abgelehnt hatte, mich aufs College zu schicken, war er es, der die höchste Auszeichnung erhielt. Er war es gewesen, der mich gelehrt hatte, offen und wachsam zu sein, mit meinen Augen zu hören und dann mit dem Mund zu fragen. Er war es, der nie Grenzwälle errichtete, der mir die Macht der Sprache beibrachte. Er war es, der mich zur Befreiung meiner Stimme hinführte, mir den Weg zu den Lauten wies und mich lehrte, sie inmitten der Stille auszuwählen.

TEIL VIER – Stimmen

Als ich acht Jahre alt war, sah ich die taubblinde Helen Keller –
in der Wirklichkeit, in meiner Phantasie, im Kino. Ich hörte ihre
flache Stimme und war angewidert. Ich spürte ihre Berührung
und rückte von ihr ab. Ein monotonstimmiges augenloses Wesen. Ich langte nach meinem Vater, hob meine Hände und
sagte: «Ich will nach Hause. Ich mag diese Frau nicht. Keine
Augen im Gesicht, keine richtige Stimme.»

Mein Vater, der meine Angst spürte, nahm mich schweigend
an die Hand, bis er meine Mutter in der Menge der Taubstummen fand, die sich für dieses besondere Ereignis versammelt
hatte. Dann sagte er: «Wir bringen Ruth jetzt nach Hause!»
Seine Hände akzeptierten keine Widerrede. Er sprach ohne Zögern.

Das war, bevor ich Anfang der achtziger Jahre Helen Gribbs
kennenlernte. Als Erwachsene jetzt in der Taubstummenge-
meinschaft tätig, hatte ich von den anderen über diese Helen,
auch eine Taubblinde, gehört. Ich wollte sie nicht sehen. Ich
wollte sie nicht kennenlernen. Ich wollte ihre Hände nicht auf
meinen haben, wollte nicht, daß sie meiner Stimme lauschte.
Ich ging ihr aus dem Weg, bis eines Tages ein gehörloser Klas-
senkamerad meines Vaters, der wie er in den Achtzigern war,
auf mich zustürmte und sagte: «Komm, ich hab eine Überraschung für dich!» Er führte mich zu Helen.

Sie stand allein da. Still wie ein Wachposten.

Der Freund meines Vaters legte seine Hand gewandt unter
ihre Hand und stellte mich vor. Er zog meine Hand zu ihrer,
damit sie meine Worte berühren konnte.

Ich versteifte mich und schrieb ungeschickt in ihre Hand: «Ich freue mich, Sie kennenzulernen.»

Sie berührte meine Finger kaum. Und weil sie früher sehen konnte und die Blindheit das Licht nur langsam ausgelöscht hatte, sagte sie mit offenen Zeichen: «Ich freue mich so, Sie kennenzulernen.» Helen war von Geburt an gehörlos.

Erleichtert, die Formalitäten hinter mich gebracht zu haben, rückte ich von ihr ab und drehte mich um, froh, mich entfernen zu können. Sie tippte meinen Ellbogen an. Ich drehte mich noch einmal um, und sie fragte mich mit ausholenden Zeichen: «Kennen Sie Mary Bromberg?»

Ich legte meine Hand rasch in ihre und sagte: «Ja.»

Bevor ich meinen Satz beenden konnte, sagte sie sanft: «Sie haben die gleichen Hände, die gleiche Sprache.»

Und ich fuhr mit meinen Fingern in ihrer Hand fort: «Ja, sie ist meine Mutter.»

Ich schauderte in ihrem tastenden Wissen, in der Erinnerung ihrer Hände. Sie lebte in Dunkelheit, sie lebte ohne Laut, und sie lebte allein. Sie war siebenundsiebzig Jahre alt. Und sie war lustig. Sehr lustig. In manchem wie Benny.

Wir wurden Freunde, und sie erzählte mir von den Tagen, in denen sie und meine Mutter zusammen zur Schule gingen. Sie erzählte mir von den Tagen, als sie noch sehen konnte, vom schwindenden Licht, von der Schwärze. Wir berührten eine Orchidee, und sie sagte: «Was für eine Farbe?»

«Lila», antwortete ich in ihre Hand hinein.

«Wie lila?»

«Dunkel mit einem weißen Hals.»

«Elegant», sagte sie.

Wir lächelten beide. Sie streichelte den Hals der Orchidee.

«Weißt du, ich bin blind, und das ist stinkig.»

«Stinkig?» fragte ich und buchstabierte ihr das Wort in die Hand.

Sie zog meinen Daumen und Zeigefinger an ihre Nase und drückte sie im universalen Zeichen für schlechten Geruch zusammen. Sie berührte mein Gesicht, und wir lachten beide.

Wenn ich ihr jetzt begegne, berühre ich ihre Hand kaum mit den Fingerspitzen, und schon springt sie freudig auf. «Ruth, Ruth – du bist es, stimmt's?» Dann drücke ich sie fest an mich. Unsere Körper sprechen ihre eigene Sprache.

Beim jüdischen Neujahrsfest im September hörte ich das Blasen des *Shofar*. Und die taube Gemeinde brach in spontanen Applaus aus, als der Klang mit langen fließenden Bewegungen der Arme und Hände nachgeahmt wurde. Julius, der Freund meines Vaters, Helen Gribbs' stets präsenter Dolmetscher, beschrieb *Tekiah*, den langgezogenen Shofarton, in ihrer Hand. Ich sah ihr sanftes Gesicht sprechen, als ein Lächeln in ihre Seele drang und zu ihren Lippen aufstieg, bis das Lauschen in der Dunkelheit, in der Tonlosigkeit, sie ganz ausfüllte. Sie erhob sich von ihrem Platz, schob Julius' Hand beiseite, und sie klatschte, nicht ahnend, daß alle um sie herum mit ihr applaudierten. Die Gemeinde war ergriffen vom Posaunenstoß, den sie nicht hörten. Sie wußten, daß er das neue Jahr verkündete.

Helen wollte ich nach dem Gottesdienst begrüßen, ich wollte vor ihr stehen und warten, bis sie meinen Atem erkannte, bevor ich ihren Arm berührte. Da zog mich meine Mutter am Arm und sagte: «Sprich später mit Helen. Sie weiß jetzt, du bist da. Ich möchte dich Rose Davis vorstellen. Dein Vater Ben kennt sie, seit sie Kinder waren.»

Ich schaute in Mamas Gesicht, das mit ihren sechsundsiebzig Jahren immer noch schön war. Ihr fast weißes Haar lag glatt um ihren Kopf und war wie immer im Nacken zu einem Knoten gesteckt. Sie trug immer noch die gleiche korallenrote Lippenstiftfarbe, an die ich mich aus der Kindheit erinnerte. Ihre Augen waren ein klares Grün, ihre Haut war glatt, ihr Lächeln bezaubernd. Und sie benutzte immer noch das gleiche weiche und süße Parfum.

«Starr mich nicht so an. Ich bin deine Mutter. Immer noch dieselbe!» Sie freute sich über meine Beachtung.

Ich lächelte zurück, und sie zupfte an mir, ignorierte mein Zögern und zwang mich, ihr durch den Raum zu folgen, um

Rose kennenzulernen. Rose war klein, weißhaarig und trotz ihrer sechsundachtzig Jahre nicht gebrechlich.

Meine Mutter sprach sie an: «Kannst du dich an meine Tochter Ruth erinnern?»

«Ja, sie sieht aus wie Ben, die gleichen dunklen Augen. Ich kenne deinen Vater. Er saß als kleiner Junge auf meinem Schoß.»

Ich schüttelte den Kopf. Mein Vater war seit fünf Monaten tot, und sie so lebendig, so erpicht darauf, mir zu erzählen, wie es war, als sie meinen Vater auf ihren Knien reiten ließ.

«Mein Vater und dein Großvater waren die besten Freunde. Mein Vater hatte eine Abfüllanlage, dein Großvater Morris hatte eine Korkenfabrik. Dein Großvater erzählte meinem Vater von seinem tauben Sohn Ben, und mein Vater erzählte ihm von mir, seiner tauben Tochter Rose, die zur Taubstummenschule ging. So kam es, daß dein Großvater deinen Vater Benjamin zur Taubstummenschule in der 23. Straße brachte.»

Wieder ein Mosaiksteinchen mehr in der Geschichte meines Vaters.

Sie lachte und klopfte mit dem Stock auf ihre Oberschenkel. «Schau», wiederholte sie, «hier hab ich deinen Vater gehalten, und ich war erst elf Jahre alt.» Ich begriff, was sie mir sagen wollte: Sie war die erste zur damaligen Zeit, die ihn, der von der Welt abgeschnitten, allein und isoliert war, verstand. Aber sie hatte den Weg zur Sprache beschritten und dieses Geschenk an Benny weitergegeben, indem sie ihm zum Trost ihren Schoß gab.

Meine Mutter sagte: «Siehst du, das sind interessante Neuigkeiten über Papa Ben.» Sie klammerte sich an sein Andenken.

Sie lächelte und sagte: «Geh, sprich jetzt mit Helen.»

Die Gehörlosen standen in Kreisen zusammen, Arme und Hände lebendig, und plauderten miteinander. Ich ging unbemerkt um die Gruppen herum, bis ich Helen entdeckte. Ich berührte sie, und sie lächelte: «Geh und schau alle an, Ruth. Julius ist hier mit mir. Geh und sag hallo und komm später zurück und sag mir, wer da ist.»

Ich drehte mich zu den ungewohnten Stimmen um, die wie ein einziger mißtönender schriller Schrei waren. Ich bahnte mir meinen Weg durch die Menge, diese und jene Stimme erkennend, männliche und weibliche Gehörlosenlaute auseinanderhaltend, schüchterne Begrüßungen, feuchte Küsse und wortloses Starren entgegennehmend. Ich empfing die Berührung, immer wieder die Berührung der Gehörlosen in ihrer Sprache. Ich überraschte sie mit meiner Anwesenheit, sah vertraute Gesichter, sah jene, die mich wegen meiner Kindheitsgewohnheiten neckten, jene, die mich nur vom Namen her kannten, und nickte meinen zurückhaltenden Gruß als Erwiderung. Ich schob mich weiter, bis ich jede einzelne Person registriert hatte. Hier war ich zu Hause. Es war vertraut.

An jedem Kreis blieb ich stehen und wartete auf Unterhaltung, Neuigkeiten, die über die bloße Begrüßung hinausgingen. Ich wartete auf den üblichen Austausch zwischen den Menschen. Ich wartete auf ein: «Wie geht's? Was machst du so? Ich hab dich seit Monaten nicht gesehen.»

Und ich wartete noch, während sie schon die Köpfe abwendeten, sich einander zuwendeten und ihre rasche Gebärdensprache fortsetzten. Ich war ausgeschlossen und ging zur nächsten Gruppe und dann zur nächsten und nächsten. Sie machten Zeichen, und sie redeten, und ihre Stimmen folgten mir in einem schmalen Band durch den Raum.

Ich drehte mich um und betrachtete ihre Gesichter, wandte meinen Blick auf die Versammlung pantomimischer Menschentrauben und sah Stille inmitten des bedrängten Lärms. Dies war kein Irrsinn. Es war die gemeinsame Stimme der Gehörlosen, ein vielstimmiger Klang.

Dann hob ich meine Arme, um zu sprechen, aber es stand niemand vor mir, kein Gesicht, das ich anreden konnte. Da waren Hinterköpfe, sich bewegende Arme, Leute, die sich einmischten, ihre Hände in die Gruppe stießen, um eine mit den Armen verteidigte Dominanz wetteifernd. Ich hätte mich mit der Luft unterhalten können; niemand hätte es bemerkt. Ich suchte Helens Gesicht, es war ausdruckslos. Blind.

Wieder blickte ich durch den ganzen Raum, als sie sich zum Gehen wandten, die Gespräche beendet. Ich blickte durch den Raum auf diesen leiser werdenden Chor, hörte ihre Stimmen, einhundert Stimmen zu einem einzigen durchdringenden Tonstreifen zusammengeschmolzen. Für manche mag es wie ein Tollhaus geklungen haben. Für mich war es Zuhause. Ich war nicht eine von ihnen, ich sprach nicht mit ihrer Stimme. Und trotzdem war es Zuhause.

Ich ging zu Helen. Und sie berührte mein Gesicht.

Mein Vater war schon über achtzig, als er einen Monat auf der
Intensivstation liegen mußte, angeschlossen an einen Herzmo-
nitor. Dann durfte er wieder nach Hause. Acht Monate später
wurde ich zu einem anderen Krankenhaus in Queens gerufen.
Dieses Mal sprach er nicht, bat mich nicht, mich um die anderen Patienten zu kümmern. Ich sah ihn, die Handgelenke ans
Bett gebunden, die Hände unbeweglich. Ich war wütend. Die
Ärzte hatten ihm die Sprache geraubt. Seine Augen flackerten.
Er konnte seine letzten Worte nicht mit Zeichen sprechen. Er
starb kaum eine Stunde nach meiner Ankunft, von seiner größten Liebe, der Sprache, abgeschnitten. Er ruht jetzt im Schatten
der Stille und lacht mich an, da bin ich sicher, ermuntert mich,
mehr und mehr Wörter zu lernen, die es «machen, daß sich die
Menschen näherkommen».

   Als ich draußen auf dem Korridor der Intensivstation zu
meiner Mutter sagte: «Mama, Ben ist gestorben. Er war einundachtzig Jahre alt. Er leidet nicht mehr. Seine Zeit war gekommen», zog sie sich den Sommerhut über die Ohren. Sie schützte
sich vor dem ungehörten Laut des Todes. Sie hob den Kopf und
sagte langsam: «Wer wird mich nun zum Lachen bringen?»

Am Tag, als Benny starb, war das Haus still, das Lachen fort.
Ich schloß die Wohnungstür. Mama ging in ihr Zimmer. Ich
setzte mich in den Ohrensessel und wartete auf die Stimme meiner Mutter aus dem Schlafzimmer. Ich konnte das Gesicht meines Vaters sehen, der mir im Tod zulächelte. Sein Gesicht war
neben meinem im Fenster. Er betrat das Zimmer, und ich hörte

seine Stimme wie im richtigen Leben. Und ich sah die zarten Lamellen seiner Zeichen.

Ich stand auf, fühlte mich frei, ging in die Küche und berührte die Sieben-Tage-Kerze, die dem Übergang meines Vaters gedachte.

Und ich sagte laut: «Ich werde die Möwen für dich füttern, Papa.»

Die Erlösung kam. Ich packte die Sprache, die er mich gelehrt hatte, und ging grimmig einer unbekannten Tiefe entgegen, die uns als Familie zusammengehalten hatte. Mein Vater, der jetzt tot war, meine Tochter, die ihn mit ihren Worten und meinen in der Kapelle würdigte. Alles mündlich. Ich konnte nicht vor der Bahre meines Vaters stehen und ihm in der Öffentlichkeit meine letzten Worte mit Zeichen vermitteln. Ich hätte sie gleichzeitig aussprechen und mit Gebärden formulieren müssen, und das wollte ich nicht, nicht an diesem warmen Augustmorgen.

Ich hörte die Tränen meines Bruders, aber nicht seine Stimme. Ich hielt die Hand meiner Mutter, und mein Sohn war irgendwo in China. Und ich wußte, daß er es wußte, daß das Wissen weitergegeben worden war.

Ich saß mit den Händen im Schoß da, sagte komische Sachen zu meinem Vater und spürte, wie meine Tränen brannten.

Sein jüngerer Bruder Irving stand auf, schüttelte die Faust, als er vor dem Sarg meines Vaters stand und brüllte: «Gott, weißt du eigentlich, wen du da bekommst?»

Die Dolmetscherin konnte ihre Hände nicht heben, um seine Worte für die in der Kapelle versammelten Taubstummen zu wiederholen. Eine lange Pause trat ein. Dann flogen die Hände. Noch einmal für Benny.

Wir folgten dem Leichenwagen in einer gemieteten schwarzen Limousine über die George Washington Bridge nach New Jersey. Meine Mutter sagte leise mit ihren Händen: «Ben und ich gingen in den Frühlingstagen viele Male über diese Brücke. Jetzt fährt er wie ein König in einem großen grauen Wagen.»

Der Sarg kam in Sicht, und sie winkte ihm zu und sagte mit sich langsam bewegenden Lippen: «Hallo, Ben, hier bin ich.»

Ich wandte mein Gesicht ab. Ich war wie erstarrt und wollte den Rest ihres Abschieds nicht sehen.

Als wir am Friedhof in dem Abschnitt, der für die Hebräische Gehörlosengemeinde reserviert war, vorfuhren, warnte der Fahrer: «Bleiben Sie im Auto, bis wir den Sarg ans Grab gebracht haben.»

Ich erinnere mich jetzt nur noch daran, daß der Mahagonisarg, den ich am Tag zuvor ausgewählt hatte, in die Erde gesenkt wurde. Der Rabbiner sprach ein kurzes Gebet, drehte sich um und sagte: «Gehen wir.»

«Nein», sagte ich, «ich muß noch etwas tun.»

Ich beugte mich nieder, füllte meine Hand mit der ausgehobenen Erde und warf sie auf den Sarg.

«Leb wohl, Papa», flüsterte ich. «Mama möchte wissen – kannst du jetzt hören?»

Er kann mich jetzt hören. Das weiß ich von meiner Mutter Mary.

Er hört, was er gesehen hat. Er hört mit all dem Märchenzauber meiner Kindheit, meinen Kinderträumen, mit den Legenden aus alten Zeiten.

Benny schuf die Welt für mich neu. Und ich lächelte durch meine Tränen hindurch, als meine Mutter mir mit Zeichen die letzten Worte wiederholte, die sie ihn sagen sah, als sie das Krankenhaus am Tag vor seinem Tod verließ. «Sag Ruth nicht, daß ich im Krankenhaus bin. Laß sie nach Schweden fahren.»

Er ließ mich gehen, und ich kehrte zur Quelle meines Lebens zurück, wieder und immer wieder zu Benny, dem Erfinder des In-sich-hinein-Lachens, des tiefen Lachens, des Lächelns über den größten Witz des Lebens. Er war taub, und seine Taubheit verwandelte Sprache in Musik. Sein war die Stimme der Leidenschaft, sein war die Stimme, die mir meine Stimme gab.

Und ich lache Bennys Lachen, sein Lachen über die Freude des Lebens.

Einst entzog ich mich den Lauten, entzog mich meinen eigenen Sinnen – nicht mehr.

17 Mary

An einem Tag im Juni hatte Mama einen Schlaganfall. An einem Tag im Juni verlor Mama ihre Sprache.

Das Telefon klingelte. Ich hörte leise Musik, ruhte mich aus. Eine fremde Frauenstimme sagte: «Ich saß mit Ihrer Mutter auf einer Bank vorm Supermarkt. Ich hab sie angefaßt, um ihr zu sagen, daß ich gehe, hab ihr leicht auf die Schulter geklopft, und sie fiel um. Ich schrie um Hilfe. Der Leiter des Supermarkts kam heraus. Er rief einen Krankenwagen, und die haben sie mitgenommen. Ich hab ihre Handtasche, deshalb konnte ich Sie anrufen.»

«Wo ist meine Mutter?»

«Ich weiß nicht. Vielleicht weiß es der Mann vom Supermarkt.»

Ich verschluckte meine Angst, schrieb die Telefonnummer der Frau auf, rief die Polizei an, die Krankenhäuser am Ort, bis ich Mama fand – bei Bewußtsein, intubiert, mit dem rechten Bein aufs Bett schlagend, den rechten Arm ans Bett gebunden, die linke Seite reglos, gelähmt. In den kommenden Tagen und Monaten krümmten sich die Finger ihrer linken Hand starr und nutzlos zusammen. Sie war linkshändig.

Der junge Arzt in der Notaufnahme sagte: «Das Computer-Tomogramm hat gezeigt, daß Ihre Mutter einen massiven rechtsseitigen Schlaganfall erlitten hat.» Ich schwieg. Er fuhr fort: «Im besten Fall wird sie im Rollstuhl sitzen, schlimmstenfalls bettlägerig dahinvegetieren.»

«Wird sie wieder sprechen können?» fragte ich zögernd. «Sie ist von Geburt an taub, Zeichensprache ist ihre . . .»

Mit sorgfältig gewählten Worten sagte er: «Wenn sie die nächsten Tage überlebt, kann sie die rechte Hand vielleicht als Sprachmittler benutzen.»

Ich sagte ihm nicht, daß wir von linker Hand zu linker Hand miteinander sprachen. Ich blickte in sein müdes Gesicht und sah Mama vor mir, wie sie – wie so oft – sagte: «Ich will sterben, ich möchte bei Ben schlafen.»

Und ich sagte: «Bitte versuchen Sie nicht, meine Mutter wiederzubeleben. Gehen Sie sanft mit ihr um.»

Er antwortete: «Ich werde entsprechende Anordnungen geben. Gehen Sie zu ihr, nehmen Sie alle Wertsachen mit.»

«Mama», wollte ich mit meinen Händen schreien, «wach auf, schau mich an, sag mir, daß du mich kennst.» Ich löste die Fessel, nahm ihre rechte Hand in meine und zog ihr langsam die Ringe von den Fingern, die mein Vater ihr gegeben hatte. Ich steckte sie an meine Finger. Ich blieb bei ihr, tröstete sie und hoffte, daß sie auf irgendeiner unbewußten Ebene meine Gegenwart ahnte.

Am folgenden Tag, einem Freitag, saß ich in ihrem Krankenhauszimmer. Ich nahm ihre schlaffe rechte Hand in meine und zeichnete meinen Namen, schob meine Finger in ihre Handfläche, so wie ich sie in die Hand eines taubblinden Menschen schieben würde. Wieder und wieder schrieb ich ihren Namen hinein: Mary, Mary. Mama, Mama. Sie öffnete die Augen. Ich suchte nach einem Zeichen des Erkennens. Nichts.

Die Schwester brachte in ihrem Mund einen Schlauch an. «Damit saugen wir den Schleim ab, wir wollen nicht, daß sie aspiriert.» Mama protestierte, hieb auf Taubstummenart hart in die Luft und forderte: «Sofort aufhören!» Ihre Hand flog gegen meine. Ein Wort. Sie war da – lebendig.

In der Hauptverkehrszeit fuhr ich bei Gewitter nach Hause. Der Himmel war schwarz, das Wasser staute sich auf der Straße, es regnete in Strömen, und ich mußte an die Seite fahren. Ich schaltete das Radio ein und hörte Beethovens donnernde Neunte. Seine Taubstummensymphonie. In diesem ersten Augenblick der Ruhe, im Wolkenbruch, der jede Sicht versperrte, sah ich Mamas Hände in der Windschutzscheibe, wie sie mit mir redete, mich etwas fragte. Ich war müde, mir war schwindlig.

Ich traf Arrangements in einem Pflegeheim und plante ihren Weg ins Leben, zur Sprache, zurück.

Montag. Ich betrat ihr Zimmer im Krankenhaus. Die Stille war tief, schwer. Ich sagte «Hallo, Mama» und strich ihr über den Kopf. Ihre grünen Augen blinzelten ein Lächeln. Ich zeichnete meinen Namen in ihre Hand. Ich schrieb das Wort *Krankenhaus*, das Wort *Schlaganfall* hinein. Ich sagte laut: «Verstehst du? Kennst du mich?» Plötzlich packte sie meine Hand. Ich nahm ihre Finger und versuchte, die Buchstaben ihres Namens zu bilden. Sie zog die Hand zurück. Müde, mit leerem Gesichtsausdruck.

Ich schrieb und schrieb Wörter, Sätze: «essen», «warm», «kalt», «ich liebe dich», «ich komme morgen», «schau Ruth an», «Ben», «versuche zu reden». Meine Zeichen waren breit, übertrieben, sollten in ihr Hirn eindringen. Ich setzte mich neben sie, strich die zerknitterte Decke glatt und spürte, wie sie sich bewegte. Sie hob ihre rechte Hand, ich hob meine, und wir tippten die Finger aneinander. Sie berührte mein Gesicht, zeichnete die Buchstaben *j* und *a*, das Wort *ja* – ihr erstes Wort. Ihre Augen kannten mich, ihre Hand wischte meine Tränen fort.

Es gibt keine Zufälle. Es gibt Gott.

Und so begann der lange Treck zurück zur Sprache, erfolgreiche Tage, frustrierende Tage, Tage der Sprache und Tage der Wut. Die Monate vergingen in den September hinein. Ich brachte Mama in einem Pflegeheim unter und sagte ihr nichts davon. Sie glaubte, in einem anderen Krankenhaus zu sein.

Und ich begann. Ich brachte ihr ihre eigene Sprache bei. Mit meinen Zeichen lehrte ich sie Humor und Mut. Ich fragte: «Mama, verstehst du mich?» Jedesmal fügte ich ihrem begrenzten Vokabular ein neues Wort hinzu und versuchte in ihren Augen zu lesen, ob sie es begriff.

Eines Tages, kaum trat ich durch die Tür, zeigte sie mit dem Finger nach unten, hinunter auf ihr Bett. Ihr Zeigefinger war aufgerichtet, das Zeichen für die Nummer eins. Ich mußte in ihren Geist hineingreifen, in meine eigene Intuition und ihre Worte für sie sprechen. «Mama, willst du sagen, daß du nur eine gute Hand, ein gutes Bein hast?» Sie nickte, ein kleines Lächeln um den Mund.

Schnell stieß sie mit dem Zeigefinger immer wieder gegen ihre Brust und hielt ihn, die Zahl eins bildend, wieder hoch. Ihre Augen sprachen und übertrugen ihre Gedanken auf mich. «Du bist hier die einzige Taubstumme?» fragte ich langsam und zögernd. Sie zeichnete zweimal das Wort *ja*. Sie hob ihren Zeigefinger, legte ihn leicht an ihre Lippen und zog ihn in einer geraden Linie übers Kinn. Das Zeichen für *einsam*. Sie war einsam.

Aus dem Nichts kam ihr erstes spontanes Gespräch. Ich ignorierte ihre Worte. Mit fliegenden Fingern sagte ich: «Mama, du hast ganz allein gesprochen – deine eigenen Worte. Wunderbar!»

«Du draußen, vergißt.» Ihre Zeichen waren sanft.

«Ich vergesse dich nicht. Du bist Mary, Königin, meine Mutter.» Meine Hände eilten weiter. «Deine ganze Sprache ist in deinem Gehirn, ein Schrank voller Wörter. Die kannst du nie vergessen. Nie!» Es war zuviel.

Ich hielt meine Hände still, nahm ihre rechte Hand in meine, schaute ihr in die aufgerissenen grünen Augen, die hinter den dicken Kataraktlinsen leer waren, und formte ihren Namen mit den Lippen.

Wir warteten, und ihre Augen tanzten, während ihre Finger die Buchstaben ihres eigenen Namens buchstabierten. «Mary.» Perfekt. Ihre Finger waren perfekt. Fließend.

Aber die Tage waren nicht alle gleich. Ich ging zu ihrem Zimmer, an den Männern und Frauen vorbei, die in ihren Rollstühlen die Korridore säumten. Sie waren krank, die meisten ohne Aussicht auf Genesung. Ich betrat ihr Zimmer und spürte den schweren Anstaltsstumpfsinn. Meine unausgesprochenen Worte wollten brüllen: «Mama, sprich mit mir!» Aber meine Hände sagten: «Hallo, Mama, ich bin's, Ruth. Freust du dich, mich zu sehen?»

Keine Reaktion.

Ich berührte ihren Kopf. Ihre Augen lächelten.

Mit scherzhaften Fingern befahl ich: «Komm, Mama, buchstabiere deinen Namen für mich. Erinnerst du dich, Mary?»

Nach so vielen Wochen und Monaten wußte sie, was erwartet wurde, und hob ihre Hand, aber sie war ans Bett gefesselt, und ich hatte vergessen, die Fessel aufzuknoten. Wie konnte sie mit sich selbst reden? Wie konnte sie denken, wenn ihr Handgelenk mit dem Metallgestell des Bettes verknotet war? Ich entfernte die Bänder, lockerte das mit Frottee gefütterte Armband, das sie fesselte. Sie hob den Arm über ihren Kopf, schüttelte ihn, und ich massierte die roten Stellen an ihrem Handgelenk. Sie zog die Hand zurück, streckte sie aus und tätschelte meine. Sie wollte etwas. Sie wollte sprechen, mir etwas erzählen.

Und wieder nahmen wir diesen ungeheuren Kampf um die Sprache auf: das Raten, die Mienen-, die räumliche Sprache. Ihre Hand hob sich, bereit, gelassen – sie probierte an einem Buchstaben herum. Ich verstand sie nicht. Meine Hände fragten schnell: «Willst du Wasser haben? Eiscreme? Möchtest du rausgehen, einen neuen Bademantel haben?» Ihre Augen sagten: «Nein.» Sie schüttelte mir die Hand entgegen, schüttelte meine Worte weg.

Ich begann von neuem. «Mama, willst du nach Hause gehen?»

Ihre Augen glänzten. Ihr Gesicht wurde lebendig.

Ihre Hände schossen vom Bett in die Höhe. «Ja, wann gehen wir nach Hause?»

Ich log. «Wenn mir der Arzt sagt, daß es dir bessergeht.»

Ich konnte sie nicht mitnehmen. Ich konnte sie nicht heben. Ich konnte ihr Gewicht nicht vom Bett in den Rollstuhl tragen.

Resigniert blickte sie aus ihrem letzten Fenster auf das kleine Stück Rasen in ihrem Blickfeld.

Es war März, ihr Geburtstag. Der Kuchen stand auf einem Tablett, neun Kerzen. «Heute ist dein Geburtstag, Mama.»

«Alt?» Sie runzelte die Stirn.

«Heute bist du einundachtzig Jahre alt.»

Der Nasenkatheter war entfernt worden, ein weißes Gaze-
pflaster bedeckte die große krebsartige Wunde auf ihrem Kopf.
Der vierzackige Stock, den sie brauchte, nachdem sie sich die
Hüfte gebrochen hatte, stand in der Ecke, aber sie ignorierte
alles.

Sie insistierte: «Ich will gesund werden!»

Erfreut neckte ich sie: «Ich bin Mary!»

«Nein!» sagte sie. Sie zeigte auf mich und formte den Buchstaben *r.*

Ich klatschte in die Hände. Es war Zeit. Ich nahm ihre Hand,
legte sie auf meinen Hals und sagte: «Mary, Mary.» Die Silben
vibrierten durch meine Haut. Ich öffnete den Mund weit, ihren
Namen auf meinen Lippen. Ich legte meine Handfläche auf
ihren Hals. «Rede, Mama. Sag ‹Mary›, sag's mit deiner
Stimme!» Meine Finger öffneten ihre Lippen.

Sie verstand. Sie preßte den Mund zusammen und formte
den Buchstaben *m* – Mary. Das Wort lag perfekt auf ihren Lippen. Aber ohne Laut: Laute kamen nie mehr, keine Sprache,
kein Singen, keine Erinnerung an ihre trainierte Stimme.

Sie wartete auf meine Reaktion. Und ich sagte mit meinen
Händen: «Es war perfekt. Du sagst ‹Mary› perfekt mit deinem
Mund.»

Sie war glücklich.

Sie schloß die Augen. Und ich stellte mir vor, meine Mutter
Shimmy tanzen, ihren jungen Körper zum Charleston-Rhyth-
mus hüpfen zu sehen.

Ein kurzer Urlaub, eine Ruhepause, mehr als ein Jahr war vergangen, und ich war in Santa Rosa in Kalifornien. Eine Fliege
ruhte in der Sommerwärme des Küchenfensters aus. Ich beobachtete das kleine schwarze Insekt, wie es hilflos an der Fensterscheibe summte, die zum Garten hinausging: die riesigen blaß-

lila Lilien, die königsblütigen Dahlien, die herrlichen Rosen. Sie fiel immer wieder in dieselbe Ritze, kämpfte, kletterte höher und glitt wieder hinab. Diese Fliege wiederholte ihre Reise, ein ständiges Auf und Ab, Reflexbewegungen. Diese Zerstreuung machte mir meine Rolle klar.

Ich kehrte nach Florida, ins Pflegeheim, zu Mama zurück.

Zwei Monate vor ihrem Tod setzte ich Bennys Hut, einen braunen weichen Filzhut, auf und spürte sein Lachen, das aus dem Bauch kam. Ich streichelte den Hut, zog den Rand vorsichtig tiefer – er hatte ihn vor seinem Tod vor fünf Jahren kaum getragen. Ich betrachtete mein Gesicht im Spiegel und lächelte – über den vertrauten Geruch, über seine Berührung, über seine Worte, die mir sagten: «Es ist alles gut.»

Ich schlenderte in Mamas Zimmer. Bennys Hut saß schief auf meinem Kopf, und ich sah ihre sprechende Hand fest in einen gepolsterten Fausthandschuh gebunden, ihre Gesichtsfarbe war grau. Sie saß von Kissen gestützt aufrecht im Bett, in einen pfirsich-aquamarinfarbenen Morgenrock gekleidet, der Blick leer. Ich glitt in den Raum, drückte meine Nase auf ihre, hob meinen Kopf und lachte. Ich zog ihr den dicken weißen Handschuh aus, und sie strich mir übers Gesicht.

Ihre Worte, ihre unvollständigen Sätze eilten mir entgegen. «Warum ich hier? Wie lange hier? Essen schrecklich! Heim, ich will heim!»

Ich beantwortete jede Frage langsam, beobachtete ihr Gesicht, und als sie nickte, die Augen fest auf meine gerichtet, fuhr ich fort: «Du bist jetzt fünfzehn Monate da.»

«Zu lange! Nicht mehr!»

Ich streckte die Hand aus, um sie zu trösten, und zum ersten Mal zeichnete sie den Namen meines Vaters: «B-E-N.»

Ich setzte ihr sanft seinen Hut auf.

Ihre Hand berührte den Hut, und dann schüttelte sie ihre Hand und bedrängte mich, den Gedanken auszusprechen, den sie nicht beginnen konnte. «Ich will bei Ben schlafen. Ich will sterben. Das Leben ist vorbei. Es ist genug.»

Sie seufzte erleichtert. Ich sagte ihre Worte. Ihre Sprachstörung war augenblicklich durch meine Hände geheilt.

Ich versuchte sie aufzuheitern. «Mama, schau – schau mal, was ich hier habe: Bilder von dir, Ben, Freunden, von mir und Freddie vor vielen Jahren.» Und ich legte ihr eines nach dem anderen in die Hand, Bilder aus ihrer Jugend, von ihrem Hochzeitstag vor einundsechzig Jahren, von ihren Eltern, von ihren Brüdern, von mir auf einem Pony, von ihren Freunden Sadie und Ruben. Ihr Gesicht strahlte, als sie ihr Leben in den Händen hielt. Und dann weinte sie leise. Ich wischte ihr die Tränen von den Wangen und reichte ihr gleichzeitig ein Bild von Louis K. Ihr Gesicht hellte sich auf, und das alte Lächeln kehrte zurück, als sie mir bedeutete: «Blödsinn machen!»

«Ja, Mama, er hat immer Blödsinn gemacht. Er hat uns immer zum Lachen gebracht.» Ich sprach ihren Satz zu Ende, sagte die Worte, die sie mir sagen wollte.

Ich ließ alle Fotos auf ihr Bett fallen. Ihr überraschtes Gesicht starrte mich an, als ich wie Louis K. Pirouetten um ihr Bett tanzte, und ich schlug mit einer Geste, die typisch für Benny war, meinen weiten Sommerrock über dem Kopf zusammen. Und ich hörte sie lachen. Noch einmal hörte ich den Klang ihrer Stimme. Ich ließ meinen Rock sinken. Sie lachte weiter über meine groben Scherze. Ich sammelte die Bilder ein und bewarf sie damit. Sie bedeutete mir, aufzuhören, und ihre Hand sagte segnend: «Du bewahrst meine Erinnerung gut.»

«Ja, Mama, ich bewahre deine Hand-Worte gut.»

Epilog

Eine Legende erzählt von einem jungen Mann namens McCarthy, der einen Sprachfehler hatte, einem Mann ohne Lied auf der Zunge. Eines Tages, als er auf dem Gelände eines prächtigen irischen Schlosses spazierenging, sah er ein junges Mädchen in Not. Sie war in einen reißenden Fluß gefallen. Er eilte zu ihr und zog sie aus dem brodelnden Gewässer. Sie war eine Hexe, und als Belohnung für die Rettung ihres Lebens wollte sie ihm einen Wunsch, einen einzigen Wunsch, erfüllen. Ohne zu zögern bat er stotternd um die Fähigkeit, richtig sprechen zu können. Sie wies ihm den Weg zum Burgwall. Dort fände er einen Stein, und den solle er küssen. So geht die Geschichte von der Gabe des guten Mundwerks, der glatten Zunge, des irischen Redeflusses.

Nicht für Benny oder für Mary – für die, die nie einen Vogel singen, nie die Lerche hoch in der Luft hörten, gibt es keinen Stein, aber Melodie. Es gibt Melodie! Die Laute mögen für die hörenden Sinne krächzen und kratzen, kreischen und brüllen, aber es liegt Melodie darin. Für jede Taubstummenhand gibt es eine Arie, das Aufbrausen tonloser Musik für jede Taubstummenstimme, aber es gibt keine Hexen, keine guten Feen, keine Steine zum Küssen ... keinen unvollkommenen Laut, der vollkommen gemacht werden könnte. Aber eine andere Sprache existiert – ein anderer Tanz: ein eigenes Ballett, ein eigener Schritt, ein eigener großartiger Ausdruck.

Benny war mein Blarney-Stein, meine gute Fee. Sein Unterricht in Vortragskunst beschränkte sich auf die Anmut meiner Hände, die Biegung meines Nackens, das Neigen meines Kopfes, das Hochziehen meiner Augenbraue. Er lehrte mich, mich klar auszudrücken, mit offenen Händen, mit offenem Herzen zu sprechen. Er zeigte mir auserlesene arhythmische Zeichen, stieß Wörter in die Luft und ließ sie fallen, musterlose poetische Kreationen. Nein, Sprache kam in seinen Händen nicht um. Sie redeten mit Steinmauern, mit Menschen, mit Tieren, mit mir. Er lehrte mich, meine Hände zum Lachen zu bringen, sie im Schneefall flattern zu lassen, sie hinunterzudrücken, Regen auf die Straßen der Stadt strömen zu lassen. Er brachte mir bei, mein Handgelenk in zierlicher langsamer Bewegung zu drehen, mit flehenden Fingern zu Gott zu beten. Seine Hände sprangen umher, machten sich, um mich aufzuheitern, über sich selbst, ihren vornehmen Ausdruck, lustig.

In seinen Händen war keine Stille. Sie waren seine Literatur.

Aber als ich jünger war, wartete ich auf meine Literatur. Ich glaubte, daß meine Stimme sprachlos vor Taubheit war, daß sie sich in seidenen Winkeln versteckte, verstohlen wartend, immer darauf wartend, aufzutauchen. Ich wartete darauf, daß mein Leben mit richtiger Sprache, ohne Hände, begann. Meine Zunge würde reden und nicht reglos in meinem Mund liegen, während ich mit meinen Händen sprach. Ich hörte zu, wie merkwürdige Stimmen Melodien einübten, die ich nachahmte. Ich wollte Laute aussprechen, die mir für immer einen Platz unter den Hörenden einräumen würden. Ich wollte meine Hände auslöschen.

Und dann, im Laufe der Zeit, liebkoste ich meine Hände, meine erste Stimme. Am Ende waren Wörter, Massen von Wörtern, alle mit Zeichen gesprochen, die eloquente Metapher meines Lebens. Die Sprache, die aus den Händen kommt, war mein Anfang.

Ich huldige der Sprache, die ich als Kind sprach, der Sprache, die ich immer noch spreche, keine Mundart, sondern prächtig definierte Wörter, Silben und Vokale, gezeichnet und mit Taubstummenstimme gesprochen, einer kräftigen, haftenden, zusammenhaltenden Stimme, die mich mit dem Leben verband. Die erstaunliche Wortgewalt, von Zeichen losgelassen, ist manchmal episch. Eine ungeheure Macht, eine Kantate, die sich mit regenbogenhafter Klarheit wölbt.

Ein großartiges Geheimnis liegt im Schmelztiegel der Hände. In der Hand, die spricht, liegt die Hand, die berührt. Es ist die Hand, die heilt, die Hand, die die Tränen von den Wangen streichelt. Es ist die Hand, die freudig zupackt. Es ist die Hand, die tröstet, die Hand, die die schwitzende Braue wischt, die Hand, die das Kinn gedankenvoll stützt. Es ist die Hand, die lehrt, die nach dem Schmetterling greift, die spricht, wenn Worte versagen. Es ist die Hand, die schreibt, die rechnet und kalkuliert. Es ist die Hand, die der Pflanze Wasser gibt, die das Baby trockenlegt, die massiert und Schmerzen lindert. Es ist die Hand, die einen Schuß abfeuert, einen Säbel zieht, ein Pferd aufzäumt. Es ist die Hand, die segnet, die künstlerisch schafft, die malt, die schreibt und tippt. Es ist die Hand, die eine andere berührt.

Hände haben Geschichten zu erzählen, Geschichten von Zorn und Liebe, von Schmerz und Freude, von Jugend und Alter. Hände umklammern den Kopf im Leid, in Sorge. Hände winden sich in ungelöster Tragödie, heben sich vor Freude. Hände schaufeln Erde und begraben die Toten. Hände bauen Wolkenkratzer und heben die Erde aus. Hände besänftigen und erniedrigen. Hände legen sich um ein Kind. Hände hauen, schlagen, ballen sich, fluchen und flößen Furcht ein. Mit meinen Händen habe ich ein wütendes Kind, einen erschrockenen Menschen beruhigt. Ich habe mit meinen Händen gebetet.

Wenn ich mit meiner Hand über einen eingesperrten Kanarienvogel streiche oder einen aufgebrachten Collie tätschle, kennen meine Hände den Unterschied der Beschaffenheit, den Unterschied im Leben unter der Hand. Wenn mein Magen schmerzt, reibe ich mir den Bauch. Wenn ich das blutrote Rosenblütenblatt liebkose und es an meine Nase halte, um seinen süßen Duft einzuatmen, ist es meine Hand, die den Duft zu mir trägt.

Meine Hände sind meine Boten. Sie berichten mir vom Zustand eines anderen, wenn ich seine Hände schüttle. Ist es eine schlaffe Hand, die ich halte, oder ist es eine herzhafte Hand, die meine freudig ergreift? Wenn ich jemanden kennenlerne, der in meinem Leben eine Rolle spielen könnte, will ich in seinen Händen etwas entdecken. Wir haben gelernt, unsere Augen zu verschleiern, die Stimme zu verstellen, aber wir sind nicht so schlau, unsere Hände zu verstecken. Sie sind offen.

«Mach auf der Straße keine Zeichen. Es braucht niemand zu wissen, daß wir gehörlos sind. Es ist nicht nett, nicht sicher.»

Das war die Aufforderung meiner Mutter, die sie ständig wiederholte. Sprechende Hände schämten sich. Ich kaute meine Nägel bis aufs Fleisch herunter, fand sie häßlich und hielt sie versteckt. Ich unterwarf mich wieder und wieder dem Wunsch meiner Mutter, hielt meine Hände in der Öffentlichkeit still und schützte uns vor den starrenden Fremden. Aber dann rebellierte ich. Heute mache ich meine Zeichen ganz offen. Meine Nägel sind gestutzt und maniküret. Meine Hände machen mir Freude. Sie sind die Talismane meiner Kindheit. Sie sind mein erstes Geschenk, meine erste Berührung mit der Sprache, meine ersten Kontakte mit menschlicher Berührung.

Ich kenne meine Hände im Spiel. Meine Mutter fädelte weißen Baumwollfaden zwischen ihren Fingern hindurch und bildete eine waagrechte Leiter. Sie hielt meine Finger in ihren Händen und sagte mit ihrer Stimme: «Paß auf, ich mach dir etwas Wunderbares, eine Zauberei.»

Sie fädelte den Faden durch alle meine Finger, hob das Muster geschickt von meinen Händen, schlang Schleifen um ihre Daumen und sagte: «Schau, ich mach ein anderes Bild.» Wir spielten stundenlang, und in unserem Spiel brachte sie mir das Wunder der Fadenskulptur bei.

Ich zeigte meiner Freundin, was ich gelernt hatte, und sie sagte: «Das ist die Katzenwiege. Ich weiß, wie man das macht!»

«Katzenwiege, Katzenwiege.» Ich übte und übte das Wort, ging nach Hause und sagte: «Mama, ich weiß, wie das Fadenspiel heißt. Es heißt Katzenwiege.»

«So einen albernen Namen habe ich noch nie gehört. Katzen

haben keine Wiege. Das Spiel habe ich in der Taubstummenschule gelernt.»

Ich ließ den Namen fallen und behielt das Spiel, das wir spielten, in der Stimme unserer Hände.

Hände in Bewegung. «Warum», frage ich, «sind sie so schön?» Ich streiche über die Polster meiner Fingerspitzen, entlocke ihnen vollkommene Sprache. Keine Behinderungen. Sprache in Bewegung. Ich berühre mich selbst, wenn ich mit den Händen spreche, fühle meinen Körper. Ich habe eine andere Art zu reden, zu äußern, zu erzählen: ich habe Bennys Art.

Ein anderer Morgen. Ich höre einen Vogel. Der Vogel will unbedingt, daß ich seinem Pfeifen, seinem Erwachen lausche. Er schreit. Wer ist dieser Vogel, der meine Aufmerksamkeit auf sich lenkt? Ich gehe auf die Suche nach ihm, ich will ihn sehen, in sein Lied einstimmen. Ein grellroter Kardinal sitzt auf einem Draht, und seine Stimme schwingt sich durch die Luft in mein Schlafzimmer.

Ich kenne die Musik des Kardinals. Ich habe seinen Lobgesang gehört, seine Sinfonie in einer einzigen reinen Stimme. Und ich kenne die Sinfonie von Bennys Händen. Ich habe sie gesehen, und ich werde sie immer sehen.

Ich sehe Benny, meinen Vater, mit den Möwen am Strand. Er steht unter ihnen. Sie fliegen auf seine ausgestreckten Hände zu. Er wirft trockenes Brot in die Luft. Sie verharren über ihm, kreischen ein anderes Lied, hacken einander, während sie versuchen, ihm das Brot aus den Händen zu reißen. Die Vögel fliegen auf seine Hand, einer nach dem anderen, furchtlos, mit den Schnäbeln nach unten wie tauchende Pelikane, und schnell mit den Flügeln schlagend zur kupferfarbenen See hinaus, die Brotbeute sicher im Schnabel.

«Mach die Tüte auf, mehr Brot für die grauen Möwen.»

Die Tüte ist leer. Ich schüttle sie über dem Sand aus. Die Möwen kommen, aber sie lungern nicht an meinen Füßen herum, sie schnappen nach den Krumen und fliegen auf, umkreisen die zum Himmel erhobenen Handflächen meines Vaters. Seine

Hände, wenn auch leer, empfangen die Möwen. Sie lassen sich nieder und fliegen kreischend davon. Ich halte mir die Ohren zu.

«Was ist los? Was hörst du? Bomben?»

«Nein, Papa, die Möwen sind wütend. Sie machen so viel Lärm, sie schreien alle auf einmal.»

«Möwen haben Stimmen? Ich dachte, sie machen nur Geräusch mit den Flügeln, reden mit den Flügeln wie die Gehörlosen mit den Händen.»

«Ja, Möwen haben eine Stimme. Alle Vögel haben eine Stimme», antwortete ich.

«Ich dachte, nur Papageien sprechen und Kanarienvögel singen.»

«Manche Vögel singen, manche sprechen, manche pfeifen.»

«Pfeifst du?»

«Nein, Papa, ich pfeife nicht gern. Pfeifen ist mir zu schwer.»

Er zog seine Backen mit den Fingern auseinander, holte tief Luft, spitzte die Lippen und blies die Luft aus. Kein Pfiff.

«Na», sagte er, «ich hab Luft gepfiffen, keinen Ton gespürt. Bring mir das Pfeifen bei.»

Ich versuchte es, schaffte es aber damals nicht und niemals später. Ich konnte ihm die Schönheit der Töne nicht beibringen, wie er mir die Schönheit der Hände beibrachte.

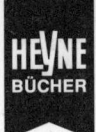

erlebt & erfahren

Authentische Lebensberichte, erschütternde Schicksale, beeindruckende Erfahrungen – eine Reihe, die offen und sachlich mit Lebenswegen unserer Gegenwart konfrontiert

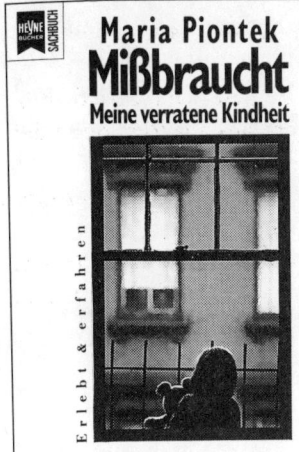

19/2006

Außerdem lieferbar:

Annabel Stehli
»Dancing in the Rain«
19/2003

Zana Muhsen
Noch einmal meine Mutter sehen
19/2008

Ricarda S.
Satanspriesterin
19/2011

Sattareh Farman-Farmaian
Schahsade's Tochter
19/2012

Véronique Le Guen
Allein mit der Angst
19/2014

Wilhelm Heyne Verlag
München

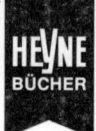

Stichwort

Die neue Informationsreihe im Heyne Taschenbuch vermittelt Wissen in kompakter Form. Anschaulich und übersichtlich, kompetent, verständlich und vollständig bietet sie den schnellen Zugriff zu den aktuellen Themen des Zeitgeschehens. Jeder Band präsentiert sich zweifarbig auf rund 96 Seiten, enthält zahlreiche Grafiken und Übersichten, ein ausführliches Register und eine Liste mit weiterführender Literatur.

Allergien
19/4030

Autismus
19/4019

Asylrecht
19/4005

Börse
19/4008

Buddhismus
19/4015

Chaosforschung
19/4033

D-Mark
19/4021

EG
19/4000

Freimaurer
19/4020

**GUS:
Völker und Staaten**
19/4002

Habsburger
19/4022

Intelligenz
19/4028

Islam
19/4007

30. Januar 1933
19/4016

**Das ehemalige
Jugoslawien**
19/4023

**Die Katholische
Kirche**
19/4010

Klima
19/4009

Marktwirtschaft
19/4003

Psychotherapien
19/4006

Rechtsextremismus
19/4025

UNO
19/4024

Wilhelm Heyne Verlag
München